卫生部“十二五”规划教材
全国高等医药教材建设研究会“十二五”规划教材
全国高职高专教材　供五年一贯制护理学专业用

社区护理学

第2版

主　编　周亚林
副主编　姜新峰　姜瑞涛　张琳琳
编　者（以姓氏笔画为序）
杨淑臻（潍坊护理职业学院）
张琳琳（大庆医学高等专科学校）
周亚林（无锡卫生高等职业技术学校）
姜瑞涛（山东省青岛第二卫生学校）
姜新峰（安徽省宿州卫生学校）
徐幼坤（安徽省阜阳卫生学校）
曾金艳（无锡卫生高等职业技术学校）
蔡　丽（黑龙江护理高等专科学校）

人民卫生出版社

图书在版编目（CIP）数据

社区护理学/周亚林主编．—2版．—北京：人民卫生出版社，2011.7

ISBN 978-7-117-14487-2

Ⅰ.①社… Ⅱ.①周… Ⅲ.①社区—护理学—高等职业教育—教材 Ⅳ.①R473.2

中国版本图书馆CIP数据核字（2011）第103824号

社区护理学

第2版

主　　编：周亚林

出版发行：人民卫生出版社（中继线 010-59780011）

地　　址：北京市朝阳区潘家园南里19号

邮　　编：100021

E - mail：pmph @ pmph.com

购书热线：010-67605754　010-65264830
　　　　　010-59787586　010-59787592

印　　刷：北京市艺辉印刷有限公司

经　　销：新华书店

开　　本：787×1092　1/16　印张：18

字　　数：449千字

版　　次：2004年7月第1版　2021年5月第2版第23次印刷

标准书号：ISBN 978-7-117-14487-2/R·14488

定　　价：28.00元

第二轮全国高职高专五年一贯制护理学专业卫生部规划教材

修订说明

第一轮全国高职高专五年一贯制护理学专业卫生部规划教材是由全国护理学教材评审委员会和卫生部教材办公室2004年规划并组织编写的，在我国高职高专五年一贯制护理学专业教育的起步阶段起到了非常积极的作用，很好地促进了该层次护理学专业教育和教材建设的发展和规范化。

全国高等医药教材建设研究会、全国卫生职业教育护理学专业教材评审委员会在对我国高职高专护理学专业教育现状（专业种类、课程设置、教学要求）和第一轮教材使用意见调查的基础上，按照《教育部关于加强高职高专教育人才培养工作的意见》等相关文件的精神，组织了第二轮教材的修订工作。

本轮修订的基本原则为：①体现"三基五性"的教材编写基本原则：基本理论和基本知识以"必须、够用"为度，可适当扩展，强调基本技能的培养。在保证教材思想性和科学性的基础上，特别强调教材的适用性与先进性。同时，教材融传授知识、培养能力、提高素质为一体，重视培养学生的创新能力、获取信息的能力、终身学习的能力，突出教材的启发性。②符合和满足高职高专教育的培养目标和技能要求：本套教材以高职高专护理学专业培养目标为导向，以护士执业技能的培养为根本，力求达到学生通过学习本套教材具有基础理论知识适度、技术应用能力强、知识面较宽、综合素质良好等特点。③注意与本科教育和中等职业教育的区别。④注意体现护理学专业的特色：本套教材的编写体现对"人"的整体护理观，使用护理程序的工作方法，并加强对学生人文素质的培养。⑤注意修订与新编的区别：本轮修订是在上版教材的基础上进行的修改、完善，力求做到去粗存精，更新知识，保证教材的生命力和教学活动的良好延续。⑥注意全套教材的整体优化：本套教材注重不同教材内容的联系与衔接，避免遗漏和不必要的重复。⑦注意在达到整体要求的基础上凸显课程个性：全套教材有明确的整体要求。如每本教材均有实践指导、教学大纲、中英文名词对照索引、参考文献；每章设置学习目标、思考题、知识链接等内容，以帮助读者更好地使用本套教材。在此基础上，强调凸显各教材的特色，如技能型课程突出技能培训，人文课程增加知识拓展，专业课程增加案例导入或分析等。⑧注意包容性：本套教材供全国不同地区、不同层次的学校使用，因此教材的内容选择力求兼顾全国多数使用者的需求。

全套教材共29种，配套教材15种，配套光盘12种，于2011年9月前由人民卫生出版社出版，供全国高职高专五年一贯制护理学专业师生使用，也可供其他学制使用。

第二轮教材目录

序号	教材名称	配套教材	配套光盘	主编	指导评委
1	人体结构学	√	√	杨壮来　牟兆新	赵汉英
2	病理学与病理生理学	√	√	陈命家	姜渭强
3	生物化学			赵汉芬	黄　刚
4	生理学			潘丽萍	陈命家
5	病原生物与免疫学	√		许正敏	金中杰
6	护理药理学	√	√	徐　红	姚　宏
7	护理学导论	√	√	王瑞敏	杨　红
8	基础护理技术	√	√	李晓松	刘登蕉
9	健康评估	√		薛宏伟	李晓松
10	护理伦理学			曹志平	秦敬民
11	护理心理学		√	蒋继国	李乐之
12	护理管理与科研基础	√		殷　翠	姜丽萍
13	营养与膳食			林　杰	路喜存
14	人际沟通			王　斌	李　莘
15	护理礼仪		√	刘桂瑛	程瑞峰
16	内科护理学	√	√	马秀芬　张　展	云　琳
17	外科护理学	√	√	党世民	熊云新
18	妇产科护理学	√	√	程瑞峰	夏海鸥
19	儿科护理学	√		黄力毅　张玉兰	梅国建
20	社区护理学			周亚林	高三度
21	中医护理学	√		陈文松	杨　军
22	老年护理学	√		罗悦性	尚少梅
23	康复护理学			潘　敏	尚少梅
24	精神科护理学		√	周意丹	李乐之
25	眼耳鼻咽喉口腔科护理学			李　敏	姜丽萍
26	急危重症护理学	√		谭　进	党世民
27	社会学基础			关振华	路喜存
28	护理美学基础		√	朱　红	高贤波
29	卫生法律法规			李建光	王　瑾

第一届全国卫生职业教育护理学专业教材

评审委员会名单

顾　　问：郭燕红　卫生部医政司
李秀华　中华护理学会
尤黎明　中山大学护理学院
姜安丽　第二军医大学
涂明华　九江学院

主任委员：巫向前　上海医药高等专科学校
熊云新　柳州医学高等专科学校

副主任委员：金中杰　甘肃省卫生厅
夏海鸥　复旦大学护理学院

委　　员：（按姓名汉语拼音首字母排序）
陈命家　安徽医学高等专科学校
程瑞峰　江西护理职业技术学院
党世民　西安交通大学附设卫生学校
高三度　无锡卫生高等职业技术学校
高贤波　哈尔滨市卫生学校
黄　刚　甘肃省卫生学校
姜丽萍　温州医学院护理学院
姜渭强　苏州卫生职业技术学院
李春艳　北京朝阳医院
李乐之　中南大学湘雅二医院
李晓松　黑龙江护理高等专科学校
李　莘　广东省卫生职业教育协会
刘登蕉　福建卫生职业技术学院
路喜存　承德护理职业学院
梅国建　平顶山学院
秦敬民　山东医学高等专科学校

尚少梅　北京大学护理学院
王　瑾　天津医学高等专科学校
杨　红　重庆医药高等专科学校
杨　军　江汉大学卫生技术学院
姚　宏　本溪卫生学校
云　琳　河南职工医学院
赵汉英　云南医学高等专科学校

秘　　书：皮雪花　人民卫生出版社

第2版前言

随着社会经济的快速发展和人民生活水平的日益改善，人们对健康的认识正在逐步提高，对生活质量的追求也越来越高，对卫生服务的需求已不仅局限于疾病的治疗，预防与保健更多地受到人们的关注。因此，开展方便、及时、经济、综合的，融预防、医疗、保健、康复、健康教育、计划生育指导为一体的社区卫生服务已成为卫生事业发展的必然趋势。社区护理是社区卫生服务的重要组成部分，它综合应用了护理学和公共卫生学的理论和技术，借助有组织的社会力量，以社区为基础、以人群为对象、以服务为中心，对个人、家庭及社区提供连续动态的综合服务，它是护理领域中一门新兴的、应用性的重要学科。

本教材为全国高职高专护理学专业卫生部规划教材之一，为了适应我国高等卫生职业教育发展的需要，按照卫生部教材办、人民卫生出版社全国卫生职业教育系列教材的编写要求和卫生行业对卫生高等职业教育、专业人才培养目标要求组织编写。本教材的特色主要体现在紧紧围绕五年制护理高等职业教育的培养目标，紧密结合护理人员在社区卫生服务工作中的作用和具体任务，按照“拓宽基础、强化能力、注重应用”的原则进行教学内容设置，在第1版教材的基础上，进行了补充、修改和完善。更好地体现了贴近学生、贴近社会、贴近岗位的原则，具有科学性、思想性、实用性、可读性与创新性。适合五年制高职护理专业学生学习使用，也可作为在职相关人员的培训教材。

本课程共72学时，其中理论教学为54学时，实践教学为18学时，全书共分8章。课程的主要内容包括社区护理和社区卫生服务、环境与健康、社区护理工作常用的卫生统计方法和流行病学方法、社区健康教育、社区常见疾病的预防与管理、社区人群保健以及社区健康管理等。其任务是使学生树立整体护理和预防保健的大卫生观点，认识社区护理工作的重要意义，获得社区护理、社区预防保健的基本理论、基本知识及基本技能，学会并运用预防保健的基本方法和技能，在社区护理的实践中开展各种预防卫生保健和健康管理工作。为毕业后从事社区护理工作以及专业发展打下良好的基础。教材后附有实践指导和教学大纲。

本教材在编写过程中引用了国内外有关教材和专著的观点、资料和图片，得到了无锡卫生高等职业技术学校、山东省青岛第二卫生学校、安徽省宿州卫生学校、大庆医学高等专科学校、黑龙江护理高等专科学校、安徽省阜阳卫生学校、潍坊护理职业学院等单位的大力支持和帮助，得到了卫生部教材评审委员会委员高三度先生的指导，在此一并表示敬意和衷心感谢。

由于编者水平所限，本教材中难免存在缺陷和不妥之处，敬请社区护理界的专家、同道、使用本教材的广大师生和读者批评指正。

周亚林

2011年6月11日

第1版前言

随着社会的进步、医学模式的转变及人类疾病谱的变化，社区卫生服务已逐步成为我国卫生领域中的一项最基础、最前沿的工作。作为社区卫生服务的重要组成部分，社区护理也已逐步成为护理领域一门新兴的、重要学科。为了加强高等护理职业学生在社区护理理论、知识及工作方法方面的培养，特将《社区护理》列入高等护理职业教育必修课程之一实属必要。为此，我们编写了《社区护理学》一书。

《社区护理学》课程共70学时，其中理论教学为52学时，实践为18学时。根据课程要求和特点，全书共分十一章，其主要内容概括了社区护理的基本理论、基本知识和工作的基本方式、方法。其中前四章分别介绍了社区护理的基本理论、概念及应用于社区护理的基本工作方法，如护理程序、健康教育、流行病学、家庭护理等基本知识等；第五至第十一章，根据我国社区护理的主要工作内容，分别介绍了社区常见慢性疾病病人的护理、传染病病人的管理、伤、残者和病人的康复护理、临终病人的护理及紧急事件处理的基本知识和措施。

在本书的编写过程中，我们得到了北京护士学校、吉林延边大学护理学院、协和医科大学护理学院、江苏南通体臣卫生学校、湖南湘潭卫生学校、广州卫生学校、河北职工医学院附属医院、山西职工医学院及襄樊职业技术学院的鼎立支持和帮助，特此感谢。

由于编者水平所限，教材中若有不妥之处，敬请读者指正。

编　者

2004年3月

目 录

第一章 概 论

学习目标

1. 掌握社区的概念及功能。
2. 掌握社区卫生服务的概念、内容及特点。
3. 掌握社区护理的特点和社区护士的角色。
4. 熟悉社区护理的工作范围、社区护士的职责和社区护士应具备的能力。
5. 了解社区护理的发展历史和现状。

社区护理学是在护理学、临床医学、公共卫生学、康复医学等相关学科理论的基础上，逐步形成的一门应用性学科，是开展社区护理服务的重要理论工具。而社区护理是社区卫生服务的重要组成部分。随着社会经济的飞速发展和人民生活水平的日益改善，人们对健康的认识正在逐步提高，对生活质量的追求也越来越高，对卫生服务的需求已不仅局限于疾病的治疗，预防与保健更多地受到人们的关注。因此，开展方便、及时、经济、综合的社区卫生服务已成为卫生事业发展的必然趋势。社区护理学研究的主要内容包括：社区护理的基础理论与方法、社区环境与健康、社区健康教育、家庭与家庭护理、社区人群保健等。

第一节 社区和社区卫生服务

一、社区概念、构成要素及功能

(一) 社区概念

社区（community）源于拉丁语，其基本含义为具有共性的团体，它是构成社会的基本单位，也是反映社会文明程度的重要窗口。

世界各国的学者根据社区一词在其国家的具体应用，从不同角度、不同的层面来解释社区的内涵。

德国的学者汤尼斯（F. Tonnies ）早在19世纪提出："社区是以家庭为基础的历史共同体，是血缘共同体和地缘共同体的结合"。

美国学者戈派格（Goeppinger ，1984）认为："社区是以地域为基础的实体，由正式和非正式的组织、机构或群体等社会系统组成，彼此依赖，行使社会功能，以满足社区各类人群的需要”。

我国社会学家费孝通教授根据我国的具体情况，将社区定义为：“社区是由若干社会群体（家庭、氏族）或社会组织（机关、团体）聚集在某一地域里所形成的一个生活上相互关联的大集体”。

世界卫生组织（World Health Organization，WHO）认为：“社区是由共同地域、共同价值或利益体系所决定的社会群体。其成员之间相互认识，相互沟通及影响，在一定的社会结构及范围内产生及表现其社会规范、社会利益、价值观念及社会体系，并完成其功能”。并且根据各国的具体情况提出：“一个有代表性的社区，人口大约在 10 万～30 万之间，面积在 5000～50 000 平方公里。”我国城市的社区是按街道办事处管辖范围设置，人口约在 3 万～10 万之间；农村按乡镇和行政村划分。

20 世纪 80 年代中期，社区概念在我国社会生活中得到了广泛应用，不再仅仅是一种管理上的探索，更演化为一种关于国家与社会关系、城市基层体制的社会实践运动。2000 年 11 月，中共中央办公厅、国务院办公厅在转发民政部《关于在全国推进城市社区建设的意见》中，根据社会学理论和我国的实际情况对社区统一定义为：“社区是指聚居在一定地域范围内的人们所组成的社会生活共同体，具体指在一定地域发生各种社会关系和社会活动，有特定的生活方式，并且具有成员归属感的人群所组成的一个相对独立的社会实体”。

随着社会的发展与进步，社区的定义和概念被不断赋予新的内涵。

（二）构成社区的基本要素

尽管社区的定义不尽相同，但构成社区的基本要素概括起来都包括 5 个方面：

1. 人口 社区的存在必须以人群为基础，这是构成社区的第一要素。有相似的风俗习惯和生活方式的这些人居住在一起。WHO 认为，一个有代表性的社区，其人口数大约在 10 万～30 万之间。

2. 地域 社区范围大小不定，可按行政区域划分界限或按其地理范围来划分。这种区域性并不完全局限于地理空间，它同时也包含一种人文空间，即社会空间与地理空间的有机组合。WHO 认为，一个有代表性的社区面积约为 5000～50 000 平方公里。

3. 文化 由于社区经济发展不同、社区条件及历史文化背景不同，使得各个社区形成了各自的文化特质，如“十里不通俗”就是社区各自文化特质的很好表达。这些特质将社区居民组织起来形成了一个整体。

4. 社会服务资源 社区内有一定的社会服务机构，以满足社区居民的需求。如社会咨询服务、健康服务、生活服务、通讯服务、交通服务、安全保护性服务以及公共娱乐场所等。

5. 共同的需要和问题 在同一社区内，因受相同的社区文化影响，社区成员形成相似的生活方式、习俗、行为规范，从而使社区居民面临着共同的问题，具有共同的需要。

（三）社区的功能

社区都在以不同的方式行使其功能，以解决社区所面临的问题和满足社区的需要。社区具有许多功能，主要包括生产、分配、消费的功能、社会化功能、社会控制功能、社会参与功能和相互支援的功能。

1. 生产、分配、消费的功能 社区内有些人从事生产的活动，经过分配过程，产品由消费者使用消耗以刺激再生产，这是社区对居民生活需要满足的功能。如此生产、分配和消费，满足了人们衣、食、住、行的基本需要。随着社会的发展，社区居民生活圈的扩大，社区的生产、分配、消费的功能并不只局限于社区范围之内，而会延伸到社区之外。社区还具有协调和利用资源的功能，如新建社区交通不便，社区与公交部门协调，延长某公交线路，使之通往社区；某社区缺乏蔬菜供应，管理者协调商业部门设立菜市场等。

2. 社会化功能 人类的成长是不断社会化的过程，社区不仅将具有不同文化背景、生活方式的居民联系在一起，还通过不断的社会化过程，相互影响，形成本社区的风土人情、人生观、价值观，促进社会发展。

3. 社会控制功能 为了保护本社区居民与执行功能，各社区常制定各种行为规范与条例制度，如对外来车辆、外来人口的管理等，并有维持社会秩序和保护本社区居民的作用。

4. 社会参与功能 社区有各种组织并举办各种活动的功能，使居民能够相互往来，有参与的机会，人们可以从与其他人交往及参与社会团体的过程中满足自我实现的需要。

5. 相互支援的功能 社区邻里相互帮助，以协助社区成员的需要得到满足。特别是当社区成员处于疾病或经济困难时，能提供援助，社区可根据本社区居民的需要与民政局、医疗单位联系，如设立老人护理院、托儿所、卫生服务站等，以满足社区居民需要。

二、社区卫生服务概念、内容、特点

（一）社区卫生服务的概念

社区卫生服务（community health service）是卫生服务体系的重要组成部分，也是社区发展建设的重要组成部分。根据我国卫生部等十部委在 1999 年 7 月发布的《关于发展城市社区卫生服务的若干意见》，社区卫生服务定义为：“社区卫生服务是社区建设的重要组成部分，是政府领导、社区参与、上级卫生机构指导下，以基层卫生机构为主体，全科医生为骨干，合理使用社区资源和适宜技术，以健康为中心，家庭为单位、社区为范围、需求为导向，以社区特殊人群为重点，以解决社区主要的卫生问题、满足基本卫生服务需求为目的，融预防、医疗、保健、康复、健康教育、计划生育技术指导为一体的，有效、经济、方便、综合、连续的基层卫生服务”。

（二）社区卫生服务的内容

社区卫生服务主要围绕预防、医疗、保健、康复、健康教育、计划生育六位一体的基层卫生服务开展工作。

1. 预防服务 包括传染病、非传染病和突发事件的预防。传染病的预防，即社区的一级病因预防、二级“三早”预防和三级的临床预防或康复期预防；非传染病预防，即一级危险因素预防、二级早期疾病干预、三级防残预防；突发事件的预防是指对隐藏在“健康人群”内的，且能突然发生严重卫生问题的临床预防。

2. 医疗服务 社区医疗服务是面向社区内各种患者，特别是为居家的慢性身心疾病的患者，开展家庭治疗、家庭康复、临终关怀等医疗服务。

3. 保健服务 社区保健服务是根据人类生命周期不同阶段的特点及特殊人群的需求，对社区居民进行保健管理，并定期提供相应的健康服务。

4. 康复服务 社区康复服务是面向社区内病、伤、残者，提供全面、经济、有效的康复服务，以减轻这类人群身心或社会功能障碍的程度。

5. 健康教育服务 健康教育是实施传染病、非传染病和突发事件的预防的重要手段，很多卫生问题要通过健康教育工作得以纠正。

6. 计划生育 社区计划生育主要是提供技术服务，是根据国家计划生育的基本政策，向社区居民提供计划生育咨询和适宜的技术服务。

（三）社区卫生服务的特点

社区卫生服务以解决社区主要健康问题，满足基本医疗卫生服务需求，并以提高社区全民健康水平和生活质量为目标。其特点包括以下五个方面：

1. 服务对象的广泛性 社区卫生服务的对象是社区全体居民，包括各类人群，即健康人群、亚健康人群、高危人群和患病人群等。重点对象是老年人、妇女、儿童、慢性病患者及残疾人等，不分性别、年龄和病种等。

2. 服务内容的综合性 针对社区各类不同人群的需要，其服务内容由预防、保健、医疗、康复、健康教育等综合而成，并涉及生物、心理、社会各个层面，因此具有综合性。

3. 贯穿生命全程的连续性 社区卫生服务始于生命的准备阶段，直至生命结束的全过程，覆盖生命的各个周期以及疾病发生、发展的全过程，不分时间、地点和对象；社区卫生服务不因某一健康问题的解决而结束，而是根据生命各周期及疾病各阶段的特点及需要，提供针对性的服务，因此具有连续性。

4. 满足居民卫生服务需求的可及性 社区卫生服务的性质决定了社区卫生服务在时间、地点、服务内容、服务水平、服务价格等诸方面要符合服务对象的需求，是一种以人为中心的个性化服务，对社区居民来说，只有这样才能真正达到促进和维护社区居民健康的目的。

5. 社区卫生服务各部门的协调性 社区卫生服务是在政府领导、社区参与、上级卫生机构指导，以全科医生和社区护士为核心力量，合理使用社区资源解决社区主要卫生问题，满足居民基本医疗卫生服务需求。因此，协调各部门之间、各类人员之间的相互关系，密切合作，以保证社区各种卫生服务活动的实施，是社区卫生服务工作的主要内容之一。

第二节 社 区 护 理

一、社区护理的基本概念

社区护理（community health nursing）源于公共卫生护理（public health nursing），是社区卫生服务的一个重要组成部分，它综合应用了护理学和公共卫生学的理论和技术，借助有组织的社会力量，以社区为基础、以人群为对象，以服务为中心，对个人、家庭及社区提供连续动态的综合服务。

美国护士学会（American Nurses Association，ANA）于 1980 年对社区护理定义为：“社区护理是综合公共卫生学与专业护理学的理论，应用于促进和维护群众健康的一种专门和完整的卫生服务工作。它的服务不限于为某个特别的年龄或诊断，而是提供连续性而非片段性的服务，其主要职责是视人口群体为一整体，直接向个人、家庭或团体提供护理，以使全民达到健康。”

美国公共卫生护理组织对社区护理的定义为：“社区护理是护理工作的一部分，它是护士应用护理及相关的知识和技巧解决社区、家庭及个人的健康问题或满足他们的健康需求。”

加拿大公共卫生学会认为：“社区卫生护理是专业性的护理工作，经由有组织的社会力量间的合作来开展工作，社区护理工作的重点是家庭、学校或生活环境中的人群。社区护士除照顾患者及残疾人之外，应致力于预防疾病或延缓疾病的发生，以减少疾病对人群的影响。同时对居家患者及有健康问题的患者提供熟练的护理，帮助那些面临危机情况者，使他们获得健康。为个人、家庭、社会团体及整个社区提供知识，并鼓励他们建立有利于健康的生活习惯。”

依据我国的国情对社区护理定义为：社区护理是借助有组织的社会力量，将公共卫生学及护理学的知识与技能相结合，以社区人群为服务对象，对个人、家庭及社区提供促进健康、预防疾病、早期诊断、早期治疗、限制残障等服务，提高社区人群的健康水平。社区的护理实践属于全科性质，不局限于某一个年龄组或某一种疾病，而是针对整个社区人群实施连续的、动态的健康服务。

综上所述，社区护理的基本概念包含三个方面的内容：促进健康、保护健康、预防疾病及残障，最大限度保证及促进人们的健康。

二、社区护理的特点

社区护理工作是以初级卫生保健为主体，以健康为中心，重在预防疾病、促进和维护健康，除具有公共卫生学和护理学的某些特点外，还突出表现在以下几个方面：

1. 以健康为中心 社区护理工作是主动改变社区环境、建立健康的生活方式和预防疾病，以促进和维护人群的健康为中心的，预防性服务与医疗护理性服务并重的综合性的护理工作，而不单单是治疗护理患者，其目的是提高整个人群的健康水平。

2. 以人群为主体 从一个患者扩展到了人群，社区护理的工作就是要收集和分析人群的健康状况，也要掌握群体的生活方式、工作环境、文化程度，然后解决这个人群中主要的健康问题。

3. 有高度的自主权和独立性 医院护士在医嘱的指导下工作。而社区护士工作范围广，涉及内容多，要运用流行病学方法找出容易出现健康问题的高危人群，采取预防保健措施，促进人群健康，因而其工作更具自主性。对个人或到家庭的访视、开展护理往往是一个人完成，社区护士应具备一定的发现问题和解决问题的能力，以及处理突发事件的能力，因而独立性较强。

4. 工作的长期性、连续性和可及性 一般医院的患者住院时间较短，护士只照顾其住院期间的需要，而社区护理的对象则长期居住于本社区中，所以社区护士要在不同时间、空间范围提供连续性和长期性的一系列整体护理，即社区护理工作的长期性和连续性。另外，社区护理服务站就设在居民区内，社区居民可随时随地得到护理服务，这种服务在地域、时间、心理及经济等方面对社区居民都是便利的，即社区护理工作的可及性。

5. 多部门协调合作提供综合服务 社区中影响居民健康的因素可能涉及多个部门才

能解决，如采暖不足，就需要与锅炉房、供暖公司、市政等部门沟通，所以社区护士除要与同事密切合作之外，还要与当地行政、福利、教育、厂矿等多个机构的人员联系，只有通力合作，才能做好社区卫生工作。因此，社区护士需要善于交流和搞好人际关系，尊重别人的意见，主动与有关部门和人员合作，以充足的人力、物力、财力资源提供各种有益于人群健康的服务。

6. 个性化、人格化护理 要求社区护士从各方面充分了解自己的服务对象，熟悉其生活方式、工作环境、文化背景，掌握其个性，提供适合其个性的护理服务。

三、社区护理的工作范围

随着社会的发展，社区护理不断扩大其工作范围。其范围包括纵横两方面，横向的是个人到人群，纵向的是治疗到预防，范围非常广泛。但将其工作范围加以归纳，可以概括为下列几个方面：

1. 健康教育 改变不良的行为生活方式，促进人们健康的生活是社区卫生保健的重要内容之一，而各种形式的健康教育则是促进健康生活的必需环节。以促进和维护居民健康为目标，积极向社区人群提供有计划、有组织、有评价的教育活动，强化人们的健康意识，养成健康的行为生活方式，消除或减轻影响健康的因素，达到预防疾病、促进健康，提高生活质量的目的，是社区护理的重要任务。

2. 计划免疫和预防接种 参与完成社区儿童的计划免疫任务，进行免疫接种的实施与管理。

3. 慢性病的防治与护理管理 社区护士在慢性病的防治工作中扮演着非常重要的角色，需要进行预防和促进健康的社区护理服务，包括提供咨询和转诊服务、康复服务、社会工作服务、居家护理及长期照顾的服务。

4. 重点人群健康的保健指导 社区中的老年人、儿童、妇女、残疾人属于社区特殊人群。他们由于年龄、生理功能的特点，容易出现一些健康问题，是社区卫生保健的重点服务对象。社区护士需在评估的基础上，通过三级预防，对社区特殊人群进行健康保护，达到预防疾病、增进健康、维持健康、促进康复的目的。

5. 环境卫生 环境与人的健康有直接关系，不良的生活环境可影响和妨碍社区人群的健康，不良的生活环境因素包括空气、水、土壤、噪声、放射性物质及垃圾等的污染。社区护士应注意环境的监测，加强环境保护宣传，培养社区居民的环保意识，也可利用社区内外资源，治理环境污染，有效地控制环境中危害健康的因素，提高社区居民的健康水平。

6. 社区健康档案的建立与管理 为所辖的社区居民（个人、家庭、社区）建立各种相关的健康资料档案，并保持资料记录的准确性和完整性，也是社区护理工作的重要内容。同时，还可与服务对象签订各种健康合同书，以利提供持续性护理服务。

7. 定期健康检查 在社区内定期组织健康体检，并对体检发现的问题给予正确处理。

8. 传染病的防治 参与社区传染病的防治工作，对社区居民进行预防传染病的知识培训，提供一般消毒、隔离技术等护理指导与咨询。

9. 家庭健康护理 社区护士进入家庭要根据护理对象的特点及健康问题提供护理服务、技术指导与帮助，并提供心理精神支持。除此之外，要引导、教育家庭成员养成良好的生活方式、卫生习惯、饮食习惯。

第三节 社区护士

一、社区护士的角色

根据社区护理对象的特性，社区护士（community nurse）在社区卫生服务中的不同场合、不同情况、不同时间内承担多种角色。社区护士必须具备较高素质，需要灵活应用专业知识和技能，完成各种角色任务。

1. 初级卫生保健者 初级卫生保健是卫生人员为社区提供的最基本、必需的卫生保健。社区护士工作在最基层的卫生保健单位，能够进行家庭访视等接触人群较多的工作，是实施初级卫生保健工作的最好人选。

2. 照顾者 这是社区护士最熟悉的角色。社区护士为本社区内需要照顾的慢性病患者或康复期患者提供护理，在提供护理时，应将整体的观念体现于整个护理服务之中，这不仅包括关心服务对象的生理、心理、精神、社会、文化等多方面因素，还应包括对家庭、社区等整个人群的关注。

3. 健康教育者和咨询者 健康教育是社区护理的一部分，更是社区护士的主要工作之一。通过有效而及时的健康教育提供相关健康知识，唤醒和提高社区居民的健康意识，促使人们积极主动寻求和参与医疗保健，自觉改变不良行为生活方式，建立健康观念和良好的行为生活方式，提高生活质量。另一方面，通过社区健康评估，及时发现社区中的高危人群，利用健康教育的原理与方法，与个案共同制订计划和实施护理，改变其危险行为，预防疾病和残疾的发生。

4. 组织者与管理者 在社区卫生服务机构中，社区护士可起到组织管理者的角色。有时要负责人员、物资和各种活动的安排，有时要组织本社区有同类兴趣或问题的机构、人员的学习，如老年护理院中服务员的培训或餐馆人员消毒餐具的指导，这些都需要一定的组织管理技巧。

5. 协调者与合作者 社区由许多家庭、卫生机构、社会机构及行政机构组成。一个成功的社区健康计划需要多个专业部门共同配合与执行，社区护士要活动于这些集体与人员之中，就必须有较好的人际交流和协调工作的技巧。同时，社区护士需要与很多部门相互配合，以发挥最大功能。社区护士要从整体观念出发，在工作中采取主动，才能团结一致，达到工作目标。

6. 观察者与研究者 作为一名社区护士，要主动观察社区中一切与健康有关的问题。在做家访时，要敏锐地观察到每一个家庭成员的异常情况，做到早发现、早诊断、早治疗。社区护士还要主持或配合一些专题研究，以更深入地了解各种与健康有关的问题、行为及影响因素等，进一步提高社区的健康水平。

7. 社区健康代言人 社区护士需了解最新国际及国内有关的卫生政策及法律，及时发现威胁社区居民健康的环境及其他问题，采取积极措施予以解决，或上报和求助于有关部门协同解决。社区护士是特殊服务对象和弱势人群的代言人，应为这些人群争取所需的健康服务，促成制定相关的卫生政策并立法，支持、创造和维护健康社区。

8. 健康意识的唤醒者 社区护士有责任唤醒社区人群的健康意识，促使人们积极主动地寻求医疗保健，改变不良的行为生活方式，注重生活质量的提高。

二、社区护士的职责

职责是指社区护士在完成各种角色时所要做的工作或任务。社区护士的职责与角色是分不开的。根据其角色，社区护士有以下职责：了解国内外卫生组织和卫生政策；进行生命统计；协助改进社区环境卫生工作；实施健康教育；从事妇幼卫生工作；协助维护公共安全与加强传染病管理；从事家庭访视及护理；心理卫生指导；执行医嘱；巡回服务；保存正确记录等。

三、社区护士应具备的能力

社区护理工作范围和社区护士的角色对社区护士的工作能力提出了更高要求，要求社区护士除了具备一般护士所具备的护理基本能力外，还应具备社区常见疾病的护理及管理、预防保健、健康促进、社区团队协作、专业学习与发展等方面的能力。对社区护士重点培养以下几方面能力：

1. 人际交往和沟通能力 社区护理工作既需要其合作者的支持和协助，又需要护理对象的理解和配合。社区护士需要与具有不同年龄、家庭、文化及社会背景的社区居民、社区管理者及其他卫生工作人员密切合作。因而必须具有社会学、心理学知识和人际沟通技巧方面的知识，具备在不同的场合，面对不同的服务对象进行有效沟通的能力，以便更好地开展工作。

2. 组织管理能力 社区护士一方面要向社区居民提供直接的护理服务，另一方面还要调动社区的一切积极因素，大力开展各种形式的健康促进活动。在提供全方位的护理服务中，必须有周密的组织计划，有些护理工作常需多人共同完成，这就需要一定的协调管理能力与计划管理能力，能够策划健康项目并执行推广。

3. 实际操作能力 除了能为患者提供优质的护理服务，有能力全面评估个人、家庭及社区的健康需求外，还要有一定的诊治能力，能够对社区常见病作出正确的处理，对不能处理的急危重病患者能采取紧急措施并提供转诊服务。

4. 综合分析能力 由于社区护士的服务对象不仅有患者，还有健康人，服务内容不仅是疾病的护理，还有社区的卫生保健工作，这就要求社区护士必须具备综合分析能力。这种能力来源于对社区的充分了解，敏锐的思维和准确的判断。因此，社区护士在社区护理工作中要应用科学的工作方法，找出社区中的卫生问题，并对这些问题进行综合分析，以采取正确的护理保健措施。

5. 健康教育能力 社区护士要教给人们必要的预防保健知识，改变其对健康的态度，帮助人们实践健康的行为和生活方式，同时还能够教会非正式的护理人员掌握必要的护理技术。

6. 领导决策能力 社区护士有时需要去执行健康任务，组织社区群众参与社区卫生保健活动，因此，社区护士要具有领导决策的能力。

7. 独立判断、解决问题的能力 社区护士在很多情况下需要独立进行各种护理操作，运用护理程序，开展健康教育，进行咨询或指导。因此，独立解决问题或应变能力对于社区护理人员非常重要。

8. 预见能力 预见能力主要应用于预防性的服务，而预防性服务是社区护士的主要工作之一。社区护士有责任在问题发生之前找出其潜在因素，从而提前采取措施，避免或减少问题的发生。

9. 调研、科研能力 社区护士不仅担负着向社区居民提供社区护理服务的职责，同时也肩负着发展社区护理、完善社区护理学科的重任。因此，社区护士首先应不断充实自己的理论知识，提高自己的业务水平。其次，社区护士应具备调研、科研的基本知识，在社区护理过程中，善于总结经验，提出新的观点，同时能利用现代化手段开展远程健康咨询活动。

10. 自我防护能力 社区护士的自我防护能力主要包括两个方面，即法律的自我防护及人身的自我防护。社区护士常在非医疗机构场所提供有风险的医疗护理服务，如在患者的家里进行静脉输液等。社区护士应加强法律意识，不仅要完整记录患者病情，还要在提供一些医疗护理服务前与患者或家属签订有关协议书，以作为法律依据。

四、我国社区护士的准入条件

根据我国《护士条例》和《社区护理管理的指导意见》，对从事社区护理的护士有特定要求：①具有国家护士执业资格并经过注册；②通过地（市）以上卫生行政部门规定的社区护士岗位培训；③独立从事家庭访视护理工作的社区护士，应具有在医疗机构从事临床护理工作 5 年以上的工作经验。

第四节 社区护理的发展

一、社区护理的历史

社区护理的发展可追溯到 19 世纪中叶，至今已经有百余年的历史。当时由于生活贫穷、卫生服务资源匮乏，多数患者在家中疗养，主要由家庭主妇进行日常生活照顾。她们多数没有经过正规的护理教育和技能训练，仅凭借祖先和民间遗留的经验给予患者一些基本生活照顾和康复护理。然而正是这种简单的、基础的家庭护理为早期护理和社区护理的诞生奠定了基础。社区护理的发生和发展与社会政治、文化、经济发展和社会背景密切相关。

（一）国外社区护理发展史

国外社区护理的发展以公共卫生护理为基础。回顾其发展过程，大致分为三个阶段：

1. 地段式护理阶段（1859～1900 年） 1859 年英国利物浦的企业家威廉勒斯朋，由于他的妻子患慢性疾病长期卧床在家，玛丽·罗宾森夫人（Mary Robison）到其家中进行护理，从而减轻了患者的痛苦。因而他受到启发，深感家庭护理的必要，于是他求助于罗宾森夫人在利物浦成立第一个地段访视护理机构。此机构将护理人员分到若干地段，访问与护理贫病者家庭，并得到南丁格尔的支持，在利物浦设立护校，专门培训地段护士，课程中注意到个人卫生、环境卫生与家庭访视和护理。

1874 年伦敦成立了全国访问贫病护士协会，各地设有分会。英国开展此项工作后，对美国亦有影响，美国也认识到对贫困家庭进行护理的重要性，于 1877 年在纽约市经过宗教团体培训的护士开始进行地段访视，她们进入居民家庭，按照医嘱提供各种护理及保健服务。1885 年在美国纽约成立了地段访视社，后统一命名为“访视护士协会”。1890 年，美国访问护士机构已有 21 家。

2. 公共卫生护理阶段（1900～1970 年） 正式提出公共卫生护理的名称是美国护士丽莲·沃德（Lillian Wald），她将南丁格尔以往使用的卫生护理前加上“公共”二字，使大家了解这是为人民大众服务的卫生事业。1893 年，丽莲·沃德在街道成立了办事处，组织护士走访贫病家庭，对传染病患者消毒隔离，护理慢性病患者。此后，她又推动了妇幼卫生和学校卫生工作的发展，并制定了公共卫生护理的目标和相关规章制度。1912 年，丽莲·沃德及其他公共卫生护士成立了公共卫生护理学会，制定公共卫生护理服务的原则和标准，并根据工作需要提出公共卫生护理教育的课程标准，使其逐步纳入大学教育中。1950 年后，公共卫生护理的工作范围从个人家庭走向社区。此阶段进行公共卫生护理者多数是经过系统学习的公共卫生护士。

3. 社区护理阶段（1970 年至今） 1970 年美国的露丝·依瑞曼开始引用社区护理一词，并且将公共卫生护理与社区护理作了一些区分，她认为社区护理是护理人员在各种不同形式的机构内进行多项的卫生工作，社区护士的服务重点是社区，她们的工作特点是：

（1）不仅限于对刚出院的患者或长期慢性病患者，而是整个社区人群。

（2）为了促进人民健康，护士的角色不仅是照顾患者，而是健康教育者、咨询者、策划者、开业护士以及患者的代言人。

（3）凡从事健康服务的人员均应合作，各项卫生组织均是促进卫生服务的一个环节。国外社区护理的发展史见表 1-1。

表 1-1 国外社区护理的发展史

名 称	年 代	对 象	服务项目
地段式护理阶段	1859～1900	个体	治疗
公共卫生护理阶段	1900～1970	群体和家庭	治疗和预防
社区护理阶段	1970 至今	个体、家庭和社区	治疗、预防和促进健康

（二）我国社区护理的发展史

我国公共卫生护理的发展起始于 1925 年，北京协和医学院公共卫生科为了培养医、护学生具有临床医学和预防医学并重的观点，在医、护院校的课程中设置预防医学。同时为了使理论联系实际，协和医学院与当时的北京市卫生科联合创立公共卫生教学区，称为“第一卫生事务所”，目的是使协和医学院的医、护学生了解群众生活与预防疾病的关系，该院的工作范围有生命统计、环境卫生、妇幼卫生、传染病控制等。实习包括对孕妇的指导、家庭接生与对产妇、新生儿的访视指导、传染病患者家庭访视及消毒隔离，也包括社区内学校和工厂的卫生护理。1945 年前，北京的卫生事务所为 4 个，全国从事公共卫生的护士数量也有一定的增加。

建国后，北京市卫生事务所改为城区卫生局，局内设防疫站、妇幼保健所、结核病防治所等。部分医院开始开设地段保健科或家庭病床，但护士学校的课程设置中没有公共卫生或社区护理课，原有的公共卫生护理几乎停止，虽然城市、农村有三级保健网，但从事预防保健工作的护士甚少。

改革开放后，护理高等教育恢复，陆续有院校在课程设置中增加了培养护生预防保健意识和技能的课程。但直到1994年，受中华医学基金会的资助，社区护理和家庭护理才被正式纳入卫生部所属8所高等医学院校与泰国清迈大学合作开办的护理师资硕士班的课程设置中，为各大院校开设社区护理和家庭护理课程准备师资。从1997年以来，社区护理课程陆续在护理院校开设，并成为护理专业的必修课。

我国首届社区护理学术会于1996年5月在北京召开，会议倡导发展和完善社区护理。1996年以来，全国相继开设社区服务机构，并配备有专门的社区护士，卫生部门开办了社区护理培训班，专门培训从事社区护理的护士。1997年卫生部在《关于进一步加强护理管理工作的通知》中明确指出："大力发展社区护理，满足社会需求"。2004年，社区护理硕士研究生教育也在高等学校启动。

二、国外社区护理的现状

与我国相比，国外社区护理发展历史较长，所以目前社区护理工作的开展和完善都优于我国，现以日本和美国两个国家的社区护理发展现状为例说明国外社区护理现状。

（一）日本的社区护理现状

日本的社区服务从法律、制度的制定、各组织机构的建立以及具体的工作实施，已形成了一套完整的体系。服务对象包括老年人、儿童、孕妇、精神障碍者、身体残疾者、成年人、临终者及出院未完全恢复者。服务方式有两种：一种是服务人员到其家中进行单独服务，另一方式为将服务对象集中到某一地点进行集中服务，家庭服务经常进行，集中服务定期进行。针对不同人群提供不同服务：对于孕妇，在产前与产后分别进行一次社区健康检查，包括问诊、医生诊察、实验室检查，有时也进行B超检查，进行妊娠与生产的知识讲座、进行养育训练、乳房护理指导、妊娠营养指导等；对于婴幼儿进行社区健康检查，给予身心各方面的指导，每对母子都有一本健康手册，详细记录母亲健康与孩子成长情况；对儿童的预防接种也是社区卫生服务的主要内容之一；对有身心障碍的小儿定期进行家庭访问指导与各种功能训练等；对于成人各地区服务中心每年组织多次健康检查，开展内容丰富、形式多样的健康教育。

日本的社区护士要求大学学历或专科学历，具有丰富的护理经验。护士工资固定，月薪与医院大致相当，由市政府统一发放，服务费由有关机构统一收取。服务人员不能收取现金，服务质量主要由服务对象的投诉和同行的监督保证。

（二）美国社区护理现状

美国是世界上社区护理发展较早、社区护理体系较完善的国家之一。特别是进入20世纪80年代末期，为了降低和控制医疗卫生服务的成本快速增长、扩大初级卫生保健服务的覆盖率，社区护理服务在美国蓬勃发展，社区护士成为提供初级卫生保健服务的主力军。

在美国，社区护理服务由两部分组成，即公共卫生护理服务和家庭护理服务，公共卫生护理服务的主要对象是社区的健康人群，特别是妇女、儿童、老年人。服务的内容主要是预防保健服务，如儿童计划免疫、妊娠妇女保健、新生儿及婴幼儿保健、老年保健等。家庭护理服务的主要对象是社区患病人群，包括各种慢性身心疾病患者、术后恢复患者、临终患者等。服务内容主要是医疗护理、康复护理及临终关怀等服务，如为术后患者检查伤口并换药，指导慢性病患者正确服药，指导脑卒中患者进行肢体功能康复，为临终患者控制疼痛等。无论是提供公共卫生护理服务还是家庭护理服务，社区护士均通过家庭访视的形式提供。在提供服务的同时，社区护士一方面帮助服务对象掌握自我保健、自我护理的技能，另一方面指导家属或照顾者掌握正确的护理技能。

由于美国社区护士的工作独立性较高，因此对社区护士的要求远远高于普通护士。社区护士不仅要具备护理本科以上学历，还要具备丰富的临床护理工作经验。在从事社区护理服务的社区护士中，约 1/3 的社区护士具备护理研究生学历，他们具有部分处方权，因而能更独立地服务于社区人群。

三、我国社区护理的现状

20 世纪 80 年代末期，国内的社区护理随着社区卫生服务的开展而发展起来。从 1983 年起恢复高等护理教育，尤其是在 1990 年后，高等护理教育迅速发展，并在专业课程设置中相继开设社区护理理论和实践课程。1997 年首都医科大学首先设立社区护理专科并同时开始招生。2000 年 7 月，卫生部科教司制定了《社区护士岗位培训大纲》，全国各地的社区护士岗位培训工作正式开展。

1997 年《中共中央、国务院关于卫生改革与发展的决定》中明确提出发展社区卫生服务，改革城市卫生服务体系。截至 2005 年底，基本形成了社区卫生服务组织和服务网络。2006 年 2 月，国务院又发布《发展城市社区卫生服务的指导意见》，进一步具体规定了发展社区卫生服务的指导思想、基本原则和工作目标，提出了推进社区卫生服务体系建设的具体指导方法。目前，社区护理已在全国逐步展开，服务的对象和服务的范围也随之扩大。但从发展情况来看，我国的社区护理尚处于起始阶段，影响和制约社区护理发展的因素有许多，诸如：

1. 社区护理人员整体素质有待提高 目前的社区护理人员大多数没有受过专门的教育及培养，没有掌握护理的特点和工作方法，他们虽有良好的工作热情，但缺乏社区护理知识、技能。

2. 医院与社区护理机构缺少横向联系 一方面，进入康复期的患者仍然滞留在医院，造成卫生资源的浪费；另一方面，患者虽然出院却得不到相应的社区护理服务，而出现并发症或旧病复发。

3. 社区护理的服务内容与社区居民卫生保健的需求还不很适应 目前，社区护理服务内容仍然停留在以疾病为中心的护理范畴。社区护理与医院护理的不同在于，服务内容中保健与预防占很大的比例，如果仍以医院护理方式进入社区护理工作，不仅不能满足人民群众日益增长的保健需求，也难以实现社区护理的健康促进和健康维护的工作重点。

4. 缺乏相应的护理法规及质量控制标准 由于我国的社区护理尚处于起步阶段，各地的发展也极不平衡，社区护理的服务标准及质量控制尚不完善，也没有正规的法律条文来保障社区服务对象及护士双方的权益。

5. 缺乏社区护理的宏观调控及有效的管理机制 目前我国社区护理的组织及管理工作基本上是由各个医院或当地地段的卫生所承担，国家卫生部门对此没有统一的规划，也没有一个明确的组织及管理机构，且各服务机构之间的联系与协调较差，所服务的人群主要是社区的老年人及慢性病患者，受益的人群非常有限。

（张琳琳 周亚林）

思考题

1. 能够正确理解社区的概念，并能够简述其基本构成要素。
2. 阐述“六位一体”的社区卫生服务内容的内涵。
3. 简述社区护理的特点及工作范围。
4. 社区护士应重点培养哪些方面的能力?
5. 试述社区护理的发展过程。

第二章　环境与健康

学习目标

1. 掌握人与环境的关系、环境污染的概念、特点、影响因素及环境污染对人体产生的危害，并学会保护环境和预防环境污染。

2. 掌握食物中毒的特点、类型及主要临床表现，并学会如何预防食物中毒和对食物中毒的调查、处理。

3. 熟悉生态学的基本概念　生物圈、生态平衡、生态系统、食物链及生物富集等。

4. 熟悉生活环境、生产环境、社会环境与健康之间的关系。

5. 熟悉食品污染的概念、分类、来源及对人体的危害。

6. 了解食品添加剂的种类、作用及食品添加剂的卫生要求。

7. 了解常见的职业病与职业中毒的相关内容。

环境（environment）通常是指人和其他生物赖以生存的空间及外部条件。环境是人类生存发展的基础，与人类健康密切相关，是广义的环境概念。《中华人民共和国环境保护法》所称的环境是：影响人类社会生存和发展的各种天然的和经过人工改造的自然因素的总体，包括大气、水、海洋、土地、矿藏、森林、草原、野生动物、自然古迹、人文遗迹、自然保护区、风景名胜区、城市和乡村等。

流行病学研究表明，人类70%～90%的疾病均与环境因素有关。因此，研究环境与健康的关系，了解环境污染对人类健康的危害，对于做好环境卫生管理，促进人群健康是十分必要的。

第一节　人和环境

环境创造人类，人类改造环境，人类和环境构成了不可分割的对立统一体。人类为了生存发展，提高生活质量，大量开发利用环境中的各种资源，但同时也会使环境受到破坏，使人群健康受到影响，甚至威胁人类和其他生物的生存。因此，为了我们共同的家园，人类应该提高忧患意识，保护环境。

一、环境的组成

（一）按环境属性分类

包括自然环境和社会环境。

1. 自然环境 自然环境（natural environment）是指环绕于我们周围的各种自然因素的总和，它包括大气、水、土壤、生物和各种矿物资源等。自然环境按其成因可分为原生环境和次生环境。

（1）原生环境：原生环境（primitive environment）是指天然形成的并未受到人为活动影响或影响较少的自然环境。原生环境主要由大气、水、土地、矿藏、森林、草原、野生动植物以及太阳辐射、微小气候等组成。原生环境中自然形成的地质环境条件，也会对人群健康造成危害，如地方病。但这类疾病与人类活动无关。

（2）次生环境：次生环境（secondary environment）是指在人类活动的影响下，环境中物质交换、迁移和转化等环节发生变化的自然环境。这种变化对人类可产生有利或有害的影响。次生环境主要由工业区、生活居住区、名胜古迹等组成。

2. 社会环境 社会环境（societal environment）是指人类通过长期有意识的社会劳动，加工和改造自然环境所形成的物质文化环境体系。它包括人类在生产、生活和社会活动过程中形成的生产关系、阶级关系和社会关系。社会环境不仅可直接影响人群健康，而且还可以通过影响自然环境和人的心理环境，间接影响人的健康。

（二）按环境的范围分类

包括生活环境、生产环境、空间环境、乡村环境、城市环境、全球环境和宇宙环境等。

二、生态系统和生态平衡

（一）生物圈

有生物生存的地球表层称为生物圈（biosphere）。生物圈的范围大致包括 11km 深的地壳和 15km 厚的大气层。从下到上分为：岩石圈、土壤圈、水圈和大气圈。

（二）生态系统

生态系统（ecosystem）是生物与环境通过物质循环、能量流动和信息联系共同构成的结合体。生态系统可以是森林、草原、沼泽、河流、海洋、湖泊、农田和城市等。整个生物圈就是由各种大小不同的生态系统组成。

1. 生态系统的组成 任何一个生态系统都是由非生物部分和生物部分组成，见图 2-1。

非生物部分（无机环境）构成生物生长、发育的能量与物质基础，又称为生命支持系统。

生物部分（生物群落）是生态系统的核心，可以分为三大类：

第一类为生产者——各种植物。绿色植物能够通过光合作用把水、CO_2 和无机盐转化为碳水化合物，并进一步合成脂肪和蛋白质等。

第二类为消费者——动物。这些动物不能直接利用太阳能来生产食物，只能通过直接或间接地以绿色植物为食获得能量。根据不同的取食地位，又可以分为一级消费者（直接吃植物的动物），如牛、马、羊等食草动物；二级消费者（以食草动物为食的动物），如食野兔的狐和猎捕羚羊的猎豹等一级食肉动物；三级消费者（或二级食肉动物）、四级消费者（或三级食肉动物），如狮、虎等；消费者也包括那些既吃植物也吃动物的杂食动物。

生态系统
- Ⅰ.非生物部分（生命支持系统）
  - 1. 非生物环境
    - 能源——太阳能、其他能源
    - 气候——光照、温度、降水、风等
    - 基质和介质——岩石、土壤、水、空气等
    - 物质代谢原料
      - CO_2、H_2O、O_2、N_2 等
      - 无机盐（矿物质原料）
      - 腐殖质、脂肪、蛋白质、碳水化合物等
- Ⅱ.生物部分
  - 2. 生产者——绿色植物、光合细菌、化能细菌等
  - 3. 消费者（动物）
    - 食草动物——一级消费者
    - 一级食肉动物——二级消费者
    - 二级食肉动物——三级消费者
    - 杂食动物——杂食消费者
    - 腐食消费者、其他消费者
  - 4. 分解者（还原者）——微生物（细菌、真菌等）

图 2-1　生态系统的组成

第三类为分解者——细菌、真菌、土壤原生动物和一些小型无脊椎动物。它们靠分解动植物残体为生。微生物将有机物转化成无机盐类，供植物再次吸收、利用。生态系统各种组成成分之间的营养联系是通过食物链和食物网来实现的。

2. 生态系统的功能　主要表现为物质循环、能量流动和信息传递。它们是通过生物群落来实现的。

（三）生态平衡

生态平衡（ecological balance）指生态系统内部在一定条件和一定时间内，生物与生物之间、生物与生存环境之间的物质循环和能量交换经常保持自然的、暂时的、相对的平衡关系。

这种动态平衡是生物进化过程中建立起来的协调和相互补偿的关系。生态系统总是处在不平衡-平衡-不平衡的发展过程中，进行着物质和能量的交换，推动着生物的进化和发展。

（四）食物链和食物网

生物之间以链条形式进行物质转换和能量传递，如绿色植物利用阳光进行光合作用，从空气、水、土壤中吸取营养物质并储存能量；动物则依靠绿色植物提供营养物质和能量；人又可以利用动物获得营养物质和能量。这种食与被食的关系，犹如锁链一般周而复始，形成了所谓的食物链（food chain），见图 2-2。自然界的食物链往往是相互交叉的，形成复杂的摄食关系网，即食物网（food web）。一般来说，一个生态系统的食物网结构越复杂，该系统越稳定。

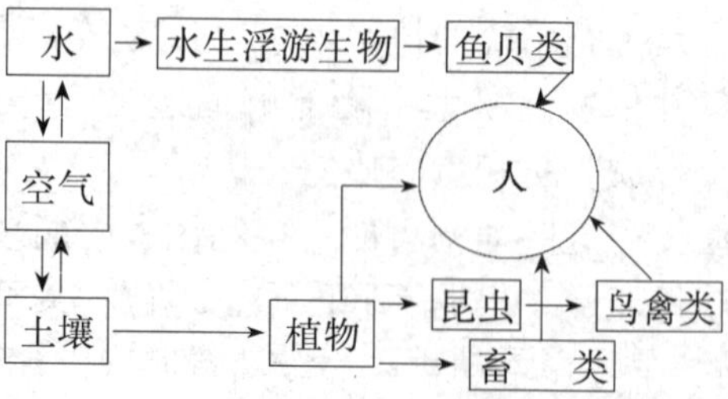

图 2-2　人类的食物链

（五）生物富集

污染物通过食物链的传递作用，在生物体内浓度逐级提高的现象，称为生物富集(bio concentration)。例如，当湖水中的 DDT 浓度为 0.00005mg/L 时，通过湖水中的藻类-鱼类-水鸟这一食物链的传递，水鸟体内的 DDT 含量达 77.5mg/L，是湖水中含量的 155 万倍。如果人食用了鱼类和水鸟，就会摄入大量的 DDT，引起中毒。

三、人类与环境的关系

人与环境是相互依存、相互制约和对立统一的关系。

（一）人与环境之间物质的统一性

人和环境之间最本质的联系表现为新陈代谢，即人和环境之间物质和能量的交换。人体每天从环境中摄取空气、水、食物，以维持人体的生命活动，同时机体又将自身代谢的废弃物通过各种途径排入环境中。环境则将废弃物转化为无机物或简单有机物作为其他生物的营养物质，再被机体摄取。人体就是如此不断地和周围环境进行物质交换。

人类与外界环境在物质上是统一的。英国科学家汉密尔顿曾调查了 220 名英国人血液中 60 余种化学元素的含量，同时测定了当地地壳中各种化学元素的含量，计算平均值进行了比较，发现除 C、H、O、N、Si 外，其他元素的含量是一致的，即人体血液中这些元素的含量与地壳中这些元素的分布有明显的相关性，见图 2-3。

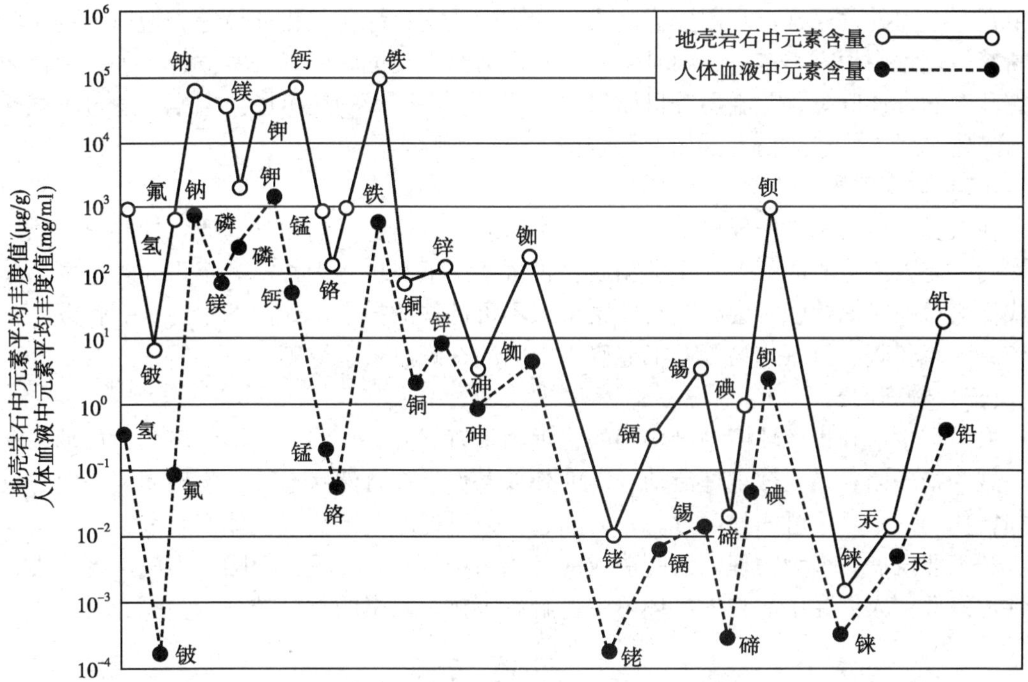

图 2-3　人体血液中和地壳中元素含量的相关性

（二）环境对人体健康影响的双重性

人体在与环境相互作用和制约的发展过程中，人体对外界环境的变化有较强的适应能力，同时，环境对人体健康的影响也呈现出“有益”与“有害”两方面。例如，环境中的化学元素在一定的范围内是人体所需要的且对机体有益或对机体不产生有害影响，但摄入量超出一定的范围，无论是过高还是过低，都会对机体产生危害作用，引起疾病，甚至危及生命。

（三）人与环境之间作用的双向性

人在环境中生存，不仅有适应环境的能力，而且还有认识环境和改造环境的能力。人类改造环境，使环境更有利于人类的生存和发展，同时，对环境造成的破坏和污染反过来又影响人类自身的健康。例如，一方面人类将原子能释放出来为人类造福，另一方面却必须承受原子裂变产生的放射性危害。因此人类在改造环境的同时，应充分发挥其主观能动性，顺应自然规律，与环境和谐相处，使环境向着对人类有利的方向发展。

第二节　自然环境与健康

自然环境中的自然因素对人群健康的影响包括有利与有害两个方面。有利一面，如具有正常化学组成的空气、水、土壤，适宜的太阳辐射、良好的微小气候和优美的绿化等，对健康均起促进作用；有害一面，如在某些地区，由于原生环境中水、土壤里某些元素过多或过少，从而影响当地居民摄入这些元素的数量过多或过少，对健康产生不利的影响。

一、自然环境因素

（一）生物因素

生物因素主要包括植物、动物和微生物。它们相互依存、相互制约。人类通过食物获得生存所必需的营养素；利用生物制成药物防治疾病；绿化美化环境等。地球上的生物在不断繁衍过程中为人类造福。同时生物因素也会给人类健康带来一定危害，如病原体引起的霍乱、病毒性肝炎、艾滋病等目前依然在流行。有些生物还可产生毒素，通过不同途径进入人体，对人体造成伤害，如毒蛇咬伤、误食河豚等。

（二）化学因素

在人类的生活和生产环境中，存在种类繁多、性质各异的化学物质，这些化学物质有天然的，有人工合成的。多数化学物质在正常情况下对机体无害，甚至为人类造福，但过量或低剂量长时期接触时会给人类健康带来不可低估的损害，如空气中的二氧化碳、二氧化硫、一氧化碳、氮氧化物等，工业废水中的酸、碱、重金属等。

（三）物理因素

人类在生活和生产环境中接触到的物理因素有气温、气湿、气压、声波、振动、辐射等，这些物理因素是人体生理活动必需的外部条件。在自然状态下，物理因素一般对人体无损害作用。只是接触的强度过高、时间过长或过低时，才会对机体产生危害。随着科技进步和工业发展，人为物理因素所造成的环境污染将日趋严重。如噪声污染、光污染、放射性污染等。人们在生活和生产环境中接触有害物理因素的机会越来越多。

二、环境污染

当环境中存在着有害因素时，就可能对人体健康造成危害。自然环境中存在的有害因素主要是由环境污染造成的。

（一）环境污染的概念

环境污染是由于自然或人为的原因，使有害因素进入环境，扰乱和破坏了生态系统，对人类和其他生物造成直接、间接或潜在的有害影响。

严重的人为环境污染称为公害（public nuisance）（也称为环境破坏）。它可以造成公众安全、健康、生命财产和生活方面的危害。

知识链接

公害病的特点

1. 由人类活动造成的环境污染所引起。

2. 损害健康的环境污染因素复杂。

3. 除急性中毒外，大多具有低剂量长时期危害下陆续发病的特点。病区内人群不分年龄、性别都可能发病，甚至胎儿也受累，危害后代。

4. 在疾病谱中属新病种，有些发病机制至今还不清楚，缺乏特效疗法。

5. 公害病与环境污染所致疾病的最大区别在于公害病具有严格的法律意义，必须经过科学的鉴定和国家法律的认可。

公害病（public nuisance disease）是指与公害有因果关系的地域性疾病。

20世纪，世界各国在发展过程中由于环境遭到严重污染发生多次公害事件（表2-1）。

表2-1　历史上几次重大公害事件

名称	发生时间	发生地点	主要原因	危害后果
马斯河谷烟雾事件	1930年	比利时马斯河谷	工业园区的冶炼厂、炼焦厂等排放大量含二氧化硫的烟尘，气温逆增	数千人患呼吸系统疾病，60多人死亡
光化学烟雾事件	1943年	美国洛杉矶市	大量汽车排放的废气，在日光照射下形成光化学烟雾	数千人受影响
伦敦烟雾事件	1952年	英国伦敦	大量燃煤向环境中排放大量二氧化硫、烟尘，加上气温逆增，该地曾发生多次烟雾事件，其中，1952年最严重	1周内呼吸系统疾病猛增，4000人死亡
水俣病	1953～1956年	日本熊本县水俣湾	当地一家氮肥厂含汞的废水污染水源，通过生物转化和食物链转移，使当地居民体内蓄积过量的甲基汞而中毒	数百人患病，50多人死亡后代婴儿畸形率增高
痛痛病	1955～1972年	日本富川县神通川	锌冶炼厂排放含镉废水污染环境，导致当地居民体内摄入过量的镉而中毒	数百人患痛痛病，近百人死亡
米糠油事件	1968年	日本北九州一带	在米糠油生产过程中受多氯联苯污染	1万多人中毒，16人死亡
异氰酸甲酯事件	1984年	印度博帕尔市	农药厂贮气罐爆炸，导致异氰酸甲酯剧毒物质泄漏	20多万人中毒，5万人失明，2500人死亡
切尔诺贝利核泄漏事件	1986年	前苏联基辅市郊	核电站反应堆爆炸，致使核泄漏，造成周围核污染	320多万人受到核辐射侵害
莱茵河污染事件	1986年	瑞士巴塞尔市	巴塞尔市桑多兹化工厂失火，致使近30吨剧毒物质随灭火剂和水流入莱茵河，造成水体污染	造成莱茵河巨大生态灾难

（二）环境污染的分类

1. 按环境要素 大气污染、水体污染、土壤污染。

2. 按人类活动 工业环境污染、城市环境污染、农业环境污染。

3. 按造成环境污染的性质、来源 化学污染、生物污染、物理污染、固体废物污染、能源污染。

（三）环境污染物的种类和来源

进入环境并引起污染或环境破坏的物质，称环境污染物。

1. 环境污染物的种类 环境污染物按其属性可分为三大类：

（1）生物性污染物：如病原微生物、寄生虫和各种有害动植物。

（2）化学性污染物：常见的有有害气体（二氧化硫、氮氧化物、氯气、一氧化碳、硫化氢等）、重金属（铅、汞、镉等）、农药（有机磷、有机氯农药等）以及其他无机及有机化合物。

（3）物理性污染物：如噪声、振动、电离辐射、非电离辐射以及热污染等。

2. 环境污染物的来源 污染物主要来自人类的生产和生活活动，包括：

（1）生活性污染：在生活活动过程中产生的污水、粪便、垃圾；生活中使用的杀虫剂、洗涤剂等化学物品；现代家庭住房使用的室内装修装饰材料；生活炉灶燃气等都会产生室内和室外的空气污染。

（2）生产性污染：工业生产排放的“三废”，即废气、废水、废渣；农业生产使用的农药；医疗活动产生的医疗垃圾等。这些污染物均不同程度的污染大气、水和土壤环境。

（3）交通性污染：汽车、火车、飞机等运输工具可排放大量碳氢化合物、氮氧化物和四乙基铅等，并可产生噪声、震动，其中排放的废气是现代城市大气污染的主要来源。船舶往来和海上事故可造成江、河、海洋的石油污染。

（4）其他污染：如电视塔和其他无线电通讯设备所产生的微波和其他电磁辐射；医用和军用原子能和放射性核素机构所排出的放射性废弃物和飘尘；自然灾害等也可造成环境污染。

污染物可分为一次污染物和二次污染物。一次污染物是指直接进入环境的，其理化性质未改变的污染物，如二氧化硫、一氧化碳等。二次污染物是指进入环境中的一次污染物在各种理化因素或生物因素作用下形成理化性质与一次污染物不同的新污染物，如酸雨等。二次污染物比一次污染物的毒性更强、危害更大。

（四）污染物对人体作用的影响因素

1. 理化性质 环境污染物的理化性质决定着污染物的毒性作用。

污染物的化学结构决定环境污染物毒性的大小。例如，在烃类化合物中，随着碳原子数量的增加，其毒性增强。醇类中丁醇、戊醇的毒性大于乙醇和丙醇。

污染物的物理性状，如溶解性、分散度、挥发性等也影响其毒性大小。如氯气、二氧化硫易溶于水，就易引起眼结膜和上呼吸道黏膜的损害，光气、氮氧化物较难溶于水，常常引起下呼吸道的损伤。又如污染物颗粒大小可直接影响其在环境中的稳定性、进入呼吸道的深度及作用性质。

2. 剂量或强度 环境污染物对人体的危害程度主要取决于作用于人体的剂量或强度。不同的化学物有不同类型的剂量-反应关系，通常分为两种情况：

（1）有毒有害化学物、非必需元素，过多对机体产生有害影响。

（2）对人体有益的、必需的元素或化合物，进入人体的剂量过多、过少都产生有害作用，见图 2-4。

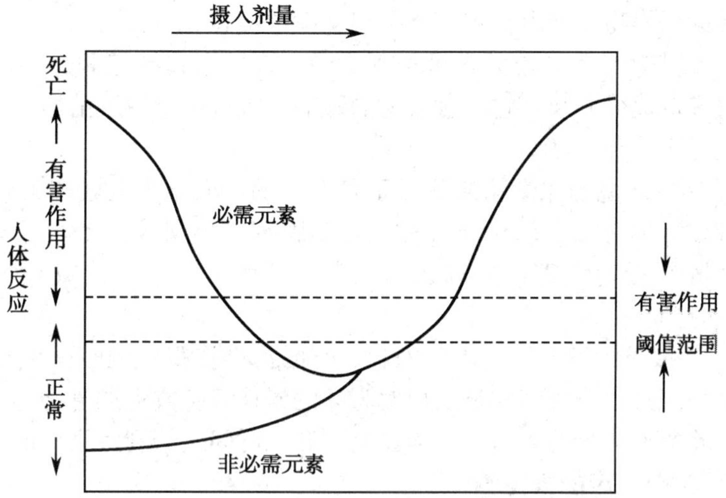

图 2-4 必需元素与非必需元素的剂量-反应关系

3. 作用时间 在一定剂量或暴露水平下，机体与污染物接触的时间长短是影响污染物对健康危害的重要因素。

很多环境污染物是具有蓄积性的，当它们在体内蓄积到一定浓度时便会产生危害。随着作用时间的延长，毒物在人体的蓄积必然增高。一般污染物在体内的蓄积量受摄入量、污染物的生物半减期和作用时间三个因素的影响。所谓生物半减期是指污染物在生物体内浓度降低一半所需要的时间。在有害物质摄入量完全相同的情况下，生物半减期长的污染物质对人的危害性比生物半减期短的要大。

4. 个体感受性差异 机体的生理、生化、遗传特性的差异，对同一种污染物的毒性反应有较大差别。

5. 多种因素的综合影响 污染物及各种因素间的综合影响分为以下几种类型：

（1）相加作用：相加作用（additive action）是指几种环境因素联合作用的影响是各单项因素影响的总和。如高温和一氧化碳、丙烯腈和乙腈等。

（2）协同作用：协同作用（synergistic action）是指几种环境因素联合作用时，其中某一因素可使其他因素的影响（或毒性）加剧，且其影响后果超过二者之和，如飘尘催化二氧化硫形成亚硫酸、吸烟又接触石棉可显著增加肺癌死亡率等。

（3）拮抗作用：拮抗作用（antagonistic action）是指某种环境因素可使其他环境因素的危害作用减弱，如卤代苯类化合物（1，2，4-三氯苯与 1，2，4-三溴苯）能明显地诱导某些有机磷化合物（如马拉硫磷、马拉氧磷、对硫磷、对氧磷）的代谢，使其毒性减低；金属络合物与金属络合后减轻金属毒性。

（五）环境污染的特点

1. 广泛性 影响人群的范围广。例如一个纺织工厂中，职业性危害所涉及的人群大多是青年人。但环境污染地区则不然，其影响的人群是该地区的整个年龄组，包括老、弱、病、幼，甚至胎儿等；另外，污染波及范围广，环境污染物可使大气、水、食物、土壤等均受到污染，也可能跨越地界和国界。

2. 长期性 接触者可长时间不断地暴露在被污染的环境中，例如空气污染、水污染则可以对人体造成长时间的影响；某些污染物作用时间长，如有机氯农药、重金属、多氯联苯等污染物，在环境中很难消除。有机氯农药DDT在土壤中消失50%的时间可长达20年。也有些微量的污染物在体内蓄积，可引起慢性中毒和癌症。

3. 复杂性 污染物进入环境后，可经呼吸道、皮肤、胃肠道等途径进入人体；由于污染物的种类繁多，成分复杂，它们对人体的影响，既可以单独发生作用，又可以产生联合作用。

4. 多样性 污染环境的化学物质往往不是单一的，而是种类较多的；污染物对人体的影响也是多种多样的，如二氧化硫可对人体黏膜有局部刺激作用，严重者可致全身中毒。某些污染物既有近期危害，又有远期危害，且可遗传下一代或致癌、致畸、致突变等。

5. 艰难性 一般是污染容易，治理困难。有的污染在很短的时间便造成较严重的急性危害，有的需要经过很长时间才显露出对人体的慢性危害或远期危害。一旦造成环境污染，影响面广，将需要大量的人力、物力、财力和长时间去治理污染，而且很难消除。

（六）环境污染对健康的危害

主要有急性危害、慢性危害、远期危害和其他危害等。

1. 急性危害 由于大量的环境污染物于短时间内进入机体所致的急性健康损害甚至死亡，称为急性危害。如伦敦烟雾事件（London smog episode）、洛杉矶光化学烟雾事件（Los Angeles photochemical smog episode）、异氰酸甲酯事件（methyl isocyanate events）等。

2. 慢性危害 指环境污染物低浓度长时间反复地作用于机体所产生的危害，称为慢性危害。如水俣病（Minamata disease）、痛痛病（itai-itai disease）、各种生产性毒物引起的慢性职业性中毒等。

3. 远期危害 远期危害包括致癌作用、致畸作用和致突变作用。

（1）致癌作用：常见主要致癌物有多环芳烃类、烷化剂类、芳香胺类、N-亚硝基化合物及天然致癌物（黄曲霉毒素B_1）等。

（2）致畸作用：目前已证实对人类有致畸作用的化学致畸因素有甲基汞、氨基蝶呤、缺碘及一氧化碳中毒时的缺氧等。

（3）致突变作用：突变是指生物体的遗传物质在一定条件下发生突然的改变，并导致遗传型的变异。如果突变发生在体细胞则可引起体细胞的异常增殖而形成肿瘤；发生在生殖细胞，则可能导致不孕、早产、死胎或畸胎以及遗传性疾病等。绝大部分致癌物都是致突变物，许多致突变物也是致癌物。

4. 其他危害 包括非特异性危害和间接危害。

（1）非特异性危害：环境污染物对人类健康的影响还有非特异性损害。表现为常见病、多发病的发病率上升，死亡率增加等。如受二氧化硫严重污染地区的居民上呼吸道感染发病率上升，接触粉尘作业工人的慢性鼻炎发病率增高等。

（2）间接危害：环境污染扰乱生态平衡，间接损害人类健康。如自然灾害增加、粮食或畜牧业减产、气候异常、建筑物损毁等。全球普遍关注的这类环境问题包括：温室效应、臭氧层破坏、酸雨和沙漠化等。

（七）环境保护基本措施

1. 加强环境保护知识教育，增强环境保护意识。

2. 完善环境保护的法律和法规，依法保护环境。

3. 建立生态工业。

4. 实行清洁生产。

5. 发展生态农业。

6. 加强自然环境的保护和利用。

（八）社区护士在环境卫生管理中的作用

1. 开展社区环境卫生状况调查　了解社区基本环境状况；了解可能存在的污染源；了解以前有无重大污染事件，近年社区人群中有无健康异常。

2. 进行社区环境卫生评估。

3. 开展环境卫生健康教育。

4. 带领社区居民处理存在的环境问题。

第三节　生活环境与健康

人类的生活环境包括大气、水、土壤等，这些环境质量的好坏与我们的健康息息相关。本节着重介绍大气、水和地质环境对健康的影响。

一、大气环境与健康

（一）大气理化特征与健康

大气是人类赖以生存的环境因素之一。机体不断从环境中吸入氧气，并将代谢过程中产生的二氧化碳随呼气排出体外，以保证人体正常的生理功能和健康需要。

地球表面很厚的一层空气层，称为大气圈（atmosphere）。根据其离地面的高度和特点，自下而上分为三层，即对流层、平流层、电离层。

对流层贴近地面，与人类的关系最密切。空气总量的95%都集中在此层。大气污染即发生在此层；平流层位于中间，空气稀薄。由于太阳紫外线的作用，氧分子分解成氧原子，再合成臭氧，形成臭氧层，能吸收对生物杀伤力极强的短波紫外线和宇宙射线，可使地球上生物免受这些射线损害；电离层位于最上层。

1. 大气的化学特征与健康　空气是一种无色、无臭、无味的混合气体，其主要成分是氮（占78.09%）、氧（占20.95%）、氩（占0.93%）、二氧化碳（占0.03%）、少量的水蒸气和其他稀有气体（氖、氦、氪、氙等）、微量的臭氧、氮氧化物等。一般情况下空气基本组成保持相对恒定。

空气的正常化学组成是保证人体健康的必要条件。若其化学组成受到环境污染的影响而发生大的变化，就可能对人体健康造成危害。

2. 大气的物理特征与健康　大气的物理性状包括太阳辐射、空气离子化以及气象条件等。适宜的空气物理性状是维持人体健康的必要条件。

太阳辐射是地球上光和热的源泉，太阳辐射中的紫外线具有杀菌、抗佝偻病、增强免疫力等作用。但过强的紫外线可引起日光性皮炎、眼炎，甚至皮肤癌等；红外线具有消炎、镇痛等作用。但过量的红外线照射可引起日射病和白内障等。

空气离子化是空气的分子所发生的电荷变化。一般认为，负离子对机体产生镇静、催眠、增进食欲、改善注意力、增强工作能力等良好作用；正离子则相反。

气象条件包括气温、气湿、气压和气流等，对机体的体温调节、免疫功能、心脑血管功能及新陈代谢等起着综合调节作用。

（二）大气污染对健康的危害

大气污染（air pollution）是指由于自然的和人为的因素，使空气的构成和性状发生改变，超过了大气本身的自净能力，对居民的健康和生活卫生条件产生直接或间接危害的现象。

1. 大气污染的来源 大气污染主要来源于：

（1）工业企业：是大气污染的主要来源，也是大气卫生防护工作的重点之一。

1）燃料的燃烧：燃料燃烧过程所产生的有害物质的数量与燃料的种类及其性质、消耗量、燃烧方式、消烟除尘设施及其效果等有关。煤和石油是重要的工业燃料，它们在燃烧过程中排出的主要有害物质有烟尘、二氧化硫、氮氧化物、烃类、一氧化碳等。

2）工业生产特定物质的排放：各种工业企业排入大气中的污染物种类繁多、性质复杂、数量不一，取决于使用的原料、工艺过程、生产规模等。

（2）交通运输：随着交通运输事业的发展，汽车、火车、飞机、轮船等运输频繁，已成为大气污染的重要来源，尤其汽车作为一种流动性污染源更应予以重视。汽车排出的废气中主要含有一氧化碳、氮氧化物、烃类和铅化合物等，其排放量与发动机种类、燃料性质、行驶状态等情况有关。其特点为排放的污染物距人的呼吸带很近，易被人体吸入造成危害。

（3）生活炉灶和采暖锅炉：大量民用炉灶和采暖锅炉排放的废气对大气造成的污染不容忽视，尤其是冬季生活炉灶和取暖炉灶数量多而分散，燃烧不完全，与居室、工作学习场所密切相连，对室内外空气均造成污染。

（4）其他：当街道地面硬化不好、绿化不够、交通频繁、风速较大时，地面尘土、垃圾扬起，可使地面的污染物（铅、农药、结核杆菌、粪链球菌等）进入大气，造成危害。

2. 大气污染对人体健康的危害 主要包括：

（1）急性危害：大气污染物的浓度在较短期内急剧增高，可使大量居民受害。

1）煤烟型烟雾事件：当工厂或居民大量燃煤，排放出大量烟尘和 SO_2，遇不利于烟气扩散的气象条件（如气温低、气压高、风速小、湿度大、持续大雾、产生逆温），地处河谷盆地，则易发生烟雾事件。如 1952 年的英国伦敦烟雾事件。

2）光化学烟雾事件：多发生在机动车辆多、交通拥挤的大城市。尤其在夏季，气温高，紫外线强烈，大量汽车尾气等经日光紫外线的光化学作用，生成强氧化型烟雾。烟雾中的臭氧、过氧乙酰硝酸酯（PAN）、丙烯醛、硫酸雾等，会造成受害者强烈的眼刺激、呼吸困难等症状，尤其是心、肺疾病患者受害最重。此类事件以 1955 年美国洛杉矶发生的光化学烟雾事件最为典型。

（2）慢性危害：大气污染引起的慢性中毒事件很多。如氟污染大气后可通过多种途径侵入机体，引起慢性氟中毒；汽车废气对大气的污染，引起交警的慢性一氧化碳中毒。大气污染还能对机体产生慢性刺激作用，降低机体抵抗力，容易诱发感染或其他疾病，使居民的总患病率增高。

（3）远期危害：目前已证明具有致癌作用的大气污染物有 30 余种。污染最广泛、人类接触最普遍、最引起注意的是多环芳烃化合物，其中 B（a）P 的致癌性最强。现已证明，二噁英类物质就是典型的“三致”污染物，主要来源于垃圾焚烧、农药生产中的副产物。

(4) 间接危害：主要有三方面。

1) 产生温室效应：CO_2 排放量增加，可形成"温室效应"。原理是大气 CO_2 吸收地球上长波辐射，阻挡它射入外层空间，起到温室作用，使地面气温升高。其后果不仅能使南北极冰山溶化，海平面上升，而且有利于病原体加速繁殖，造成各种传染病、寄生虫病等发病率上升，对人类生活与健康将带来负面影响。

2) 破坏臭氧层：氟利昂、四氯化碳等微量气体在紫外线作用下生成的放射性氯根，超音速飞机在平流层排出的氧化亚氮，使用化肥及各种燃料燃烧产生的大量氧化亚氮，都可作为催化剂，加速臭氧的化解。大气臭氧层遭受破坏的后果是减弱了臭氧层遮挡吸收短波紫外线的功能，使皮肤癌、白内障等疾病的发病率上升。短波紫外线对其他生物也具有杀伤作用。

知识链接

二 噁 英

二噁英（dioxin），又称二氧杂芑，是一种无色无味、毒性严重的脂溶性物质，二噁英实际上是二噁英类（dioxins）的一个简称，它指的并不是一种单一物质，而是结构和性质都很相似的包含众多同类物或异构体的两大类有机化合物，全称分别是多氯二苯并二噁英和多氯二苯并呋喃。

环境中的二噁英很难自然降解消除。它包括210种化合物。它的毒性十分大，是氰化物的130倍、砒霜的900倍，有"世纪之毒"之称。国际癌症研究中心已将其列为人类一级致癌物。环保专家称，二噁英常以微小的颗粒存在于大气、土壤和水中，主要的污染源是化工冶金工业、垃圾焚烧、造纸以及生产杀虫剂等产业。日常生活所用的胶袋、PVC（聚氯乙烯）软胶等物都含有氯，燃烧这些物品时便会释放出二噁英，悬浮于空气中。

排放到大气环境中的二噁英可以吸附在颗粒物上，沉降到水体和土壤，然后通过食物链的富集作用进入人体。食物是人体内二噁英的主要来源。经胎盘和哺乳可以造成胎儿和婴幼儿的二噁英暴露。经常接触的人更容易患癌症。

3) 形成酸雨：排入大气的 SO_2 和 NOx 可以转化为硫酸、硝酸，并随雨雪降落地面而形成酸雨（$pH<5.6$）。酸雨能腐蚀建筑物，破坏农田和植被，使土壤中重金属的水溶性增加，从而增加重金属进入人体的机会，对人类的健康与生活产生不利影响。

(三) 室内空气卫生

1. 室内空气污染的来源 来源广泛，主要包括：

(1) 燃料：人们在烹饪及采暖时使用燃料的燃烧产物是室内空气污染的重要来源。目前我国居民使用的燃料有煤、煤气、石油液化气、天然气、木柴、秸秆等。

(2) 建筑材料与装饰材料：甲醛主要来自房屋装饰、隔热、防冻、隔声等用的材料与黏合剂等；氡主要来自天然大理石、砖、石块、混凝土、粉煤灰预制构件等。

(3) 人类活动：吸烟是室内空气污染的一项重要来源。烟草及烟雾中已鉴定出7000多种化学物质，主要有CO、CO_2、NOx、亚硝胺、烃类、挥发性硫化物、酚类、尼古丁等有害物。人在室内活动，本身就是一种污染源，人体不断呼出 CO_2，并通过飞沫散发出病原体及各种气味，这种污染在拥挤的室内尤为严重。

（4）家用化学品：化妆品、合成洗涤剂、驱虫剂、除臭剂等的广泛应用，可以在常温下可释放出多种有机化合物（如甲醛等），从而影响室内空气质量。

（5）来自室外的污染物：主要来自工业、交通运输所排放出的污染物及植物花粉、动物毛屑、昆虫鳞片等变态反应原。

2. 室内空气污染对人体健康的影响 主要有以下几方面：

（1）哮喘：据估计当前美国约有2700万人患有哮喘，每年约有5000人死于哮喘病。美国国家科学院医学研究所公布的一份室内空气质量报告证实尘螨和其他过敏原、微生物及室内某些化学物质是哮喘的诱发因子。

（2）癌症：烟草烟雾、氡、石棉等室内污染物是确认的致癌物，醛类也被认为是一种可能致癌物。许多研究均已证实吸烟可引起肺癌、喉癌、咽癌、口腔癌等。我国云南宣威肺癌高发与燃烟煤农户室内空气中苯并（a）芘浓度高有关。

（3）其他健康问题 主要有三方面：

1）急性事故：如一氧化碳中毒、军团病暴发流行等。我国每年因室内CO污染发生急性中毒约1.2万起，中毒人数约6万人。

2）不良建筑综合征：多发于现代化办公室工作的人员，主要表现为眼、呼吸道受刺激、乏力、困倦、头痛、胸闷等。可能与室内挥发性有机物污染、通气不足等有关。

3）呼吸道传染病：人群聚集的公共场所、居住拥挤的地方，若通风不良、空气污浊，有利于流感、麻疹、肺结核等呼吸道传染病的传播。

知识链接

军 团 病

军团病的称谓源自美国。1976年，美国老兵在费城聚会。在一家旅馆里有221名老兵患上了一种病因不明的疾病。主要症状表现为发热，伴有寒战、肌痛、头痛、咳嗽、胸痛、呼吸困难和腹泻等，尽管当时采取了各种治疗手段，仍然有34名老兵不治身亡。1977年，研究人员才真正找到病原体，是当时尚未被人认识的杆菌，后称为嗜肺性军团菌。由于这种病首次在退休军人身上发现，因此称为军团病。

本菌广布自然界，对外界环境抵抗力强，军团菌经空气传播。城市中的军团病主要由滋生在空气加湿器、蓄水系统、空调系统等潮湿环境中的军团菌引起。因此长期在空调室内的人应特别小心。

二、水环境与健康

70％的地球表面积被水覆盖，总储量约14亿立方公里，其中可利用的淡水仅占总水量的0.2％。水在人类生活和生产活动中具有极其重要的作用，它是人类及一切生物进行正常生命活动的基本物质。成人体内水分约占体重的65％，胎儿期则约占90％左右。成人平均每日需水量为2～3L，人体内一切生理活动都需要水的参与。

水是自然环境的重要组成部分，在经济发展中占有重要位置。但目前人类生产、生活活动对水体及饮用水的污染，不仅影响了工、农、牧、渔业生产，而且对人类的生存环境、生活质量以及健康带来了不良影响。因此，保护水资源和加强管理水资源是当务之急。

（一）水污染对健康的影响

1. 水体污染种类及来源 人类活动排放的污染物进入水体，超过了水体自净能力，使水的组成、生态恶化，降低了水体的使用价值，甚至对人的健康带来危害，称为水体污染。水体污染按污染物的性质可分为生物性污染、化学性污染和物理性污染。

（1）生物性污染：主要来自家庭、机关、商业和城镇公用设施排出的生活污水，包括粪尿和洗涤污水；城镇径流污水；未经无害化处理的医院污水以及含病原体的生物制品厂、屠宰厂等的生产废水、农业污水。

（2）化学性污染：主要来自工业生产废水、废渣。常见的污染物有汞、砷、铬、镉、铅、酚、氰化物等。此外，农药、化肥及城镇污水等也会对水体造成污染。

（3）物理性污染：包括热污染、放射性污染等。热污染主要由工矿企业向水体排放高温废水所致；放射性污染主要来源于核生产、核试验、核医疗等排放的核废物、核燃料。

2. 饮用水和水体污染对人体健康的危害 主要危害有：

（1）引起介水传染病：介水传染病的病原体主要是人畜肠道的致病细菌、病毒及某些寄生虫。它们一旦污染了水体，就可能造成使用污染水的人群暴发传染病或寄生虫病，如霍乱、伤寒和副伤寒、痢疾等。据 WHO 调查，发展中国家因饮水水质不良而引起的各种疾病，每年高达 6 亿人次，导致死亡人数每天数以万计。

（2）发生与饮水密切相关的地方病：如地方性氟中毒、地方性甲状腺肿等。

（3）引起急慢性中毒以至远期危害：有害化学物质污染水体后，可通过饮水和食物链进入人体，使人群发生急慢性中毒。

1）汞和甲基汞：汞污染主要来源于化工厂、氯碱厂、冶炼厂、农药厂、汞仪表厂的生产废水。含汞废水排入水体后，沉积于河底污泥中，经水中微生物的作用，转化为有机化合物——甲基汞，其毒性比无机汞大，并可通过生物富集作用进入人类的食物链。居民长期食用富集甲基汞的鱼贝类，可引起慢性甲基汞中毒。因此病最早在日本熊本县水俣湾发生，故名水俣病，是世界首例报道的公害病，也是闻名世界的日本四大公害病之一。

2）镉：镉主要来源于工厂排放的含镉废水。废水进入河床，灌溉稻田，被植物吸收并在稻米中积累，若长期食用含镉的大米，或饮用含镉的污水，容易造成“痛痛病”。引起肾脏损害，使关节变形，骨骼疼痛难忍，骨折，以致死亡。此病最早发生在日本富山县神通川，是日本四大公害病之一。

3）合成洗涤剂：合成洗涤剂中 N、S、P 等营养物质大量进入湖泊、海湾等缓流水体，引起水域藻类等迅速繁殖，水体溶解氧下降，水质恶化，鱼类及其他生物大量死亡的现象称为富营养化。江苏太湖水域就出现过绿藻污染。因海洋中富营养化的水华往往带红褐色，故又称“赤潮”，成为海洋中的沙漠。

（二）饮用水的基本卫生要求与评价

1. 饮用水水质卫生要求 饮用水水质卫生要求是水的质量保证，更是人群健康需要的保证。

（1）水中不得含有病原微生物。以防止介水传染病的发生和传播。

（2）水中所含化学物质及放射性物质不得危害人体健康。包括不引起急性或慢性中毒及潜在性远期危害（三致作用）。

（3）水的感官性状良好。使饮用者有安全感。

（4）水量充足，使用方便。

2. 饮用水的卫生评价 饮用水的卫生评价是通过以下的调查和检测分析来完成。

（1）水源卫生调查：主要了解水源水质是否符合有关标准的要求，了解取水点及其附近地区的卫生状况及卫生防护情况。

（2）水厂卫生学调查：①水净化处理工艺及其设备、设施是否符合有关要求；②使用的涉水产品是否有卫生许可批件，其质量是否符合卫生要求；③直接从事供、管水的人员是否持健康证和培训合格证上岗；④水厂运行的各环节是否有卫生管理制度以及执行情况等。

（3）水质检测分析：通过水质检测，依据相关标准对水质进行全面分析评价，见表2-2。

表 2-2 生活饮用水水质常规检验项目及限值

项目	限值
感官性状和一般化学指标	
色	色度不超过15度，并不得呈现其他异色
混浊度	不超过1度（NTU）[①]，特殊情况下不超过5度（NTU）
臭和味	不得有异臭、异味
肉眼可见物	不得含有
pH	6.5～8.5
总硬度（以 $CaCO_3$ 计）	450（mg/L）
铝	0.2（mg/L）
铁	0.3（mg/L）
锰	0.1（mg/L）
铜	1.0（mg/L）
锌	1.0（mg/L）
挥发酚类（以苯酚计）	0.002（mg/L）
阴离子合成洗涤剂	0.3（mg/L）
硫酸盐	250（mg/L）
氯化物	250（mg/L）
溶解性总固体	1000（mg/L）
耗氧量（以 O_2 计）	3（mg/L），特殊情况下不超过5mg/L[②]
毒理学指标	
砷	0.05（mg/L）
镉	0.005（mg/L）
铬（六价）	0.05（mg/L）
氰化物	0.05（mg/L）
氟化物	1.0（mg/L）
铅	0.01（mg/L）
汞	0.001（mg/L）
硝酸盐（以N计）	20（mg/L）
硒	0.01（mg/L）
四氯化碳	0.002（mg/L）
氯仿	0.06（mg/L）

续表

项　目	限　值
细菌学指标	
细菌总数	100（CFU/ml）③
总大肠菌群	每 100ml 水样中不得检出
粪大肠菌群	每 100ml 水样中不得检出
游离余氯	在与水接触 30 分钟后应不低于 0.3mg/L 管网末梢水不应低于 0.05mg/L （适用于加氯消毒）
放射性指标④	
总 α 放射性	0.5（Bq/L）
总 β 放射性	1（Bq/L）

注：①NTU 为散射浊度单位；②特殊情况包括水源限制等情况；③CFU 为菌落形成单位；④放射性指标规定数值是参考水平

（4）环境流行病学调查：主要收集与饮水有关的地方病的发生、流行资料；调查水污染地区历年来居民中介水传染病以及其他相关疾病发病与死亡情况等。

（三）生活饮用水的净化与消毒

水源水质不能满足生活饮用水水质标准的要求时，必须加以净化与消毒等处理。

水的净化包括混凝沉淀与过滤。通过净化处理可以去除原水中的悬浮物、胶体颗粒和一部分病原体；水的消毒主要是杀灭水中的病原微生物，保证流行病学上的安全，预防传染病的发生。

1. 混凝沉淀　水中质量较重的悬浮颗粒物可以自然沉淀。但一些质量较轻、粒径较小、较分散的颗粒物质则可以长时间悬浮在水中。为此，须加入适当的化学物质，促进颗粒物质的凝聚和沉降。加入的这种物质称为混凝剂。常用的混凝剂有硫酸铝、明矾［$Al_2(SO_4)_3 \cdot K_2SO_4 \cdot 24H_2O$］、聚合氯化铝［$Al_2(OH)_nCl_{6-n}$］等。有时为了提高混凝效果，可加一些助凝剂，常用生石灰、氯、活化硅酸等。

混凝沉淀能降低混浊度 98%，去除细菌 80%左右，且有部分除色效果。

2. 过滤　过滤的原理有两个，一是隔滤作用，即水通过滤料时，粒径大于滤料间孔隙的悬浮杂质、颗粒被阻留。二是接触混凝作用，当水通过滤料时，其中细小绒体和悬浮微粒与滤料碰撞被吸附在砂料表面形成薄膜，具有过滤作用。常用的滤料有砂、矿渣、煤渣等。要求滤料不得含有对人体有害的化学物质。通过过滤，混浊度可降至 0.2～5 度，色度与细菌数均可降低。

3. 消毒　水源水经沉淀、过滤后虽然去除了水中大部分微生物，但不彻底，还须进行消毒。饮用水消毒的方法很多，物理方法主要有紫外线、超声波等；化学法有加氯、臭氧、二氧化氯等。我国目前采用最普遍的是加氯法。因为氯消毒能力较强、价廉、供应有保证，设备简单。液态氯常用于集中式给水消毒；漂白粉［$Ca(ClO)Cl$］和漂白粉精［$Ca(ClO)_2$］多用于水井或自备水源井的消毒。含氯的化合物中，氯的价数大于－1 者，具有杀菌作用，称为有效氯。一般漂白粉含有效氯 25%～30%，漂白粉精含有效氯 60%～70%。

（1）氯化消毒的原理：各种氯化消毒剂加入水中后，均可迅速水解形成次氯酸

(HOCl)。它不但体积小，而且为中性电荷，易穿透细胞壁。同时，它又是一种强氧化剂，能氧化细菌细胞中磷酸丙糖去氢酶的巯基，造成糖代谢的障碍，还能损害细菌的细胞膜，使蛋白质、RNA和DNA等物质释出，导致细菌死亡。氯还可作用于病毒的核酸而使病毒产生致死性损害。

氯化消毒剂在水中的化学反应如下：

$Cl_2 + H_2O \rightarrow HOCl + HCl$

$2Ca(OCl)Cl + 2H_2O \rightarrow Ca(OH)_2 + 2HOCl + CaCl_2$

$Ca(OCl)_2 + 2H_2O \rightarrow 2HOCl + Ca(OH)_2$

（2）影响氯化消毒效果的因素：影响因素有：

1）加氯量和接触时间：加氯量为需氯量与余氯之和。需氯量是指杀死水中细菌，氧化水中有机物和还原性无机物等所消耗的氯量。

余氯是加氯氧化杀菌后所剩余的有效氯。要求加氯接触30分钟后，游离性余氯（HOCl，OCl^-）为0.3～0.5mg/L。

2）水温：水温低杀菌效果差，每提高10℃，杀灭病菌率可提高2～3倍。因此水温低时，加氯量应适当增加，方可收到应有的效果。

3）水的pH：次氯酸是弱电解质。当pH<5.0时，主要以次氯酸的形式存在，随pH的增高，次氯酸解离成次氯酸离子逐渐增多；当pH>7.0时，次氯酸含量急剧下降。实验证明，次氯酸的杀菌效率比次氯酸离子高80～100倍。因此，消毒时pH不宜太高。

4）混浊度：水混浊时，水中所含的有机物、无机物可消耗一定量氯，而且悬浮物内部包藏的细菌也不易被杀灭，影响消毒效果。因此，消毒前应设法降低水的混浊度。

（3）氯化消毒的方法：大水厂多用液态氯消毒，投加设备有真空加氯机和转子加氯机。小水厂也可用漂白粉消毒。

1）直接投氯法：先测量井水容量，再计算应加漂白粉量。

漂白粉量=井水容量×加氯量/漂白粉含氯量

2）持续消毒法：将特制的持续消毒器悬挂于井内，漂白粉可借水的振荡由小孔流出，一次放入，可持续消毒10～30天。此法节省人力，使用方便。

3）过量消毒法：当发生肠道传染病暴发流行或水源被洪水淹没或受有机物严重污染以及战时紧急用水等情况，需在短时间内消毒，可采用过量氯消毒法，使水中余氯达1～5mg/L。但饮用时需以硫代硫酸钠脱氯。

三、地质环境与健康

目前，人体组织中已检出60多种元素，其中11种在体内含量较多，称人体必需宏量元素，它们是碳（C）、氢（H）、氧（O）、氮（N）、磷（P）、硫（S）、钾（K）、钙（Ca）、钠（Na）、镁（Mg）、氯（Cl）；在体内含量较少，一般小于0.01%体重的元素称为微量元素，目前已经证实有14种为人体必需微量元素，它们是铁（Fe）、锌（Zn）、硒（Se）、锰（Mn）、铜（Cu）、碘（I）、钼（Mo）、铬（Cr）、氟（F）、硅（Si）、钒（V）、镍（Ni）、锡（Sn）、钴（Co）。这些元素在人体内的含量与当地的土壤、水、食物和空气中的含量密切相关。

由于地壳表面各种元素分布不均匀，从而使不同地区地球化学成分的含量亦不同。必需元素过多或过少，非必需元素过多，都会超出人体适应范围而导致疾病，这类疾病称地球化学性疾病（geo-chemical disease）。由于它们有一定的地区性，又称化学性地方病（chemical endemic disease）。

我国是地方病流行严重的国家，全国31个省、自治区、直辖市都不同程度地存在地方病的流行。重病区多集中在西部地区、偏远地区和贫困地区，各类患者达5100万。被列为我国国家重点防治的地方病有碘缺乏病、地方性氟中毒、地方性砷中毒、大骨节病、克山病等。下面介绍两种地方病。

（一）碘缺乏病

碘缺乏病（iodine deficiency disorders，IDD）是由于人类生存的自然环境中缺少碘而造成的机体碘营养不良所表现的一组有关联疾病的总称。它不仅包括地方性甲状腺肿和地方性克汀病、地方性亚克汀病，而且包括缺碘地区出现的孕妇流产、早产、死产、先天畸形、新生儿死亡率增高等。

1. 地方性甲状腺肿 简称地甲病，是一种主要由于环境缺碘而引起的地方病，俗称“大粗脖”、“瘿袋”，主要症状是甲状腺肿大。

（1）病因：地方性甲状腺肿主要病因有：

1）缺碘：流行病学调查证明，绝大多数地方性甲状腺肿流行区内的土壤、饮水或食物中都缺碘。给当地居民补碘后，甲状腺肿的流行即可得到控制。可见缺碘是引起地方性甲状腺肿的主要原因。

2）膳食因素：研究发现除环境缺碘外，还有其他因素引起甲状腺肿大，如食物中的硫氰酸盐（如木薯、玉米、高粱、小米、黄豆、花生、豌豆、生姜、杏仁），在胃肠道可竞争性地抑制碘离子向甲状腺的输送，使碘排出增多；蔬菜如甘蓝、卷心菜、大头菜、芸苔、芥菜等含硫葡萄糖苷的水解产物，可抑制碘的有机化过程。

3）高碘：我国沿海地区和内陆低洼地区居民，由于食物和水中碘过高，人体甲状腺将过量碘转化为甲状腺胶质，贮于甲状腺滤泡内，造成甲状腺肿。

（2）临床表现：患者早期除颈部增粗外，多无明显症状；当肿大的甲状腺压迫周围组织器官时，可引起相应的症状，如压迫气管时，可出现气短、呼吸困难；压迫食管，引起持续性下咽困难等。

（3）分型：主要分三型。

1）弥漫型：甲状腺均匀增大，触诊摸不到结节。

2）结节型：在甲状腺上可摸到一个或几个结节。

3）混合型：在弥漫肿大的甲状腺上可摸到一个或几个结节。

（4）分度标准：地方性甲状腺肿分度标准：

1）0度：没有任何可触及的或可见的甲状腺肿大（看不见，摸不着）。

2）Ⅰ度：当颈部处于正常位置时，可触及肿大的甲状腺，但用眼不能看到（看不见）。当患者做吞咽动作时肿块可在颈部上下移动。即使在甲状腺不发生肿大的情况下，出现甲状腺结节亦归为Ⅰ度。

3）Ⅱ度：当颈部处于正常位置时，颈部可见明显的肿大，并且当颈部触诊时，同时可发现肿大的甲状腺。

当甲状腺体积介于两级之间，难以判断属于何级时，可列入较低的一级内。

2. 地方性克汀病 简称地克病。主要发生在严重缺碘地区，是由于胎儿和新生儿严重缺碘，甲状腺激素缺乏，造成大脑和其他组织器官发育分化不良。这种患儿出生后即有智力低下、体格矮小、听力障碍、神经运动障碍及甲状腺功能低下、甲状腺肿大，可概括为呆、小、聋、哑、瘫，故又称为地方性呆小病。

（1）临床表现：主要有：①克汀病患者多身体发育迟缓，体格矮小；②智力低下；③聋哑；④面部表情淡漠或傻笑，头大额宽；⑤步态不稳，甚至下肢瘫痪；⑥甲状腺功能低下。

（2）临床类型：有三种。

1）神经型地方性克汀病：神经精神症状明显，常有多结节型甲状腺肿或甲状腺功能低下。我国多数病区患者属此种类型。

2）黏液性水肿型地方性克汀病：甲状腺功能低下，生长迟缓、侏儒等。我国多见于新疆、青海等地区。

3）混合型地方性克汀病：一般兼有上述两型的特点。

3. 碘缺乏病的预防 重点抓病因预防——补碘，这是预防碘缺乏病的根本性措施。

（1）碘盐：我国原来供应的是碘化钾食盐，由于其易氧化、不稳定，近年来已改用碘酸钾。WHO推荐碘化物和食盐比例为1∶100 000，我国一般为1∶20 000～1∶50 000。

（2）碘油：碘油是植物油与碘化合而成的有机化合物。一次大剂量注射碘油后，可在体内形成碘库，再缓慢地释放出来。一般每毫升碘油含碘475mg，每1～3年肌内注射1次。0～6个月儿童0.2ml；1～6岁0.5ml；6岁以上1.0ml。国内外在某些病区已用口服碘油代替碘油注射，取得了良好的预防效果。口服碘油的剂量一般为注射量的1.4～1.6倍，每2年服药1次。

（3）其他：供应含碘丰富的食物，如海带、海鱼等。合理膳食，饮用清洁水，有规律的生活亦可减少碘缺乏病的发生。

（4）积极治疗地方性甲状腺肿患者：口服碘剂；甲状腺制剂；手术治疗。

（5）对地方性克汀病患者，采取积极的治疗措施：主要治疗措施有两方面。

1）甲状腺素治疗：剂量要根据症状轻重及年龄大小来决定，开始用小剂量，逐渐增到治疗剂量。本制剂在体内有蓄积作用，应在医生指导下长期服用，密切观察。

2）辅助治疗：补充适量的钙、铁剂、维生素A、维生素B、维生素C、维生素D，并注意营养和身体锻炼。

（二）地方性氟中毒

地方性氟中毒（endemic fluorine poisoning），又称地方性氟病。地方性氟病是由于长期摄入过量的氟引起的以氟斑牙和氟骨症为主要特征的慢性全身性疾病。氟是人体必需的微量元素之一，长期摄入过量的氟可对机体造成危害。地方性氟中毒不仅影响骨骼和牙齿，而且还累及包括心血管、中枢神经、消化、内分泌等多系统。

1. 病因 地方性氟病的原因有以下三种：

（1）饮水型氟中毒：饮水型氟中毒是病区分布最广、患病人数最多的一型。我国饮水型氟中毒病区主要分布在淮河-秦岭-昆仑山以北的广大地区。

（2）燃煤污染型氟中毒：在我国一些地区发现当地水氟不高，居民也患有地方性氟中毒。据对云南、贵州、四川、湖南、湖北、辽宁等12个省150个县3000多万人口的调查表明，多数情况下为燃煤（含氟100～3763mg/kg）污染食物和居室空气所致，如烘烤的玉米氟量高达276.5mg/kg。这种情形下，室内空气氟量往往也很高。

（3）饮茶型氟中毒：质地较差的老茶叶及粗加工所得的砖茶一般含氟量高，浸泡时间越长，析出的氟越多。如甘孜藏族居民中发现有饮茶所致的氟中毒。

2. 临床表现 地方性氟病因蓄积的部位不同，临床表现也不同。

（1）氟骨症：氟骨症患者骨的基本改变为骨硬化、骨疏松、骨软化和骨旁软组织骨化。氟骨症主要表现为四肢脊柱关节持续疼痛，进而肢体麻木、关节僵硬、关节活动障碍、上下肢弯曲、驼背，肌肉萎缩、僵直变形。局部无炎症，疼痛不游走，不受天气变化影响，可与风湿、类风湿相区别。严重的氟骨症可引起四肢及躯干关节固定，甚至截瘫。X线表现为骨密度增高或骨密度减低及骨密度增高与骨密度减低同时存在，骨纹增粗，骨周软组织钙化。尿氟增加。

（2）氟斑牙：氟过多对牙釉质、牙本质、牙骨质均可造成损害，以牙釉质为主。氟斑牙主要见于正在生长发育中的恒牙，以门牙明显。表现为牙表面粗糙失去光泽，出现粉白、棕黄或褐色斑点，牙齿质脆，易缺损或脱落，严重者牙冠不齐。幼儿乳齿很少发生氟斑牙。

3. 预防 减少氟的摄入是预防地方性氟病的根本性措施。

（1）对高氟地区，应采取以下措施：

1）饮水型地方性氟中毒病区的预防 主要是改水降氟，在无低氟水源的情况下，进行物理或化学方法降氟。

2）燃煤污染型地方性氟中毒病区的预防，以改炉改灶为主。同时配合其他预防措施，如改变主要食物玉米和辣椒的干燥方式，自然晾晒或烤烟房烘干，避免氟污染；改变主食成分，以大米代替玉米。推广玉米地膜育秧，提早成熟，避免在炉子上熏烤干燥。

3）饮茶型地方性氟中毒病区的预防，首先是制定砖茶氟含量标准，限制生产和销售高氟茶叶，改变生活习惯，饮用低氟砖茶，控制或降低饮茶型氟中毒的病情。

（2）三早：结合地方性氟中毒病区环境检测和人体健康检查，做到早期发现、早期诊断、早期治疗。

（3）药物治疗：以钙剂治疗，一方面可维持患者体内钙代谢平衡；另一方面氟与钙形成难溶性的氟化钙，减少机体对氟的吸收。维生素D能促进机体对钙和磷的吸收。维生素C能减少氟的吸收，促进氟的排出。

（4）外科治疗：晚期地方性氟中毒患者药物疗效甚微，需要手术治疗。单纯的畸形，手术效果较好，但截瘫者疗效较差。

（蔡 丽）

第四节 生产环境与健康

劳动本是人类获取健康的必需条件之一，但是在不良的劳动条件下，则可使健康受到损害。对职业性有害因素进行识别、评价和控制是劳动卫生的首要任务，从而可以达到保护和促进劳动者的健康、提高生产力、保障工农业生产顺利发展的目的。

在生产过程中，生产环境对职业人群的健康有很大的影响。生产环境中所存在的各种自然和社会因素都会影响劳动条件，适宜的劳动条件可提高劳动能力或生产环境条件过差等都可能对劳动者健康产生损害，使劳动能力下降，导致疾病的产生。为了预防和控制不良劳动条件对劳动者的危害，我们要对生产环境与健康之间的关系加以研究。

一、职业有害因素与职业损伤

（一）职业有害因素

职业有害因素（occupational hazardous factor）又称为生产性有害因素，是指在生产环境和劳动过程中存在和产生的可能危害职业人群健康和劳动能力的各种因素。这些因素在一定条件下可损害劳动者的健康。职业有害因素包括以下三个方面。

1. 生产环境中的有害因素 主要包括厂房建筑布局不合理，如狭小和采光照明不足；缺少应有的卫生防护措施，如除尘、通风、降温、隔音等。

2. 生产工艺过程产生的有害因素 生产工艺是指由原材料加工到成品的整个过程。在此过程产生的有害因素可分为三类：

（1）化学性因素：包括生产性毒物，如铅、苯、汞、一氧化碳、有机磷农药等，生产性粉尘，如二氧化硅粉尘、煤尘、金属尘及有机粉尘等。

（2）物理性因素：高温、低温、高气压、低气压、高气湿、振动、噪声、电离辐射和非电离辐射等。

（3）生物性因素：指具有传染性或过敏性的生物体，如致病微生物（细菌、病毒、真菌、寄生虫等）、动植物及其制品（木屑、皮屑、花粉、棉尘等）。

3. 劳动过程中的有害因素 劳动过程中的有害因素包括劳动组织、劳动制度不合理，长时间从事单一操作，劳动节奏过快，长时间处于不良强迫体位或使用不合理工具设备等，均可造成劳动者精神或个别器官及系统过度紧张等。

（二）职业损伤

职业损伤（occupational injury）是指人在生产劳动时接触职业危害，并在一定条件下，可使人发生不同的职业性损伤，可分为三大类。

1. 外伤 主要由于生产设备本身有缺陷、个人防护意识较差或防护设备缺乏、劳动组织不合理或制度不健全、操作环境不良等因素造成。外伤的轻重不等，重者可致死或严重残疾。

2. 职业病损伤 当受职业危害作用的强度与时间超过一定限度时，身体不能代偿所造成特定的功能和器质性病理改变，出现相应的临床表现，在一定程度上影响到劳动能力，称为职业病损伤。

3. 工作相关的疾病 也称职业性多发病。主要指由于生产环境中存在一些多因素所致的病损或虽然原为非职业性疾病，接触职业危害而使之加剧或发病率增高。

二、生产性毒物与职业中毒

（一）生产性毒物

在一定条件下，摄入较小剂量时可引起生物体功能性或器质性损害的化学物质称毒物。毒物主要有生产原料、中间产品、成品、辅助材料、副产品及废弃物、夹杂物等。

生产性毒物系指在生产中使用、接触的能使人体器官组织功能或形态发生异常改变而引起暂时性或永久性病理变化的物质。生产性毒物主要来自生产原料、中间产物、成品和“三废”（废气、废水、废渣）中的毒物。常见的生产性毒物有金属及类金属、有机溶剂、刺激性气体和窒息性气体、农药、苯的氨基和硝基化合物、高分子化合物等。生产性毒物在生产过程中常以气体、蒸气、粉尘、烟和雾的形态存在，烟、雾、粉尘合称气溶胶。

1. 生产性毒物存在的形式与形态　毒物在生产过程中以多种形式出现，同一化学物质在不同行业或不同生产环节中表现形式不同。主要形式有原料、中间产品、辅助材料、成品、夹杂物等，存在的形态主要以固体、液体、气体、蒸气、粉尘、烟（尘）、雾等呈现。

2. 生产性毒物进入人体的途径　生产性毒物在生产过程中主要经呼吸道、皮肤进入人体，亦可经消化道进入。通常情况下，呈气体、蒸气、气溶胶（粉尘、烟、雾）状态的毒物可经过呼吸道进入人体。进入呼吸道的毒物通过肺泡直接进入大循环，其毒性作用大，发生较快，多数职业中毒是由此途径进入体内而引起的。在生产过程中毒物经过皮肤引起中毒的比较常见，某些毒物可透过完整的皮肤而进入体内。一种是通过表皮屏障到达真皮，进入血液循环，另一种是通过汗腺，或通过毛囊与皮脂腺，绕过表皮屏障到达真皮，毒物经过皮肤吸收后也不经肝脏而直接进入大循环，生产性毒物经过消化道进入体内的事例很少见，主要由于个人卫生习惯或发生意外时可经过消化道进入体内。

（二）常见的生产性毒物中毒

以铅和苯中毒具体说明生产性毒物存在的形式与形态、进入人体的途径、毒性作用、临床表现以及治疗与预防。

1. 铅中毒　铅是一种略呈银灰色的软金属，易溶于弱酸，加热到400～500℃时即有大量的铅蒸气逸出，很快凝集成铅烟，散布于生产环境中。职业接触主要有铅锌矿的开采及冶炼；蓄电池及颜料工业的熔铅和制粉；含铅油漆的生产与使用；制造铅板、铅管、电缆、铸字合金和放射线的防护材料等。

（1）铅进入人体途径：存在于生产环境中的铅，主要以铅烟、铅尘或铅蒸气形式经呼吸道进入人体，其次为消化道，铅一般不能经完整的皮肤吸收。

（2）铅的毒性作用：首先是卟啉代谢障碍，它会导致血红蛋白合成障碍，是铅中毒较早和重要的变化之一，贫血是主要症状之一。其次直接作用于红细胞，使其脆性增加，细胞膜崩溃而溶血，从而加重贫血，并可作用于血管，引起血管痉挛，导致腹绞痛、铅容或视网膜小动脉痉挛，同时对神经系统有较大的影响作用，使大脑皮质兴奋和抑制的正常功能发生紊乱，或对神经鞘细胞产生毒性作用，引起神经纤维节段性脱髓鞘，导致腕下垂。

（3）铅中毒临床表现：职业性铅中毒多为慢性中毒，主要以神经系统、消化系统和造血系统的症状为主：①神经系统：常见症状有神经衰弱综合征，是铅中毒早期常见症状，常出现头晕、头痛、肌肉关节酸痛、失眠、记忆力下降等症状。周围神经炎主要表现为感觉型、运动型和混合型症状，如肢端麻木，呈手套或袜套样感觉障碍，握力减退，继之伸肌无力，重者出现伸肌瘫痪，即腕下垂。严重铅中毒患者可出现中毒性脑病。②消化系统：中毒患者口内有金属味，齿龈可见蓝色铅线，有食欲不振、恶心、腹胀、腹隐痛、腹泻或便秘的临床症状。腹绞痛见于较重病例或急性发作。③造血系统：表现为铅容和贫血。患者面部及肢端呈灰白色，贫血多属轻度低血红蛋白性正常细胞性贫血，周围血中可见点彩红细胞、网织红细胞及碱粒红细胞增多。

（4）治疗和预防：①治疗主要是驱铅治疗，首选药物为依地酸二钠钙。其次是对症治疗，铅绞痛发作时，可静脉注射葡萄糖酸钙或皮下注射阿托品，以缓解铅绞痛。患者要适当休息，合理营养，补充维生素等。②预防关键在于消除和控制铅的发生源，如用无毒或低毒物质代替铅；降低车间空气中的铅浓度；加强个人防护，做好定期检查。铅作业人员应穿工作服，戴滤过式防尘、防烟口罩。定期测定车间空气中铅浓度，检修设备；定期进行健康检查等。

2. 苯中毒 苯为芳香烃类化合物，有特殊芳香气味，常温下为油状液体，沸点80.1℃，极易挥发，易溶于乙醇、乙酸及丙酮等有机溶剂。苯广泛应用于工农业生产，其主要接触作业有煤焦油分馏或石油裂解生产苯及其同系物，或作为化工原料，以及作为溶剂及稀释剂等。

（1）苯进入人体的途径：主要以蒸气状态经呼吸道进入人体，液态苯也可以经皮肤吸收。

（2）临床表现：①急性中毒：由于短时间内吸入大量苯蒸气所致，以神经系统的损害为主。轻者表现为兴奋、面部潮红、眩晕等酒醉状态，中毒进一步发展，可出现头痛、恶心、呕吐、步态不稳，直至意识丧失、血压下降，严重的可因呼吸和循环衰竭而死亡。②慢性中毒：以造血系统的损害为主。早期表现为白细胞总数降低和中性粒细胞减少，中期出现血小板减少，伴有皮肤、黏膜出血及紫癜，严重者出现全血细胞减少或再生障碍性贫血，甚至白血病。③局部作用：皮肤可因脱脂而变得干燥、脱屑、皲裂以及出现过敏性湿疹。

（3）治疗和预防：①治疗急性苯中毒患者应立即移至空气新鲜处，脱去被污染的衣服，清除皮肤体表污染物。可静脉注射大剂量维生素C和葡萄糖醛酸，忌用肾上腺素。慢性苯中毒的治疗，重点是恢复造血功能，可联合应用中西药。再生障碍性贫血、白血病的治疗原则与内科相同。②预防主要采取综合性预防措施。以无毒、低毒物质代替苯；改革生产工艺；加强通风排毒；综合卫生保健措施。

（三）职业中毒

职业中毒（occupational poisoning）是指在生产劳动中，劳动者接触毒物而引起的中毒。根据接触时间和剂量可分为急性、亚急性和慢性三种。毒物一次或短时间内大量进入人体后可引起急性中毒。小量毒物长期进入人体所引起的中毒称为慢性中毒。介于两者之间者，为在较短时间有较大剂量毒物进入人体而引起的中毒，称为亚急性中毒。

1. 职业中毒的临床表现 由于毒物作用特点不同，毒物的急、慢性中毒在临床上的表现也是不同的。职业中毒的临床表现主要有以下几个方面：

（1）神经系统：慢性中毒早期常见神经衰弱综合征和精神症状，脱离毒物接触后可逐渐恢复，毒物可损伤运动神经、感觉神经或混合神经，引起周围神经病，常见于砷、铅等中毒。震颤为锰中毒及一氧化碳中毒后损伤锥体外系的症状。重症中毒时可发生中毒性脑病及脑水肿。

（2）血液系统：许多毒物能对血液系统造成损害，常表现为贫血、出血、溶血、高铁血红蛋白血症等。如铅可抑制卟啉代谢通路中的巯基酶而影响血红蛋白的合成，临床上常表现为低血红蛋白性贫血。苯可抑制骨髓造血功能，表现为白细胞和血小板减少，甚至全血减少，成为再生障碍性贫血，苯还可导致白血病。砷化氢可引起急性溶血，出现血红蛋白尿。亚硝酸盐类及苯的氨基、硝基化合物可引起高铁血红蛋白血症。一氧化碳中毒可产生碳氧血红蛋白血症，导致组织缺氧。

（3）呼吸系统：许多气体对人体有较大的危害作用，一次大量吸入某些气体可突然引起窒息。而长期吸入刺激性气体，无论剂量大小，都有可能引起慢性呼吸道炎症，还有可能出现鼻炎、鼻中隔穿孔、咽炎、喉炎、气管炎、支气管炎等上呼吸道炎症。吸入大量刺激性气体可引起严重的呼吸道病变——化学性肺水肿和化学性肺炎。某些毒物可导致哮喘发作，如二异氰酸甲苯酯。长期接触某些刺激性气体可引起肺纤维化、肺气肿，导致气体交换障碍、呼吸功能衰竭，严重危及作业者的健康。

（4）消化系统：大部分的毒物都会对消化系统有较大的危害作用，而不同的毒物所致消化系统症状也是多种多样的，这是由毒物作用的特点所决定的。由于毒物作用特点不同，可出现急性胃肠炎，见于汞盐、三氧化二砷等经口急性中毒；腹绞痛，见于铅及铊中毒；一些毒物可引起牙龈炎、牙龈色素沉着、牙酸蚀症、氟斑牙。许多亲肝性毒物，如四氯化碳、三硝基甲苯等，可引起急性或慢性肝病。在临床上，急性肝病的表现和急性传染性肝炎常常难以鉴别，但中毒性肝病往往具有以下特点：①发病前有明显的大量毒物接触史；②具有明显的急性中毒症状，呈暴发趋势；③全身中毒症状消失后，肝病多能迅速痊愈，病程较短。

（5）泌尿系统：以中毒性肾病为主要症状。汞、镉、铀、铅、四氯化碳、砷化氢等可能引起肾损害，常见的临床症状有急性肾衰竭、肾病综合征、肾小管综合征。

2. 职业中毒的预防　生产性毒物的种类繁多，影响面大，所以预防职业中毒必须采取综合措施，重点从根本上解决问题，同时又要重视辅助性措施。根据防毒措施的作用可归纳为四个方面：

（1）消除毒物：从生产工艺流程中消除毒物，用无毒和低毒物质代替有毒物质，是最理想的防毒措施。比如，在电镀行业中广泛应用无氰电镀法镀锌、镀铜，不仅消除了工人接触含氰化合物机会，而且可以防止废水污染，这样可使毒物的危害很大程度上减轻。

（2）降低毒物浓度：降低空气中毒物含量，使之达到甚至降低最高容许浓度，是预防职业中毒的中心环节。①消除工人接触毒物的机会；②对溢出的毒物要及时排除，控制其扩散，对散落在地面的毒物也要彻底清除；③缩小毒物涉及范围。减低毒物浓度的主要措施有：①革新技术，改造工艺。采用先进技术和工艺过程，以减轻劳动强度，避免开放式生产，消除毒物逸散的条件；②通风排毒：采用通风的方法将逸散的毒物排出，是预防职业中毒的重要辅助措施。例如，根据实际情况可采取消毒柜、排毒罩、槽边吸风和下吸式排毒等不同装置。经过通风排出的废气，要加以净化回收，综合利用。③建筑布局卫生：不同生产工序的布局，不仅要满足生产上的需要，而且要考虑卫生上的要求。例如，有毒物逸散的作业，应设在单独的房间内；可能发生剧毒物质泄漏的生产设备应隔离；地面墙壁要光滑、无缝隙，以便清洗、收集、处理散落的物质。

（3）个人防护：做好个人防护与个人卫生，对于预防职业中毒起着非常重要的作用。如防护服、防护面具及个人卫生设施的正确选择和使用。

（4）增强体质：适当开展体育锻炼，保证夜班岗位工人的休息和睡眠时间，组织员工进行各项业余活动，做好季节性多发病的预防，建立和实施合理的保健待遇制度等，从而提高机体免疫力、增强体质，增加对职业中毒的抵抗力。

（5）安全卫生管理：生产设备的维修和管理，特别是化工生产中防止跑、冒、滴、漏，对预防职业中毒具有重要意义。各种防毒措施必须辅以必要的规章制度才能够取得成效。此外，还要做好劳动卫生知识的宣传教育，提高作业人员对防毒工作的认识和自觉性。

（6）环境监测、生物材料监测与健康体检：要定期监测作业场所空气中毒物浓度，将其控制在最高容许浓度以下。实施就业前体检，排除职业禁忌证者参加接触毒物的作业。要坚持定期体检，早期发现工人健康受损情况并及时处理。

三、常见职业病

职业病（occupational disease）的定义有两层含义，一层为广义的职业病，凡是由职业危害引起的疾病均称为职业病；另一层为法定职业病，是由法规确定的可以享受劳动保险待遇的职业病种类。通常法定的职业病，是指规定报告的职业病。

根据我国国情，并参考国际上通行的做法，我国卫生部、劳动保险部文件（卫法监发［2002］108号）“关于印发《职业病目录》的通知”，颁布的法定职业病名单分10类共115种。包括尘肺13种、职业放射性疾病11种、职业中毒56种、物理因素所致职业病5种、生物因素所致职业病3种、职业性皮肤病8种、职业性眼病3种、职业性耳鼻咽喉口腔疾病3种、职业肿瘤8种、其他职业病5种。在这里主要介绍两种常见职业病。

（一）矽肺

矽肺（silicosis）是由于长期吸入含游离二氧化硅粉尘（矽尘）而引起的以肺组织进行性、弥漫性纤维组织增生为主的全身性疾病。它是尘肺中最常见、病情进展最快、危害最严重的一种疾病。常见矽尘作业有各种矿山的采掘、凿岩、爆破、运输以及筑路、水利工程和隧道的开挖；石粉厂、玻璃厂、陶瓷厂以及耐火材料等工厂生产过程中的原料破碎、碾磨、配料等；机械制造业中铸造工段的砂型调制、清砂、喷砂等作业。矽肺发病比较缓慢，多在持续接触5～10年，有的长达15～20年才发病。但持续吸入高浓度、高游离二氧化硅的矽尘，有时1～2年即可发病，称为速发型矽肺。另外，也有在脱离矽尘作业若干年后才发病，称为晚发型矽肺。

1. 矽肺的影响因素　矽肺的发生与粉尘中游离二氧化硅的含量、粉尘浓度、分散度、接触粉尘时间、防护措施以及个体状况等因素有关。

2. 临床表现　①症状：早期矽肺患者无明显症状，随着病情的进展，特别是有并发症时，症状和体征才逐渐表现出来。常见的症状有气短、胸闷、胸痛、咳嗽、咳痰、心悸等，并逐渐加重。但症状的多少和严重程度与X线胸片表现的严重程度并不一定呈平行关系。矽肺的体征主要由并发症引起。②并发症：矽肺主要的并发症有肺结核、肺部感染、自发性气胸以及肺源性心脏病等，其中以肺结核最常见和最重要。

3. 辅助检查　X线胸片上出现的类圆形、不规则形小阴影和大阴影与肺组织内粉尘的沉积、肺组织纤维化的病变程度存在一定的相关关系，是矽肺的X线诊断依据。X线胸片的肺门改变、肺纹理和胸膜改变以及肺气肿等影像，对矽肺的诊断同样具有重要参考价值。

4. 治疗和预防

（1）治疗：矽肺一经确诊，都要及时调离粉尘岗位，并根据期别、肺功能损伤程度和呼吸困难程度进行职业病致残程度鉴定，给予积极治疗。目前尚无特效疗法，多采用药物、营养、适当体育锻炼等综合疗法，以提高患者抗病能力，防治并发症，消除和改善症状，提高生命质量。临床上常用的药物有克矽平、柠檬酸铝、粉防己碱、哌喹等。另外，洗肺作为一种专业性较强的新型医疗技术，也是治疗矽肺的一种手段。

知识链接

洗　肺

洗肺的准确称呼是“大容量全肺灌洗术”，整个过程是在全麻状态下进行，形象地说，就是给肺“洗个澡”的手术。洗肺可治疗职业性肺病，如矽肺、煤工尘肺、水泥尘肺、电焊肺、铸工尘肺等。

（2）预防：矽肺预防的关键是防尘，必须采取综合性的防尘措施。我国在防止矽尘危害方面积累了很多经验，总结出防尘“八字”方针：“革（改革工艺）、水（湿式作业）、密（密闭除尘）、风（加强通风）、护（个人防护）、管（维修管理）、教（宣传教育）、查（定期检查环境空气中粉尘浓度及接触者的健康检查）”。

（二）职业性肿瘤

与职业有关的能引起肿瘤的因素称为职业性致癌因素，是重要的职业危害因素之一。主要致病因素有机械刺激，如反复外伤刺激；物理因素，如紫外线、电离辐射等；化学因素，如某些无机与有机化合物。由职业性致癌因素所致的肿瘤称为职业性肿瘤。

1. 职业性肿瘤的种类　现在已经发现了许多职业性致癌物，其中已经确认的主要职业性致癌物有十余种，见表 2-3。

表 2-3　确认的主要职业性致癌物

致癌物	致癌部位	致癌物	致癌部位
煤焦油	唇、皮肤、鼻	砷	皮肤、肺、喉等
苯并（a）芘	肺、皮肤	1-萘胺、2-萘胺	膀胱、肾盂等
沥青	皮肤	联苯胺、4-氨基联苯	泌尿系统
页岩油	皮肤	芥子气	肺、气管、喉、鼻
矿物油	皮肤、喉	氯甲甲醚、二氯甲醚	肺
石蜡	皮肤	异丙基油	鼻窦、喉、肺
碳黑	皮肤	氯乙烯	肝
木馏油	皮肤、唇	氯丁二烯	皮肤、肺
石棉	肺、胸膜	苯	白血病
铬酸盐	鼻腔、喉、肺	硬木屑	鼻
镍及其盐类	鼻腔、鼻窦、肺、喉	放射性物质	肺、皮肤、白血病、骨瘤

职业性致癌因素和致癌物的类别繁多，引起人体肿瘤的临床类型也很不一致，部位比较广泛。常见的类型如下：

（1）职业性呼吸道肿瘤：呼吸道肿瘤在职业肿瘤中所占的比例较大，如表 2-3 可见，许多致癌物对呼吸道有着特别的亲和性，导致接触人群呼吸道肿瘤发病率明显升高，有的甚至可能会占接触者死因的半数或半数以上。主要在一些金属及其盐类或某些化合物的生产中发生，如生产铬酸盐的工人中肺癌发生率较高且呈上升趋势，这类工人发生肺癌危险性比常人高出 3～30 倍；在一些镍冶炼厂工人中，肺癌的高发现象也比较明显；接触无机砷化合物可引起皮肤癌和肺癌，接触砷的累计剂量与呼吸道肿瘤死亡率有明确的接触水平-反应关系；石棉已成为举世公认的致肺癌剂，在石棉工人中有 1/5 死于肺癌，肺癌的发生率与接触石棉的量有接触水平-反应关系；氯甲醚类化合物用于工业上有两种：双氯甲醚和氯甲甲醚，两者对于呼吸道黏膜均有强烈刺激作用；其他如接触放射性物质、异丙油、芥子气、煤焦油、某些硬木粉尘等，均可见呼吸道肿瘤增多。

（2）职业性皮肤癌：职业性皮肤癌与致癌物的关系往往是最直接、最明显、经常发生的，在工业化学物质中，能引起皮肤癌的主要有煤焦油、沥青、木馏油、页岩油、杂酚油、石蜡、氯丁二烯、砷化物、放射性物质、电离辐射、紫外线等，尤其在与煤焦油类物质接触的工人中最多见。

（3）职业性膀胱癌：职业性膀胱癌是比较常见的职业性肿瘤，在膀胱癌死亡病例中有20%可找出致癌物的接触史。主要的致膀胱癌物为芳香胺类，如生产萘胺、联苯胺和4-氨基联苯的化工行业；以萘胺、联苯胺为原料的燃料、橡胶添加剂、颜料等制造业；使用芳香胺衍生物作为添加剂的电缆、电线行业等。此外，要注意吸烟对芳香胺致膀胱癌的协同作用。

（4）其他职业性肿瘤：如接触氯乙烯可引起肝血管瘤。接触高浓度的苯可引起白血病，多数出现在接触苯后数年至20年，短者仅4～6个月，长者可达40年，近年我国由长期接触苯而引发白血病的病例呈上升趋势。

2. 职业性肿瘤的预防 预防职业性肿瘤：①识别、鉴定、严格控制与管理职业性致癌因素，使其不超标或降低到最小量；②对接触职业性致癌因素的职工应严格执行就业前体检，筛选出敏感者并使其不接触；③对已接触职业性致癌因素的职工应定期体检，做到早期发现，及时治疗。

第五节 社会环境与健康

环境包括内部环境和外部环境，其中外部环境是指自然环境和社会环境，自然环境和社会环境共同构成人类的行为环境。因此人群的健康不仅受自然环境的影响，同时也受社会环境（social environment）的影响。社会环境包括社会制度、法律、经济、文化、教育、人口、民族、职业等与社会生产力、生产关系有密切联系的因素，即社会因素、社会心理因素、行为生活方式及医疗卫生服务等，这些因素从不同角度、不同层次影响着人群的健康。

一、社会因素与健康

（一）社会经济与健康

社会经济决定着与健康密切相关的衣、食、住、行。它是社会进步和社会生活的基础，经济发展的水平对人群健康状况有着重要的影响。经济的发展能够改善居民的物质生活水平，促进医疗卫生事业的发展，提高人群健康水平，延长人均寿命，从而使疾病谱、死亡谱发生转变。WHO在1998年世界卫生报告中有关世界各国的统计资料充分反映了经济发展对人群健康的影响（表2-4）。

表2-4 经济发展与健康的关系

国家类别	人均GNP（美元）	婴儿死亡率（‰）	低出生体重率（%）	平均期望寿命（岁）
发达国家	6230	19	7	72
发展中国家	520	94	17	60
不发达国家	170	160	30	45

引自：WHO《2000年人人健康全球策略》，日内瓦，2000

（二）社会制度与健康

社会制度是指在一定历史条件下形成的社会关系和社会活动的规范体系，包括社会政治制度、经济制度、法律制度、教育制度、医疗卫生保健制度、家庭婚姻制度等。社会制度通过制定卫生工作的政策来实现对人群健康的影响，我国新时期卫生工作方针的提出更加有利于提高国民的健康水平，我国优越的社会主义制度也为保护、增进人民健康提供了基本的保障。国家制定了一系列卫生保健政策与措施，实行了新的医疗保健制度，建立健全了三级医疗预防保健网；开展了群众性爱国卫生运动，加强了环境保护；开展了疾病、监测和防治工作，控制了传染病、地方病、职业病等，使人民的健康水平得到很大的提高。

（三）社会关系与健康

人是生活在由一定社会关系结合而成的社会群体之中，既包括家庭、邻里、亲友等初级群体，也包括在工作中形成的次级群体。这些群体共同构成个人的社会网络（social network）。社会网络指个人在其社会活动中所结成的社会关系，发挥着许多重要的功能，如社会影响的方式、社会参与、人际的接触等功能，均从不同角度、不同层次影响着人们的健康。其中社会支持（social support）是社会网络的一个独特功能，即人们从社会网络所获得的精神与物质帮助，它通过缓冲紧张，尤其是人们处于特殊的生活事件状态时所得到的心理支持来影响健康。

知识链接

"社会网络指数"

Berkman 和 Syme 在加利福尼亚州阿拉梅达县进行的一项有关"社会网络指数"对死亡率的前瞻性研究中指出，"社会网络指数"包括婚姻、与家庭和朋友的接触、教会会员和其他正式的和非正式的隶属关系四类因素，当控制了除社会关系之外的其他因素后，该指数低的人死亡可能性是高的人的 2 倍，说明社会关系与健康之间同样存在着密切的关系。

（四）人口发展与健康

在一定生产力发展水平条件下，人口数量、人口素质和人口结构等因素决定了人们生活水平的高低，因而影响了人群的健康状况。

当今世界的人口问题，面临"激增的人均消耗"和"迅猛的人口增长"两大难题，社会人口数量过多、增长速度过快将给社会发展和人类健康生存带来严重后果。人口过剩制约经济发展，导致生活质量和健康水平下降，因此控制人口增长是当今世界，特别是发展中国家面临的一项紧迫任务。

人口的年龄、性别、职业等构成对人群健康状况也有明显影响。我国已进入老龄化社会，是世界上人口老化速度最快的国家，预计到 2015 年我国 60 岁以上老年人口将超过 2 亿。人口老龄化是卫生费用上涨的主要原因之一，是卫生工作必须重视的问题。

（五）文化因素与健康

文化因素是人类在历史实践中所创造的物质财富和精神财富的总和，包括思想意识、宗教信仰、教育、科学技术、风俗习惯、道德规范等。这些因素可以通过影响人群的行为习惯、改变人群对健康价值的认识和卫生服务的反应等影响健康，在诸多文化因素中，人们更多地研究文化教育对健康的影响。

教育是人们社会化过程的手段和途径，通过提高人的文化素质来指导人群的生活方式，文化教育水平的高低对健康的影响十分明显。研究表明，受过良好教育的人，自我保健意识强，能自觉地养成良好的卫生习惯，建立起科学的生活方式，主动预防疾病并合理利用卫生服务，因此有利于保护和促进健康；反之，文化水平较低的人群卫生知识贫乏，缺乏自我保健意识，健康水平也较低。

二、社会心理因素与健康

（一）气质与健康

气质是一个古老的心理学问题。气质在人的生理素质的基础上通过生活实践，在后天条件影响下形成，并受到人的世界观和性格等的控制。它的特点一般是通过人们处理问题、人与人之间的相互交往显示出来的，并表现出个人典型的、稳定的心理特点。早在公元前5世纪，古希腊著名医生希波克拉底就提出了4种体液的气质学说。他认为人体内有四种体液：血液、黏液、黄胆汁和黑胆汁。四种体液谐调，人就健康，四种体液失调，人就会生病。

1. 气质的类型 气质包括胆汁质、多血质、黏液质和抑郁质四种类型：

（1）胆汁质：精力充沛、情绪变化快、反应强、言语动作急速而难以自制、内心外露、率直、热情、易怒、急躁。

（2）多血质：活泼多动、情绪发生快而多变、表情丰富，思维、言语、动作敏捷，乐观、亲切、浮躁、轻率。

（3）黏液质：沉着冷静、情绪发生慢而弱，思维、言语、动作迟缓，内心少外露、坚韧、执拗、淡漠。

（4）抑郁质：柔弱易倦、情绪发生慢而弱、敏感而富于自我体验，语言、动作仔细而无力，胆小、忸怩、孤僻。

2. 气质类型与健康 许多有关心理卫生的研究表明，不同的气质类型对人的心身健康有不同的影响。孤僻、抑郁、情绪不稳定、易冲动等特征都不利于心身健康，而且是某些疾病的易感因素。例如，胆汁质的人在受到超强的精神刺激或是过度紧张时，较易使其本来就弱的抑制过程更加减弱，促使过度的兴奋而导致神经衰弱、躁郁性精神病等心身疾病。对于抑郁质的人，巨大的挫折、社会环境的剧烈冲突，或个人的极大不幸都会使其脆弱的神经无法忍受而导致一些心身疾病。

（二）性格与健康

性格是指个体对客观现实的稳定态度以及与之相适应的习惯化了的行为方式，具有态度、意志、情绪、理智等不同的特征。性格虽带有一定的先天性，但不是从出生后就已形成，而是在人们的长期实践中通过各种客观事物对个体经历的不断渗透，对其生活和行为产生一定影响，并逐渐成为认识和行为上的某种固定方式，这种固定的认识和行为方式就是一种性格特征。

1. 性格类型 性格类型通常按照心理活动的倾向性和心理过程特点进行分类：

（1）按心理活动的倾向性：分为外倾型和内倾型两种性格。外倾型性格的人，活泼开朗、善于交际，对新事物比较敏感；内倾型性格的人，冷静沉着、顺应困难，对新事物反应迟缓，与社会、家庭和亲友的联系少，常表现出神志不清、淡漠、失眠、厌食和大便秘结等身体不适现象。

（2）按心理过程的特点：分为理智型、意志型和情绪型性格。理智型的人总是用理智来衡量事物和支配行为；意志型的人有着明确的目的性，在感情和行为上不易受人支配；情绪型的人总爱用感情来处理事物和支配行为，情绪不稳定时容易冲动。意志型和理智型的人，重视自身健康，善于处理人际关系，环境适应能力强，大多精力旺盛、身体健康。情绪型的人容易主观推测、意气用事，遇上矛盾和冲突时容易冲动，势必影响健康，轻则饮食不调，睡眠不佳，重则神经功能失调，引起高血压、心脑血管疾病等。

2. 性格与疾病　性格分为A型性格和C型性格：

（1）A型性格与心血管病：美国学者费雷德曼（Friedman）在仔细研究大量冠心病患者后发现，患者易恼火（aggravation）和发怒（anger）。由于两个英文单词的第一个字母皆为A，就称这种性格为A型性格。A型性格特征为个性倔强、极好胜、易冲动、抱负过重、追求执著、人际关系紧张、具有时间紧迫感与匆忙感。这些人长期处于应激状态，交感神经兴奋，容易促发高血压、高血脂、冠心病等。医学研究显示，A型性格是引发冠心病的危险因素之一，也是高血压发病的重要诱因之一，研究表明85%的心血管病与A型性格有关。

（2）C型性格与癌症：医学研究发现，有些人容易患癌症，由于癌症（cancer）英文单词第一个字母为C，因而称这种性格为C型性格。C型性格特征为好克制或压抑自己的情绪、对自己的需求无自信、过度忍耐、常有退缩行为，易出现无助、无望、自卑心态而无力承受生活重压。

3. 情绪与健康　情绪是人各种感觉、思想和行为的一种综合的心理和生理状态，是对外界刺激所产生的心理反应，以及附带的生理反应，如喜、怒、哀、乐等。情绪是个人的主观体验和感受，常与心情、气质、性格和性情有关。

情绪对人体的机能状态有明显的影响，许多临床观察结果表明，高血压、心脏病、胃溃疡、支气管哮喘、月经失调、癌症等许多疾病，均与消极的情绪有着密切的关系。因为消极的不良情绪状态，如恐怖、焦虑、愤怒等会使肾上腺素皮质类固醇等内分泌激素分泌增加，因而导致心率加快、血管收缩、血压升高、呼吸加快、胃肠蠕动减慢等。这些不良情绪如果持续时间过长或长期受到压抑而得不到疏泄，就会严重干扰心理活动的稳定状态，使人的整个心理状态失去平衡，体液分泌紊乱、免疫功能下降，久之必然引起疾病。积极的情绪状态，如高兴、愉快、欢乐等能提高大脑皮质的张力，兴奋副交感神经，通过神经生理机制，保持机体内外环境的平衡与协调，有助于充分发挥机体的潜在能力，有益于健康，因此人们要保持良好的情绪。

三、行为生活方式与健康

行为是人类为了维持个体的生存和种族的延续，在适应不断变化的复杂环境中作出的反应，包括促进健康的行为（health-promoted behavior）和危害健康的行为(health-risky behavior)。生活方式是指人们生活过程中的习惯化行为状态，是人们生活活动的综合，它包括人的饮食、睡眠、烟酒嗜好、文化生活、风俗习惯以及人们对生活的目的和态度等。人的行为和生活方式受家庭、社会、风俗的影响。良好的行为和生活方式可以增进人的健康；反之，不良的行为和生活方式危害人的健康，如吸烟、药物的滥用、吸毒、酗酒、不洁性行为、不良饮食习惯、缺乏锻炼等，均属于不良行为和生活方式，是引起疾病的主要因素。

（一）吸烟

香烟烟雾中大约有二千多种不同的化学物质，其中有毒化合物二十多种，最主要的有尼古丁、焦油、一氧化碳和多种多环芳烃。这些物质对人体组织器官的生理、生化和代谢产生影响，可降低血氧含量、降低免疫功能、诱发心脏病、致癌等，其中尼古丁是致癌和香烟成瘾的主要因素。世界卫生组织曾把吸烟称为“20世纪的瘟疫”，是“慢性自杀”行为。

有关研究表明，吸烟者的平均寿命明显低于不吸烟者，吸烟量越大，开始吸烟的年龄越早，吸烟的时间越长，吸入越深，烟质越劣，则吸烟者的平均寿命越短，死亡率越高。与吸烟有关的疾病多达几十种，其中与恶性肿瘤、冠心病、呼吸系统慢性疾病关系密切。据科学估计，在吸烟盛行的国家中，因肺癌死亡的90%，支气管炎死亡的75%，缺血性心脏病死亡的25%的65岁以下男性是由吸烟引起的。由于吸烟散发的烟雾污染空气，还可使不吸烟者被动吸烟而受到危害。孕妇吸烟影响胎儿的健康，使死胎和自然流产率增加，低体重儿、早产及畸胎增多，同时还影响着子代的身体和智力发育。

（二）吸毒与药物滥用

吸毒人群的死亡率比一般人群高15倍，吸毒者的平均寿命较一般人群短10～15年。毒品作用于大脑神经中枢，一次过量吸入，中枢神经会过度兴奋而衰竭或过度抑制而麻痹，导致死亡。长期使用后，不仅损害脑、肝、肾、心脏等重要的内脏器官，还可使人产生精神和身体的依赖性，戒断后又会产生严重的戒断症状。吸毒者共用针具静脉注射毒品，也是艾滋病、病毒性肝炎等血源性疾病的重要传播途径。孕妇滥用药物或吸毒，可影响其怀孕、分娩和子代的健康。吸毒不仅损害个人的身心健康，同时也给家庭及社会带来危害。因此社会必须采取强制性的法律和行政手段，禁种、禁吸、禁贩毒品，加强健康教育，严格对易瘾物质的管制，同时还应对吸毒者进行药物和心理治疗，帮助吸毒者解除躯体、精神方面对药物的依赖。

药物滥用是指反复使用某些可以显著影响精神活动的物质，从而导致身体和心理健康的损害和危险的行为，这类物质主要作用于神经系统，影响神经活动。

（三）酗酒

酗酒即过量或无节制地饮酒，是一种病态或异常行为，其对健康的影响可分为急性和慢性两大类。酗酒引起的急性健康问题有急性酒精中毒、车祸、家庭不和、打架斗殴、犯罪等；慢性酒瘾问题有酒瘾综合征（表现为完全或部分停止饮酒后震颤、一过性的幻觉、癫痫发作和震颤谵妄）、肝硬化、心血管疾病、神经精神疾病、肿瘤等。酗酒的同时大量吸烟对脑血管病和癌症都有协同作用。父母酗酒对子代健康也有危害，影响其身心发育，孕妇酗酒可导致早产、死产及畸胎的发生，最严重的后果是胎儿酒精综合征，表现为小头畸形、异常神经行为发育、典型面部异常、心脏畸形等。

近年来，酗酒带来的健康问题和社会问题已引起全球的关注。据世界卫生组织报告，酗酒者的死亡率比一般居民高1～3倍，酗酒男性消化系统疾病的发病率比普通男性居民高20%，严重酗酒者比普通男性居民高出50%，在导致死亡的交通事故中，30%～50%与司机酗酒有关。

（四）不洁性行为

不洁性行为主要包括卖淫嫖娼、多性伴、婚外性行为等，属于不符合社会道德规范的越轨行为，可危害人类健康。

不洁性行为最主要的直接危害是导致性传播疾病（sexually transmitted diseases）发生。性传播疾病主要有梅毒、淋病、软性下疳、生殖器疱疹、尖锐湿疣、艾滋病等，此类病是典型的“社会病”，它所涉及的问题不仅是公共卫生问题，而且是一个重大的社会问题。它不仅对个人及其家庭造成危害，而且对整个社会的安定和经济发展有着广泛的不良影响。另外，不洁性行为可能导致婚姻破裂、家庭解体，夫妻双方及子女身心健康均受到严重伤害。

（五）不良饮食习惯

饮食习惯的好坏对人体健康产生重要的影响，不良饮食习惯可导致多种疾病的发生。饮食习惯受经济、文化、民俗、地区等多种因素的影响。

我国居民较常见的不良饮食习惯包括进食无规律、暴饮暴食、偏食、挑食、过多吃零食，进食过快、过热、过硬、过酸等，长期摄入高热能、高脂肪、高糖、高盐的食物，喜食腌制、熏烤食物等。长期不吃早餐或吃不好早餐，很容易引发胃炎、胃溃疡等胃肠疾病，甚至诱发胰、胆结石。不合理的膳食结构可导致营养过剩性疾病，如肥胖、心脑血管疾病、恶性肿瘤、糖尿病等，并可增加肝胆等疾病的发病率，同时降低人体的抗病能力。我国是世界上食盐摄入量较多的国家，人均每天的食盐摄入量约为 11～24g，而 WHO 规定每人每日食盐摄入量不超过 6g，高盐饮食与高血压的发病呈正相关，而高血压又是脑卒中的重要危险因素，因此在饮食中应当控制食盐的摄入量。

（六）缺少体育锻炼

多项研究表明，缺乏体育锻炼是高血压、冠心病、肥胖、糖尿病等许多慢性病发病率上升的主要因素之一。体育锻炼可以改善人们由于饮食、营养、体重、作息等方面长期不合理的积习所造成的健康效应，因此它在整个生活方式之中起着不可代替的调节作用。

缺少体育锻炼的生活方式，就不能称之为现代社会健康文明的生活方式。近年来对体育锻炼作用的研究结果表明，体育锻炼具有预防冠心病、改善骨质疏松、提高机体免疫力和降低部分肿瘤（如直肠癌、乳腺癌、前列腺癌）发生率的作用，同时体育锻炼还可减轻和改善脂肪肝、动脉硬化的程度，甚至可使冠状动脉内已形成的沉积斑块减小或消退。因此，适当的体育锻炼对促进健康、预防疾病大有好处。

四、医疗卫生服务因素

医疗卫生服务是指以治疗疾病、维持和促进健康为主要目的所采取的措施。实施医疗卫生服务首先要考虑其可及性、持续性和有效性。因此不同的服务模式、服务资源、服务技术、服务态度均对健康产生不同的影响。

（一）医疗卫生服务模式

21 世纪医疗服务模式体现在从生物、医疗服务转向知识、人文服务，从单项服务转向互动服务，从粗放服务转向精细服务，从基本的医疗服务转向多元的、不同层次的医疗健康服务，从普遍服务转向个性服务等诸多变化上。

伴随人类社会日益增长的物质和精神需求，健康和防病治病的需求也逐步增强。卫生服务工作是体现“预防为主”的基本方针，是降低卫生服务费用、方便居民的有效卫生服务形式。经过专业培训的全科医生和社区护士、社区预防工作者等多种角色，遵循“六位一体”的社区卫生服务模式，针对个人、家庭和社区的健康需求提供综合、连续、协调、可及的人性化服务，解决了常见的健康问题，改善了人群的生活质量，提高了人群的健康水平。

（二）医疗卫生服务资源

医疗卫生服务资源是卫生服务的基础，它由人力、物力、财力、信息等因素组成，其分配的不均衡和卫生经费严重不足，是世界各国普遍存在的问题，发展中国家尤为明显，政府的卫生经费大部分用于城市医院，广大农村缺乏最基本的卫生服务。另外，卫生人力的数量、结构和分布也存在很大的差异，目前我国每千人口医生数虽然超过了世界的平均水平，但是卫生技术人员学历层次不够高。据2003年中国卫生服务调查，城市医院卫生技术人员中中专学历者占48.2%，农村医院卫生技术人员中中专学历者占54.2%。卫生人力资源分布不合理，主要表现为城市卫生人才密集，农村卫生人才缺乏，东部地区人才密集，西部地区人才缺乏，大型医疗机构中人才密集，疾病预防控制机构、社区卫生服务机构人才缺乏。

我国目前医疗卫生服务资源的现状，与我国经济社会和卫生事业的发展要求仍有较大差距，因此应高度重视卫生服务资源的研究、开发与管理，加强农村、社区和西部地区卫生人才队伍的建设，共同推动卫生服务资源的发展。

（三）医疗卫生服务技术

近年来，我国不断加强卫生队伍建设，通过对现有农村医疗卫生人员的在岗培训，推进全科医生岗位培训和规范化培训等方式，培养了大批医务人员，提高了社区卫生人员的专业技术能力，大大提高了医疗卫生服务技术水平，为保障群众健康提供了坚实的后盾。

（四）医疗卫生服务态度

医疗卫生服务态度和质量的好坏直接影响人群的健康水平，如英国、澳大利亚等国家对医疗服务极为重视，在医疗服务机构的建立、卫生保健人员的配置、服务质量的监督等方面制定了一套完整的制度，体现综合保健的思想，将社区的初级卫生保健和社会工作有机结合起来，使维护健康、防病、治病、康复等工作融为一体，因而提供了世界一流的健康服务。

我国近年来卫生服务质量、态度不断改善，并在全国开展“以患者为中心，以提高医疗服务质量为主题”的医院管理年活动，牢固树立“以患者为中心”的服务理念和为人民服务的宗旨，加强医院管理，改善服务态度，规范医疗行为，提高医疗质量，确保医疗安全，使医疗服务更加贴近群众、贴近社会、不断满足人民群众日益增长的医疗服务需求。

（张琳琳）

第六节 食物与健康

食物是人类赖以生存的基本条件之一。合理的营养与安全的饮食可以保证机体正常的生理功能，促进健康和生长发育，增强抵抗力和免疫力，有利于预防疾病、增强体质。食物被污染则可致食源性疾病，甚至引起慢性中毒、致突变、致畸、致癌等不良后果。

一、食品污染

（一）概念

食品污染指食品在生产、加工、贮存、运输及销售过程中受到外来有害物质的污染，造成食品安全性、营养性、感官性状发生变化，从而改变或降低食品原有的营养价值和卫生质量，并对机体产生危害。

（二）食品污染分类及来源

食品污染物按其性质可分为三类：

1. 生物性污染 包括微生物、寄生虫和昆虫等污染。

（1）微生物污染范围最广，危害也最大，主要有细菌与细菌毒素、真菌与真菌毒素。

（2）寄生虫和虫卵主要是通过患者、病畜的粪便间接通过水体或土壤污染食品，或直接污染食品。

（3）昆虫污染有甲虫、螨类等。

2. 化学性污染 种类繁多，来源复杂，主要有：

（1）来自生产、生活和环境中的污染物，如农药、有害金属、多环芳族化合物、N-亚硝基化合物、二噁英等。

（2）工具、容器、包装材料等质量低劣或使用不当，使有害物质溶入食品中。

（3）在食品加工、贮存中产生的物质，如酒中有害的醇类、醛类等。

（4）滥用食品添加剂和违法添加非食用物质。

3. 物理性污染 主要有：

（1）杂物的污染：食品在生产、运输、储存过程中污染杂物和食品掺杂。

（2）放射性污染物的污染：污染主要来自放射性物质的开采、冶炼，国防、生产以及生活中的应用与排放。

（3）核爆炸、核废物的污染等。

（三）食品污染对人体健康的影响

食品污染对人体造成的影响，可归结为改变食品的感官性状、引起急性食物中毒、机体的慢性危害及远期危害。

1. 食品的腐败变质 食品的腐败变质指食品在环境因素影响下，由微生物作用而发生的食品成分与感官性状的各种变化。食品腐败变质的原因主要有：

（1）微生物作用：是引起食品腐败变质的主要原因。微生物包括细菌、酵母菌和真菌。微生物本身能产生分解食品中特定成分的酶，而使食品发生腐败变质。

（2）食品本身的组成和性质：食品的营养成分、水分、pH、渗透压和食品本身含的酶等，对食品中微生物增殖速度、菌相组成和优势菌种也有重要影响，决定食品的耐藏及腐败变质的进程和特征。

（3）环境因素：气温、气湿、紫外线和氧对食品的腐败也有一定的作用。

2. 传染病 食品被病原微生物污染可引起肠道传染病，如霍乱、伤寒、痢疾、病毒性肝炎等；人畜共患传染病，如布氏杆菌病、炭疽、牛型结核病等。

3. 寄生虫病 食品被寄生虫和虫卵污染，可引起各种寄生虫病，如蛔虫病、绦虫病、囊虫病、肝吸虫病等。

4. 食物中毒 食品被有毒物污染，可引起以急性症状为主的中毒。

5. 慢性中毒 长期摄入含少量化学毒物的食品，可引起各种慢性中毒，如水俣病、痛痛病、慢性砷中毒等。

6. 远期损害 许多污染物有三致作用，如多环芳烃、杂环胺类、N-亚硝基化合物、黄曲霉毒素、砷、镉等可致癌，甲基汞等可致畸形。

（四）常见食品污染及预防措施

1. 食品的细菌污染与腐败变质 食品在细菌的作用下，其性质就会发生变化，会引起食品腐败变质，使食品降低或失去营养和食用价值。如肉、鱼、蛋的腐臭，粮食的霉变，蔬菜、水果的溃烂，油脂的酸败等。食品腐败变质的预防措施：

（1）低温保藏：低温保藏可以抑制细菌的生长繁殖能力，延长食品保质时间。

（2）高温灭菌：食品经高温处理，可以杀灭其中的病原微生物。常用的方法有巴氏杀菌、高温蒸煮、微波加热等。

（3）干燥收藏：干燥就是将食品中的水分降低至小于微生物繁殖所需的含量。常用的方法有日晒、蒸发、喷雾等。

（4）腌渍保藏：采用盐渍、糖渍等方法提高食品的渗透压，可进一步达到抑制微生物生长的目的。

2. 黄曲霉毒素污染 黄曲霉毒素是黄曲霉和寄生曲霉的代谢产物。目前已经分离出20多种黄曲霉毒素，其中以黄曲霉毒素 B_1（AFB1）毒性和致癌性最强。黄曲霉毒素急性中毒主要以肝损害为主，慢性毒性作用在动物实验中主要表现为动物生长障碍，肝脏出现亚急性或慢性损害，还可诱发实验动物肝癌及胃、肾、结肠、卵巢等处肿瘤。流行病学资料表明，人类膳食中黄曲霉毒素水平与原发性肝癌的发病率呈正相关。

黄曲霉毒素污染的食物主要是粮油及其制品，如玉米、花生、棉籽及其油类。黄曲霉毒素污染的预防措施：

（1）食品防霉：田间管理要防虫、防倒伏，收获后及时晾晒；保藏过程中控制好环境温度和湿度，注意通风；采用防霉剂保管粮食，但要注意其本身毒性和残留性；选用和培育抗霉的农作物新品种。

（2）去除毒素：采用物理、化学方法去除毒素。如剔除霉粒、碾轧加工、加水搓洗、植物油碱炼等。

（3）加强检测：我国食品卫生标准规定，食品中黄曲霉毒素 B_1 允许量为：玉米、花生仁、花生油不得超过20μg/kg；大米及其他食用油不得超过10μg/kg；其他粮食、豆类和发酵食品不得超过5μg/kg；婴儿代乳品不得检出。

3. N-亚硝基化合物污染 N-亚硝基化合物可分为亚硝胺和亚硝酰胺两类，是具有强致癌作用的一类物质。食物中天然的N-亚硝基化合物含量极低，但它的前体（硝酸盐、亚硝酸盐及胺类）广泛存在于食品及环境中，在酸性条件、大量硫氢根存在、微生物作用等条件下，均可在人体、动物体、食品及其他环境中合成N-亚硝基化合物。

N-亚硝基化合物及前体物的来源：室温存放的蔬菜可在细菌和酶的作用下，将其中的硝酸盐还原为亚硝酸盐。硝酸盐含量高的蔬菜有菠菜、芹菜、大白菜、卷心菜等；隔夜的剩菜和蛋白质已经分解的陈旧食物中胺的含量较高；咸鱼中胺类含量较高；腌制食品中硝酸盐、亚硝酸盐含量较高。

若长期食用此类食品，即易患胃癌、食管癌、肝癌等。流行病学资料表明，我国太行山区食管癌高发。原因之一就是当地居民喜食腌制食品。N-亚硝基化合物污染的预防措施：

（1）防止食物霉变和微生物污染：食品受细菌的污染，就容易使食品中的硝酸盐还原为亚硝酸盐，而且一些细菌可分解蛋白质，生成胺类化合物，所以应尽量不食用或少食用隔夜剩菜及陈旧食品。

（2）控制食品加工中硝酸盐和亚硝酸盐的使用量。

（3）科学加工食品：如生产啤酒的麦芽在烘烤时，提倡使用间接加热；豆类食品的干燥也要避免直接加热，这样可以减少亚硝胺的合成。

（4）增加膳食中维生素C的摄入量：维生素C有较强的阻断亚硝基化的作用，可有效阻止N-亚硝基化合物在体内的合成。

（5）施用钼肥，可以降低农作物中硝酸盐的含量。

（6）严格执行国家食品卫生标准：我国规定肉类制品中硝酸钠用量不得超过1.5g/kg，亚硝酸钠不得超过0.15g/kg。残留量以亚硝酸钠计，肉类罐头不得超过0.05g/kg，肉制品不得超过0.03g/kg。

4. 农药污染 有机氯等农药能较长时间残留于土壤和生物体内，通过食物链及生物富集作用于人体组织中，造成慢性健康危害。农药残留是农药食品污染的主要形式。农药污染的预防措施：

（1）严格遵守农药安全使用规定，合理规范使用农药。

（2）开发高效低毒低残留农药，限制或停止使用高效高残留农药。

（3）加强农药运输、保管管理，农药不得与粮食、蔬菜、水果、饲料等混放；被农药污染的工具、容器等应及时处理。

（4）普及预防农药中毒知识，蔬菜水果食用前要浸泡、反复清洗、去皮等。如有机磷农药热稳定性差，在沸水中浸泡可有效去除其残留。

（5）执行食品中农药残留允许标准，加强食品的农药残留量监测。

二、食品添加剂

食品添加剂（food additives）是指为改善食品品质和色、香、味以及防腐和加工工艺的需要而加入食品中的化学合成物质或者天然物质。在我国，营养强化剂也属于食品添加剂。营养强化剂是指为增强营养成分而加入食品中的天然或人工合成的物质，属于天然营养素范围。

（一）常用食品添加剂

食品添加剂有22种。常用的有：

1. 防腐剂 常用的有苯甲酸钠、山梨酸钾、二氧化硫、乳酸等。用于果酱、蜜饯等的食品加工中。

2. 抗氧化剂 常用的有维生素C、异维生素C等。与防腐剂类似，可以延长食品的保质期。

3. 着色剂 常用的合成色素有胭脂红、苋菜红、柠檬黄、靛蓝等。它可改变食品的外观，增强食欲。

4. 增稠剂和稳定剂 可以改善或稳定冷饮食品的物理性状，使食品外观润滑细腻。它们使冰淇淋等冷冻食品长期保持柔软、疏松的组织结构。

5. 营养强化剂 各种婴幼儿配方奶粉就含有各种营养强化剂。可增强和补充食品的某些营养成分，如矿物质和微量元素（维生素、氨基酸、无机盐等）。

6. 膨松剂 常用的膨松剂有碳酸氢钠、碳酸氢铵、复合膨松剂等。部分糖果和巧克力中添加膨松剂，可促使糖体产生二氧化碳，从而起到膨松的作用。

7. 甜味剂 常用的人工合成的甜味剂有糖精钠、甜蜜素等。目的是增加甜味感。

8. 酸味剂 常用柠檬酸、酒石酸、苹果酸、乳酸等。部分饮料、糖果等常采用酸味剂来调节和改善香味效果。

9. 增白剂 过氧化苯甲酰是面粉增白剂的主要成分。我国于2011年5月1日起禁止在面粉生产中添加增白剂。增白剂超标，会破坏面粉的营养，水解后产生的苯甲酸会对肝脏造成损害，过氧化苯甲酰在欧盟等发达国家早已被禁止作为食品添加剂使用。

10. 香料 香料有合成的，也有天然的，香型很多。消费者常吃的各种口味的巧克力，生产过程中广泛使用各种香料，使其具有各种独特的风味。

（二）食品添加剂的作用

1. 有利于食品的保藏，防止食品腐败变质 如防腐剂可以防止由微生物引起的食品腐败变质，延长食品的保存期；抗氧化剂则可阻止或推迟食品的氧化变质，以提高食品的稳定性和耐藏性等。

2. 改善食品的感官性状 食品的色、香、味、形态和质地等是衡量食品质量的重要指标。适当使用着色剂、护色剂、漂白剂、食用香料以及乳化剂、增稠剂等食品添加剂，可明显提高食品的感官质量，满足人们的不同需要。

3. 保持或提高食品的营养价值 适当添加食品营养强化剂，可以大大提高食品的营养价值，这对防止营养不良和营养缺乏、促进营养平衡、提高人们健康水平具有重要意义。

4. 增加食品的品种和方便性 在生产工程中，一些色、香、味俱全的产品，大都不同程度地添加了着色、增香、调味甚至其他食品添加剂。正是这些众多的食品，尤其是方便食品的供应，给人们的生活和工作带来极大的方便。

5. 有利食品加工制作，适应生产的机械化和自动化 在食品加工中使用消泡剂、助滤剂、稳定剂和凝固剂等，可有利于食品的加工操作。例如，当使用葡萄糖酸δ内酯作为豆腐凝固剂时，可有利于豆腐生产的机械化和自动化。

6. 满足其他特殊需要 食品应尽可能满足人们的不同需求。例如，糖尿病患者不能吃糖，则可用无营养甜味剂或低热能甜味剂，如三氯蔗糖或天门冬酰苯丙氨酸甲酯制成无糖食品供应。

（三）食品添加剂的卫生要求

1. 严格执行我国食品添加剂使用卫生标准，严格控制使用的品种、范围与剂量，以保证其在限量内长期使用对人体安全无害。

2. 不影响食品感官和理化性质，对食品营养成分无破坏作用。

3. 食品添加剂应有严格的卫生标准和质量标准，其中有害杂质含量不得超过最高允许限量。

4. 食品添加剂在达到一定使用目的后，经加工、烹调或贮存时，能被破坏或排除。

5. 不得使用食品添加剂掩盖食品的缺陷（如腐败、变质）或作为伪造的手段。不得使用非定点生产厂、无生产许可证及污染或变质的食品添加剂。使用食品添加剂在于减少消耗，改进贮存条件，简化工艺，但不能由于使用添加剂而降低良好的加工措施和卫生要求。

6. 婴幼儿食品除按规定可以加入的食品强化剂外，其他各种添加剂如甜味剂、香精、色素、防腐剂、漂白剂、疏松剂等一律不得使用。婴儿代乳品不得使用添加剂。

7. 食品添加剂在应用中应有明确的检验方法。

人们经常将非食用物质加入食品中，以谋取利益。为避免受到危害，现将非食用物质名单列出（表 2-5）。

表 2-5　食品中可能违法添加的非食用物质（卫生部，2009）

序号	名称	主要成分	可能添加的主要食品类别	主要作用
1	吊白块	次硫酸钠甲醛	腐竹、粉丝、面粉、竹笋	增白、保鲜、增加口感
2	苏丹红	苏丹红Ⅰ	辣椒粉	着色
3	王金黄、块黄	碱性橙Ⅱ	腐皮	着色
4	蛋白精、三聚氰胺		乳及乳制品	提高蛋白含量
5	硼酸与硼砂		腐竹、肉丸、凉粉、凉皮、面条、饺子皮	增筋
6	硫氰酸钠		乳及乳制品	保鲜
7	玫瑰红 B	罗丹明 B	调味品	着色
8	美术绿	铅铬绿	茶叶	着色
9	碱性嫩黄		豆制品	着色
10	酸性橙		卤制熟食	着色
11	工业用甲醛		海参、鱿鱼等干水产品	改善外观和质地
12	工业用火碱		海参、鱿鱼等干水产品	改善外观和质地
13	一氧化碳		水产品	改善色泽
14	硫化钠		味精	
15	工业硫黄		白砂糖、辣椒、蜜饯、银耳	漂白、防腐
16	工业染料		小米、玉米粉、熟肉制品等	着色
17	罂粟壳		火锅	
18	皮革水解物	皮革水解蛋白	乳及乳制品（含乳饮料）	增加蛋白质含量
19	溴酸钾	溴酸钾	小麦粉	增筋
20	β-内酰胺酶（金玉兰酶制剂）	β-内酰胺酶	乳及乳制品	掩蔽抗生素
21	富马酸二甲酯	富马酸二甲酯	糕点	防腐、防虫

三、食 物 中 毒

（一）食物中毒的概念

食物中毒（food poisoning）是指正常人经口摄入正常数量“可食状态的食品”出现的非传染性的以急性感染和中毒为主要表现的疾病。食物中毒不包括暴饮暴食引起的急性胃肠炎、食源性肠道传染病和寄生虫病，也不包括进食者本身有胃肠道疾病或因过敏体质等摄入食物后发生的疾病，有毒食物导致的慢性毒性损害（如致癌、致畸、致突变）亦不属此范畴。

（二）食物中毒的原因

1. 食物被某些病原微生物污染，并在适宜条件下大量繁殖或产生毒素，如沙门菌属食物中毒。

2. 食物在生产、加工、运输、储存过程中被有毒化学物质污染，并达到了急性中毒剂量，如农药、砷等污染。

3. 食物本身含有毒物质，由于加工、烹调方法不当，未去除有毒物质，如木薯、四季豆等中毒；或因食物储存不当而产生了有毒物质，如发芽马铃薯、酸败油脂等。

4. 有毒动植物与可食食品混淆，误食后可发生食物中毒，如毒蕈、河豚等中毒。

（三）食物中毒特点

虽然食物中毒的原因不同、发病情况多样，症状各异，但一般都具有以下共同特点：

1. 潜伏期短，发病急 一般由几分钟到几小时，在短期内很快形成发病高峰，呈暴发流行。

2. 临床表现相似 中毒患者有类似的临床表现，以胃肠炎症状为主。

3. 有共同的饮食史 发病者均与某种食物有明确的关系，近期内都食用过同样的食物。

4. 人与人之间不直接传染 患者对健康人无传染性，停止食用有毒食品，发病很快停止。发病曲线呈突然上升，又迅速下降的趋势，无传染病流行时的余波。

5. 有明显的季节性 细菌性食物中毒多发于夏秋季；肉毒中毒和亚硝酸盐中毒多发于冬春季；河豚中毒多发生于春季等。

（四）食物中毒的分类

常见的食物中毒包括以下四类。

1. 细菌性食物中毒 食用被致病菌或其毒素污染的食物而引起的急性或亚急性食物中毒。常见的致病菌有沙门菌、副溶血性弧菌、肉毒梭状芽胞杆菌等。

2. 真菌及其毒素食物中毒 食用被产毒真菌及其毒素污染的食物而引起的食物中毒。如黄曲霉毒素、赤霉病麦、霉变甘蔗、黄变米等引起的食物中毒。

3. 化学性食物中毒 误食有毒化学物质或食用被其污染的食物而引起的食物中毒。如亚硝酸盐、农药、金属及其化合物等引起的食物中毒。

4. 有毒动植物中毒 指误食有毒动植物或摄入因加工、烹调不当，未去除有毒成分的动植物而引起的食物中毒。如河豚、苦杏仁、毒蕈、木薯、四季豆、发芽马铃薯等引起的食物中毒。

（五）细菌性食物中毒

细菌性食物中毒是指因摄入被致病菌或其毒素污染的食品而引起的急性或亚急性食物中毒，是食物中毒中最常见的。全年都可发生，但以夏秋季较多。下面详细介绍两种细菌性食物中毒，其他见表 2-6。

1. 沙门菌属食物中毒 沙门菌属食物中毒是最常见的食物中毒之一。

（1）病原：沙门菌属为具有鞭毛、能运动的革兰阴性杆菌。种类繁多，有 2300 多个血清型，其中可引起食物中毒的有鼠伤寒沙门菌、猪霍乱沙门菌、肠炎沙门菌等。沙门菌属在外界生存力较强，在水中可生存 2～3 周，在粪便和冰水中生存 1～2 个月，在冰冻土壤中可过冬，在含盐 12%～19%的咸肉中可存活 75 天。在 100℃时立即死亡，70℃经 5 分钟可被杀死。水经氯化消毒 5 分钟可杀灭其中的沙门菌。沙门菌属不分解蛋白质，被污染的食品无感官性状的变化，易被忽视。

（2）流行特点：沙门菌属食物中毒全年皆可发生，多见于夏季。

（3）污染来源：引起中毒的食品主要是动物性食品。沙门菌污染肉类食品的来源有两方面：一是生前感染，家畜生前已感染沙门菌（牛肠炎、猪霍乱）或动物宰前由于过度疲劳、消瘦以及患有其他疾病，抵抗力降低，肠内原有的沙门菌就可通过血液系统进入肌肉和内脏，使肌肉和内脏含有大量活菌；二是宰后污染，家畜在宰杀后其肌肉、内脏接触粪便、污水、容器或带菌者而感染沙门菌。此外，蛋类可因家禽带菌而感染，一般鸭蛋的带菌率为 30%；水产品可因水体污染而带菌；带菌的牛羊所产的奶中亦可有大量沙门菌，所以鲜奶和奶制品如果消毒不彻底，也可引起沙门菌属食物中毒。

（4）临床表现：沙门菌属食物中毒的临床表现有不同的类型，有胃肠炎型、类霍乱型、类伤寒型、类感冒型和败血病型。多见急性胃肠炎型。其潜伏期一般为 12～24 小时。开始为头痛、恶心、呕吐，然后出现腹痛、腹泻黄绿色水样便，有时有恶臭，带脓血和黏液。多数患者体温可达 38℃以上，重者有寒战、惊厥、抽搐和昏迷；病程 3～7 天，一般预后良好。

2. 大肠埃希菌食物中毒 大肠埃希菌食物中毒是近年来新发现的危害严重的食物中毒。自 1982 年 O157：H7 在美国首次被分离并确认为食物中毒新型致病菌以来，此菌在世界范围内发生过多次暴发，造成严重危害。

（1）病原：埃希菌属，俗称大肠杆菌，是革兰阴性杆菌，该菌属在自然界中生存力很强，能在土壤、水中存活数月。大肠埃希菌存在于人和动物的肠道中，为人和动物肠道中的正常菌群，一般不致病。也有少数菌株能直接引起肠道感染，为致病性大肠埃希菌。其中大肠埃希菌 O157：H7 被认为是 20 世纪 90 年代最重要的食源性病原菌之一。

（2）流行特点：好发于夏秋季。

（3）污染来源：大肠埃希菌食物中毒主要是由动物性食品引起，如畜肉类及其制品、禽肉、蛋类、奶类及其制品。

（4）临床表现：不同的致病性埃希菌有不同的致病机制，临床表现也不同。

1）肠致病性大肠埃希菌：肠致病性大肠埃希菌是婴儿流行性腹泻的重要病原菌，可引起婴儿肠炎、夏季腹泻及婴儿霍乱。本菌具有很强传染性，可引起暴发流行，也可引起成人腹泻。

2）肠产毒性大肠埃希菌：肠产毒性大肠埃希菌是许多发展中国家儿童及旅游者腹泻的常见病原菌，本菌可产生大量肠毒素，患者腹泻呈水样便，伴有恶心、腹痛、发热等症状。

3）肠侵袭性大肠埃希菌：肠侵袭性大肠埃希菌具有侵袭性，侵入人体肠黏膜上皮细胞后可迅速繁殖，破坏肠黏膜及其基底膜，出现黏膜溃疡，主要表现为血便、脓性黏液血便，里急后重、发热等，与痢疾杆菌相似，引起痢疾样腹泻。

4）肠出血性大肠埃希菌：肠出血性大肠埃希菌可引起出血性结肠炎。主要表现为突发性剧烈腹痛、腹泻，先水样便，后为血便，甚至全为血水，重者出现溶血性尿毒症，病死率为 3%～5%。

表 2-6 几种细菌性食物中毒的特点

名称	流行季节与潜伏期	主要中毒食物	主要临床表现
变形杆菌属食物中毒	5～10 月，以 7～9 月多见潜伏期 2～30 小时	水产品、凉拌菜、剩饭菜、豆制品	恶心、呕吐、头晕、头痛、乏力、阵发性剧烈腹痛
葡萄球菌肠毒素食物中毒	全年都可发生，多见于夏秋季，潜伏期 2～6 小时	乳类及乳制品、肉类和剩饭等	恶心、剧烈呕吐，上腹剧痛、水样便
副溶血性弧菌食物中毒	7～9 月多见，沿海地区多发，潜伏期 1～10 小时	海产品	上腹部阵发性绞痛，继而腹泻、水样便或糊状便，每日达 20 次以上
志贺菌食物中毒	7～10 月多见	熟食品	有类似菌痢样症状，粪便带有血液和黏液
肉毒梭菌毒素食物中毒	常年可发生，在 3～5 月多发，潜伏期 6 小时至 10 天	家庭自制的发酵食品	以对称性脑神经受损的症状为主，胃肠道症状少见

（六）非细菌性食物中毒

食入有毒的动物性和植物性食品引起的食物中毒称为有毒动植物中毒。多见以下 3 种情况：①某些动植物在外形上与可食的食品相似，但含有天然毒素，如河豚引起的食物中毒；②某些动植物食品由于加工处理不当，没有去除或破坏有毒成分，如苦杏仁、未煮熟的豆浆等引起的食物中毒；③保存不当产生毒素，如发芽马铃薯产生龙葵素引起的食物中毒。

有毒动植物中毒一般发病快、无发热等感染症状，按中毒食品的性质有较明显的特征性症状，通过进食史的调查和食物形态学的鉴定较易查明中毒原因。

由于食用被化学物质污染的食品或误食化学物质而引起的食物中毒称化学性食物中毒。近年来，随着化学工业的迅速发展，毒物品种不断增加。化学性食物中毒一旦发生，潜伏期短，病死率高，后果严重。最常见的是亚硝酸盐食物中毒（又称肠源性青紫病、发绀症）。下面介绍四种常见的非细菌性食物中毒。

1. 河豚中毒 河豚是一种味道鲜美但含剧毒的鱼类，淡水、海水中均能生活，我国沿海及长江下游均有出产。

（1）有毒成分：其有毒成分为河豚毒素，主要存在于河豚的内脏、血液及皮肤中，其中以卵巢毒性最大，肝脏次之。每年春季为河豚生殖产卵期，毒性最强，食之最易引起中毒。河豚毒素为无色针状结晶，微溶于水，易溶于稀醋酸；对热稳定，需 220℃以上方可分解；盐腌或日晒不能破坏，但 pH>7 时可被破坏。

（2）中毒机制：河豚毒素是一种神经毒，可使末梢神经和中枢神经发生麻痹。中毒机制为阻碍细胞膜对钠离子的通透性，阻断了神经兴奋的传导。首先是感觉神经麻痹，然后是运动神经麻痹。在心血管系统可导致外周血管扩张及动脉压急剧下降，最后出现呼吸中枢和血管运动中枢麻痹。

（3）临床表现与急救治疗：河豚中毒的特点为发病急速并剧烈，潜伏期 10 分钟至 3 小时。早期有手指、舌、唇刺痛感，然后出现恶心、发冷、口唇及肢端知觉麻痹，后发展至四肢肌肉麻痹、瘫痪，逐渐失去运动能力以致呈瘫痪状态。心血管系统出现心律失常、血压下降。最后因呼吸中枢和血管运动中枢麻痹而死亡。目前对此尚无特效解毒剂，对患者应尽快排出毒物，给予对症处理。

2. 毒蕈中毒 蕈，即蘑菇，已知毒蕈有80多种，其中剧毒的有10多种。常因误食而中毒，中毒症状复杂，如不及时抢救，病死率较高。

（1）有毒成分及中毒机制：有毒成分较复杂，其毒性主要是由其含有的毒素所致。

（2）临床表现：根据毒蕈毒素成分、中毒症状可分为以下四型：

1）胃肠炎型：潜伏期10分钟至6小时。主要症状为剧烈恶心、呕吐、腹痛、腹泻等。经过适当对症处理可迅速恢复，病程2～3天，预后好。其毒性成分可能是类树脂物质、胍啶或毒蕈酸等。

2）神经精神型：中毒症状除有胃肠炎外，主要表现为副交感神经兴奋症状，可引起多汗、流涎、流泪、瞳孔缩小、缓脉等；重者有神经兴奋、精神错乱和精神抑制等。引起中毒的毒素有毒蝇碱、蟾蜍素和幻觉原等。此型中毒用阿托品类药物及时治疗，可迅速缓解症状。

3）溶血型：潜伏期为6～12小时，除急性胃肠炎症状外，可有贫血、黄疸、血尿、肝脾肿大等溶血症状。严重者可致死亡。其毒性成分是鹿蕈素、马鞍蕈毒等，给予肾上腺皮质激素治疗，可很快控制病情。

4）脏器损害型：依病情发展可分为潜伏期、胃肠炎期、假愈期、内脏损害期、精神症状期及恢复期。主要由毒伞七肽、毒伞十肽等毒素引起，该毒素耐热、耐干燥，一般烹调加工不能被破坏。患者在发病后2～3天出现肝、肾、脑、心等内脏损害。以肝损害最严重，可出现肝肿大、黄疸、转氨酶升高，严重者出现肝坏死、肝性脑病。侵犯肾脏时可出现少尿、无尿或血尿，出现尿毒症、肾衰竭，病死率高。

3. 含氰苷类食物中毒 含氰苷类食物中毒是指因食用苦杏仁、桃仁、枇杷仁和木薯等含氰苷类食物而引起的食物中毒。

（1）有毒成分及中毒机制：含氰苷类食物中毒以苦杏仁中毒较多见，其有毒成分为氰苷。氰苷在体内水解，可释放出氰离子（CN^-）；CN^-与体内多种酶结合，尤其是与细胞色素氧化酶结合，使其不能传递电子，组织呼吸不能正常进行，氧气不能被组织细胞利用，机体由于缺氧而陷入窒息状态。

（2）临床表现与急救治疗：潜伏期一般为1～2小时。主要症状为口内苦涩、流涎、恶心、呕吐、心悸、头晕、头痛及四肢软弱无力，随组织缺氧加重，患者表现为呼吸困难，并可闻到苦杏仁味。重者意识不清，呼吸急促、微弱，全身阵发性痉挛，最后因呼吸麻痹或心跳停止而死亡。患者临床症状凶险，可在很短的时间内死亡。中毒患者立即吸入亚硝酸异戊酯，相继静脉注射亚硝酸钠和硫代硫酸钠。

4. 亚硝酸盐食物中毒 硝酸盐广泛存在于自然界中，在一定条件下可以引起中毒。

（1）中毒原因：硝酸盐在某些微生物硝基还原酶的作用下，可转化为亚硝酸盐，随同食物进入人体，引起中毒。如腌制不充分的咸菜，存放过久的蔬菜，亚硝酸盐会增高。加工咸肉、腊肠、火腿等食品时，有时为了使肉色鲜红而加入亚硝酸盐，如用量过多，也可造成中毒。误将硝酸盐或亚硝酸盐作食盐食用也可引起中毒。个别地区的井水含有较多的硝酸盐，当用此水煮粥或制作食物并存放过久，亚硝酸盐的含量会增加。

（2）中毒机制：亚硝酸盐进入血液后，血红蛋白中二价铁离子被氧化为三价，血红蛋白变为高铁血红蛋白而失去携带氧的能力，引起组织缺氧、发绀。摄入0.3～0.5g可引起中毒，3g可引起死亡。

（3）临床表现及急救治疗：潜伏期较短，如误食纯亚硝酸盐引起的中毒，10小时左右发病；大量食用不新鲜的、腐烂的蔬菜所致中毒，潜伏期约为1～3小时。主要症状为口唇、指甲以及全身皮肤出现发绀等组织缺氧表现，并有头晕、头痛、心率加速、嗜睡、烦躁不安、呼吸急促等症状。严重中毒者起病急，发展快，病情重，若不及时抢救治疗，可因呼吸困难、缺氧窒息或呼吸麻痹、循环衰竭而死亡。采用还原物质，促使高铁血红蛋白还原成血红蛋白是治疗的关键，如小剂量的特效解毒剂亚甲蓝，可合用维生素C。其他非细菌性食物中毒见表2-7。

表2-7 几种动植物食物中毒的特点

名称	有毒成分	临床表现	急救处理	预防措施
鱼类引起的组胺中毒	组胺	潜伏期数分钟至数小时，面部、胸部及全身皮肤潮红，眼结膜充血，伴头痛、胸闷、血压下降、心跳加快	采用抗组胺药物和对症治疗	禁止出售与避免食用腐败变质的鱼类
麻痹性贝类中毒	石房蛤毒素	潜伏期数分钟至20分钟，先有唇、舌、指尖麻木，后出现腿、颈部麻木，运动失调，伴头痛、恶心、呕吐及呼吸困难	催吐，洗胃和导泻，对症治疗	加强贝类的预防性监测
含氰苷类食物中毒	氰苷	口苦、流涎、恶心、呕吐，重者呼吸困难，呼吸不规则	迅速彻底洗胃，尽快使用特效解毒剂，亚硝酸异戊酯、亚硝酸钠和硫代硫酸钠综合治疗	加强宣传教育，不食苦杏仁、食木薯必须去皮，加水浸泡，蒸煮时开盖
粗制棉籽油棉酚中毒	棉酚、棉酚紫、棉酚绿	皮肤潮红、烧灼难忍、口干、无汗、四肢麻木	无特效解毒剂	加强宣传教育不食粗制生棉籽油

（七）食物中毒的预防措施

1. 细菌性食物中毒的预防 预防细菌性食物中毒，主要通过以下措施来完成：

（1）防止污染：认真贯彻执行《食品卫生法》，加强肉食卫生管理，特别是加强夏秋肉食和肉制品的卫生监督。做好牲畜宰前、宰后的兽医卫生检疫，禁止病死或死因不明的禽畜肉上市。食品企业、饮食行业、集体食堂应做到生熟分开，严格防止交叉污染，食具要严格消毒，一切食物应以新鲜为原则，烧熟煮透，做好食物保藏，消灭苍蝇、老鼠。食品从业人员要进行定期体检，按规定进行带菌检查和卫生知识培训，养成良好的卫生习惯，严格遵守饮食行业和个人卫生制度。

（2）控制细菌繁殖：为控制细菌繁殖及外毒素的形成，食品应低温保存或冷藏。绝大部分致病菌生长繁殖的最适温度为20～40℃，在10℃以下繁殖减弱，低于0℃多数细菌不能繁殖。用盐渍的方法也能控制细菌繁殖，及形成毒素，一般加盐量为10%。

（3）杀灭病原菌和破坏毒素：加热能杀灭沙门菌属细菌，其效果取决于许多因素，如加热方法、食品的体积和食品污染的程度等。为了彻底杀灭肉类中可能存在的沙门菌属细菌，应使肉块深部温度至少达80℃，并持续12分钟；蛋类煮沸8～10分钟。发酵食品用的原料应先经高温灭菌，食用前还应再加热。对可能形成葡萄球菌肠毒素的食品须100℃

加热 2 小时后方可食用。蒸煮蟹虾时，须 100℃加热 30 分钟，可杀灭副溶血性弧菌。罐头食品生产应严格执行灭菌操作过程。

2. 非细菌性食物中毒的预防 预防非细菌性食物中毒，主要通过以下措施来完成：

(1) 加强宣传、防止误食：如加强宣传河豚有毒知识，禁止上市销售、水产部门应集中加工。为防止毒蕈中毒，根本的措施是不要采摘和食用自己不能识别的蘑菇。防止误食农药拌过的种子，误把砷化物、亚硝酸盐当食盐食用，误将钡盐当明矾使用。

(2) 防止食品污染：在食品生产、加工、运输、贮存、销售过程中，防止化学毒物污染食品。加强农药管理，成熟期的粮食作物、果树的病虫害不得使用剧毒农药喷洒。

（八）食物中毒的调查和处理

1. 食物中毒的调查 组织流行病学专家调查，明确临床诊断，及时处理患者是食物中毒发生后应采取的重要措施。具体步骤如下：

(1) 了解中毒发生的时间及经过情况，中毒人数及严重程度，初步确定引起中毒的可疑食品。详细询问中毒患者在发病当天与前两天所吃食物，筛出全部患者均吃过而健康者未吃过的食物，确定可疑食品。在初步确定可疑食物的基础上封存一切剩余的可疑食物，禁止出售或食用；确定膳食供应范围和用膳人员名单；调查炊事人员健康状况。

(2) 查明患者的发病时间及主要临床表现，积极抢救、治疗患者，促使毒物尽快排出，并采取对症处理和特效治疗。如食入中毒食物不久，可催吐洗胃，如食入中毒食物时间长可用导泻、灌肠的方法。如患者已有剧烈呕吐与腹泻或消化道损伤，则不宜进行此处理。

(3) 对可疑食品的剩余部分，患者的吐泻物及其他可疑物品应及时采样送检。采样时被检样品的质量固体为 100～150g，液体为 100～200ml。采样后应避免发生变质和再污染，细菌样品应在无菌条件下采样和低温下保存运送，挥发性样品更应注意密封，样品中不得加入防腐剂。根据中毒症状及可疑原因提出检验重点和目的，力求缩小检验范围。

2. 食物中毒的处理 食物中毒发生后，应积极妥善处理患者，以老幼重症患者为抢救重点，尽量避免死亡。同时应做到：

(1) 立即向当地卫生防疫站和有关部门报告：包括中毒时间、地点、人数、发病经过和主要表现；波及范围、发展趋势、引起中毒的食品；已经采取的措施和需要解决的问题。

(2) 立即封存可疑食物：已封存食物未经卫生部门或专业人员许可，不得解除封存。针对原因进行现场处理，如剩余食物的销毁、厨房食具的消毒，对传染病患者及带菌者、化脓性皮肤病的炊事人员暂时调离饮食业工作。

(3) 追究相关的责任，总结经验教训：卫生部门在追究引起中毒的当事人的法律责任之外，应重视卫生宣传与指导工作，并提出具体改进意见和措施。针对中毒原因总结经验教训，制定严格的卫生制度和预防措施。食物中毒的诊断主要以流行病学调查资料、中毒患者的临床表现为依据，并经过必要的实验室诊断确定中毒原因。一旦发生食物中毒事件，应及时进行认真调查，查明原因，提出改进措施，以免同类事件再次发生。

（蔡 丽）

思考题

1. 解释概念：生态系统、生态平衡、食物链、生物富集、环境、环境污染、二次污染物、公害、食物中毒。

2. 简述人与环境之间的关系。

3. 说出环境污染物的种类和来源，叙述影响环境污染物对人体作用的因素。

4. 简述环境污染的特点及对人体健康的损害，举例说明。

5. 说出职业有害因素有哪些？

6. 简述职业损伤的分类。

7. 试述食物中毒的原因、特点、种类及各种食物中毒的主要临床表现，根据所学的知识，在现实生活中如何预防食物中毒？已经发生的食物中毒如何调查和处理？

第三章　卫生统计方法

学习目标

1. 掌握统计工作的基本步骤。
2. 掌握数值变量资料、分类变量资料的统计描述。
3. 掌握统计图、统计表的制作。
4. 熟悉正态分布的特征与应用。
5. 熟悉数值变量资料、分类变量资料的统计推断。
6. 了解第一类错误与第二类错误。

统计学是运用数理统计的原理和方法，研究数据的搜集、整理与分析的科学，是认识社会和自然现象数量特征的重要工具。本章主要介绍居民健康状况研究、卫生工作实践和医学科研中常用的统计学基本原理和方法。

第一节　概　　述

一、卫生统计方法的定义和内容

（一）卫生统计方法的定义

卫生统计方法（health statistical methods）是应用数理统计的原理与方法，研究居民健康状况以及卫生服务领域中数据的搜集、整理与分析的一种科学方法。

（二）卫生统计方法的内容

1. 卫生统计学的基本原理和方法　包括统计设计、搜集资料、整理资料的方法，对资料的数量特征、分布规律进行测定和描述的方法，根据研究目的和资料性质，用样本信息推断总体特征的方法等。

2. 居民健康统计　包括研究人口数量、人口构成以及出生统计、死亡统计、计划生育统计的医学人口统计，研究疾病在人群中发生、发展和流行情况的疾病统计，研究人群生长发育水平的生长发育统计等。

3. 卫生服务统计　包括卫生资源利用、卫生服务供给及卫生服务需求等方面的统计工作。

二、统计工作的步骤

统计工作的基本步骤包括：统计设计、搜集资料、整理资料、分析资料，这四个基本步骤是紧密联系、前后呼应、不可分割的整体，任何一步的缺陷都会影响统计分析的结果。

（一）统计设计

统计设计（statistical design）是根据研究目的，从统计学的角度对搜集资料、整理资料和分析资料提出周密的计划和要求。它是卫生统计工作的第一步，是整个研究工作全过程实施的依据，是关键的一环。一个好的统计设计可以用较少的人力、物力和时间取得更多的较可靠的资料。

统计设计的要求：科学、周密、简明。

（二）搜集资料

搜集资料（collection of data）是根据统计设计的要求，完整、准确、及时地取得原始数据的过程。原始资料按其来源可分为：

1. 经常性资料　包括日常医疗卫生工作原始记录（如病历）、专门报告卡（如出生报告卡）、统计报表（如疫情月报表）。

2. 一时性资料　指由现场调查和实验研究搜集的资料。

搜集资料的要求：完整、准确、及时。完整，首先指研究对象的完整，所有应调查、研究的对象均不能遗漏，也不能重复；其次指所有研究项目和内容都应填写完整，不能遗漏、重复。准确，指填写的项目应界限清晰、项目之间无矛盾、无重复，保证资料真实可靠。及时，指调查和实验应在规定的时间内完成，不能任意拖延，否则资料可能无法反映特定时间的具体情况。

（三）整理资料

整理资料（sorting data）是根据统计设计的要求，把搜集到的原始资料按性质或按数量特征进行科学整理，使分散的、零乱的资料变成系统的、条理的资料，以便计算有关指标、进行统计分析。整理资料要按核查资料、设计分组、拟订整理表和归组汇总的顺序进行。

1. 核查资料　包括核查资料是否正确、完整，项目有无重复或遗漏，记录是否有误，项目之间是否矛盾。检查资料数字的正确性时，可利用横向、纵向合计均等于总计进行验证。检查项目有无矛盾时，可应用逻辑检查，如收缩压高于舒张压、卵巢癌患者为女性等。发现错误时，能改正的应及时改正，如不能改正，要重新调查更正，无法补救的资料或项目应删除。

2. 设计分组　资料经全面核查后，将性质相同的观察单位合在一起，将性质不同的观察单位分开，以便把组内的共性、组间的差异性显示出来。常用的分组方法有类型分组、数量分组两种。

（1）类型分组：指按分组因素的类别来分组，如将观察单位按性别、职业、疾病类型、病情等分组。

（2）数量分组：指按分组因素的数量大小来分组，如将观察单位按年龄大小、脉搏快慢、血压高低等分组。数量分组时，应注意：①组数取决于研究目的、资料的性质和观察单位数的多少，组数过多或过少都不利于统计分析。分组太细，组数过多，各组的观察单位数变少，事物的规律不易显示出来；相反，分组过少，往往会掩盖事物的特征。例如，分析居民年龄别死亡率时，若以0～19岁为一组，会掩盖婴幼儿和青少年死亡率的本质差异。②为便于资料间的相互比较，必须注意习惯的分组方法。例如，研究年龄别死亡率时，年龄分组习惯上分为：0～、1～、5～、10～、……。研究人口年龄构成时，国际上惯用0～14岁、15～64岁、65岁及以上。③数量分组的界限要清楚，既不要互相包含，又不要留有空隙。例如，按年龄分组时，0～5、5～10、……，或者5岁以下，5岁以上等写法都不明确，因为5放在何组不清楚。正确的表示方法是：0～、5～、10～、……，其中0～指0岁起至不满5岁，余类推。

两种分组方法往往结合使用，如表3-1，把性别和年龄结合起来分组，可分析食管癌死亡率在同一性别中的年龄差异和同一年龄组中的性别差异。

表3-1　某地某年不同性别、年龄居民食管癌死亡率

年龄组	每年平均人口数		死亡人数		死亡率（1/10万）		死亡人数构成比（%）	
（岁）	男	女	男	女	男	女	男	女
＜30								
30～								
40～								
50～								
60～								
70～								
合计							100.0	100.0

3. 拟订整理表　整理表是按照统计分析表的要求设计的、用于归组汇总原始资料的过渡性表格。拟订整理表时，应尽量把关系密切的几个项目放在一个表内，以便呈现出固有的规律性。表中应有“合计”、“总计”等项目，以便核对。

4. 归组汇总　按分组要求，将原始资料归入相应各组。可以用计算机汇总，资料较少时，也可以用手工汇总。手工汇总一般采用划记法或分卡法。

（1）划记法：汇总时用划“正”字来记数。此法简便易行，但易出错，并且出错之后不易检查，常用于观察单位数不多、调查项目较少的资料的汇总。

（2）分卡法：直接将原始记录卡分别归入各组，经核对，清点各组卡片数，即得各组观察单位数。此法易于检查和纠正错误，常用于观察单位数较多的资料的汇总。

（四）分析资料

分析资料（analysis of data），就是运用各种统计分析方法，结合专业知识，对整理好的资料进行统计分析，阐明事物的内在联系和规律。统计分析包括：

1. 统计描述　指用描述性指标、统计表、统计图等方法，对资料的数量特征和分布规律进行测定和描述。

2. 统计推断　指如何抽样，以及如何由样本信息推断总体特征，包括参数估计和假设检验。

分析资料时应注意：资料的类型不同、分析的目的不同，使用的统计分析方法也不同。

三、统计中的几个基本概念

（一）同质与变异

严格地讲，同质（homogeneity）是指被研究指标的影响因素相同。但在医学研究中，有些影响因素往往是难以控制的（如遗传、营养等），甚至是未知的。因此，实际工作中只有相对的同质，常把同质理解为对被研究指标影响较大的、可以控制的主要因素尽可能相同。例如，研究儿童身高时，要求影响身高这一指标较大的、易控制的因素（如性别、年龄、民族、地区）要相同，而不能控制的因素（如遗传、营养等）可以忽略。

同质基础上的各观察单位（亦称为个体）之间的差异，统计学上称为变异（variation）。例如，研究儿童的身高时，即使同质（同性别、同年龄、同民族、同地区），儿童的身高也有高有低，称为身高的变异。

统计工作的目的就是在同质分组的基础上，通过对变异的研究发现同质事物的本质特征和规律。

（二）总体与样本

总体（population）是根据研究目的确定的同质观察单位的全体，更确切地说，是同质的所有观察单位某种变量值的集合。例如，调查某地 1992 年正常成年男子的红细胞数，则观察对象是该地 1992 年所有的正常成年男子，观察单位是每个人，变量是红细胞数，变量值是每个人测得的红细胞数，该地 1992 年全部正常成年男子的红细胞数就构成了一个总体。它的同质基础是同一地区、同一年份、同为正常成人、同为男性。这里的总体只包括有限个观察单位（确定的时间、空间范围内），称为有限总体。有时总体是假想的，无确定的时间和空间限制，因此观察单位数是无限的，称为无限总体。例如，研究碘盐对缺碘性甲状腺病的防治效果，该总体的同质基础是同为缺碘性甲状腺病患者，同用碘盐防治。总体应包括设想使用碘盐防治的所有缺碘性甲状腺病患者，没有时间和空间的限制，因而观察单位数无限，该总体为无限总体。

样本（sample）是从总体中随机抽取部分观察单位，其实测值的集合。例如，调查某地 1992 年正常成年男子的红细胞数，可从某地 1992 年的正常成年男子中随机抽取 100 人，分别测得其红细胞数，这 100 个数即组成一个样本。

医学研究中，很多总体是无限总体，要直接研究总体的情况是不可能的。即使对有限总体来说，如果包含的观察单位过多，也要花费很大的人力、物力和财力，有时也是不必要的和不可能的。例如，检查一批鸡蛋的沙门菌污染情况，由于检查带有破坏性，不可能将所有鸡蛋逐一检查。因而，在实际工作中常常从总体中抽取样本，用样本信息推断总体特征。

为确保样本能够正确反映总体情况，应注意以下几点：

1. 对总体要有明确的限定。

2. 总体内所有观察单位必须是同质的。

3. 抽取样本的过程中，必须遵循随机化原则，即要确保总体中的每一个观察单位都有同等的机会被抽到。

4. 样本要有一定的含量。

（三）参数与统计量

描述总体特征的指标，称为参数（parameter），用希腊字母表示。如总体均数（μ）、总体标准差（σ）和总体率（π）等。描述样本特征的指标，称为统计量（statistic），用拉丁字母表示。如样本均数（$\overline{X}$）、样本标准差（s）和样本率（p）等。例如，研究某地 10 岁男孩身高情况，该地所有 10 岁男孩的身高均数为参数。若进行抽样研究，随机从总体中抽出一部分 10 岁男孩，计算出的身高均数为统计量。

参数是事物本身所固有的、不变的，而统计量会随样本的不同而不同，但统计量的分布是有规律的。

（四）误差

误差是实测值与真值之差或样本指标与总体指标之差。根据误差的性质可分为系统误差和随机误差。

1. 系统误差　在搜集资料过程中，由于仪器不准、标准试剂未经校正、观察方法以及判断标准不统一等确定原因，使观察结果呈倾向性偏大或偏小，这种误差称为系统误差（systematic error）。系统误差无统计规律性，不消除原因，系统误差还可重现，但通过科学设计、严格技术措施可减少或消除系统误差。

2. 随机误差　随机误差（random error）包括随机测量误差和抽样误差。

（1）随机测量误差：随机测量误差（random measurement error）指在搜集资料的过程中，由于各种偶然因素的影响，造成同一对象的多次测定结果之间有的稍高，有的稍低。随机测量误差无固定倾向性，但有统计规律性，呈正态分布。随机测量误差难以避免，但通过改善测量手段与条件、采用多次测定的平均值等方法可以将其控制在较小范围内。

（2）抽样误差：由于总体中的各观察单位存在个体变异，从总体中随机抽取的样本的指标不一定恰好等于总体指标，样本指标与样本指标之间也不一定恰好相等，这种由于抽样而引起的差异，称为抽样误差（sampling error）。生物个体变异是客观存在的，因而抽样误差是不可避免的，但可通过样本含量加以控制。一般来说，样本越大，抽样误差越小，用样本推断总体的精确度越高，反之亦然。

（五）概率

概率（probability），是描述随机事件发生的可能性大小的一个度量，常用 P 表示。例如，向空中投掷一枚硬币，落地后，正面可能向上，也可能向下。如将“正面向上”这个随机事件记为 A，用 n 表示投掷次数，用 m 表示随机事件 A 发生的次数，用 f 表示随机事件 A 发生的频率（f=m/n），0≤m≤n，0≤f≤1。用不同的投掷次数 n 作随机试验，结果如下：m/n＝8/10＝0.8，7/20＝0.35，……249/500＝0.498，501/1000＝0.501，10001/2000＝0.5000。可以看出，当投掷次数 n 足够大时，f=m/n→0.5，称 P（A）＝0.5，或简记为 P=0.5。当 n 足够大时，可以用 f 估计 P。

随机事件概率的大小在 0 与 1 之间，即 $0 \leq P \leq 1$，常用小数或百分数表示。P 越接近 1，表示某事件发生的可能性越大；P 越接近 0，表示某事件发生的可能性越小。$P=1$，表示事件必然发生，$P=0$，表示事件不可能发生，它们是确定性的，不是随机事件，但可以把它们看成随机事件的特例。

统计上的很多结论带有概率性，如医学科研论著中常见到 $P \leq 0.05$，或 $P \leq 0.01$，前者表示事件发生的可能性小于等于 0.05，后者表示事件发生的可能性小于等于 0.01。习惯上，将 $P \leq 0.05$ 或 $P \leq 0.01$ 的事件称为小概率事件，其统计学意义是：小概率事件在一次随机试验中，可以认为其不会发生。

四、统计资料的类型

统计资料一般分为数值变量资料和分类变量资料两大类。不同类型的资料应选择不同的统计指标和统计分析方法。

- 统计资料
  - 数值变量资料
  - 分类变量资料
    - 二项分类变量资料
    - 多项分类变量资料
      - 无序分类变量资料
      - 有序分类变量资料（等级资料）

（一）数值变量资料

对每个观察单位用定量方法测定某项指标数值的大小，它的取值是定量的，表现为数值大小有度量衡单位，这样的资料称为数值变量资料（numerical variable data），亦称为计量资料（measurement data）。例如，调查某地某年7岁男孩的身体发育状况，以人为观察单位，每个人的身高（cm）、体重（kg）、血压（kPa）、坐高指数（%，坐高/身高）等，都属于数值变量资料。

数值变量资料常用平均数、标准差、标准误等指标进行描述；用 t 检验、方差分析、相关与回归等统计方法比较和分析。

（二）分类变量资料

先将观察单位按某种属性或类别分组，然后清点各组观察单位数，它的取值是定性的，表现为互不相容的属性或类别，无度量衡单位，这样的资料称为分类变量资料（categorical variable data），亦称为计数资料（enumeration data），包括二项分类变量资料和多项分类变量资料。

1. 二项分类变量资料 变量仅分为两个类别，如HBsAg检查结果只分为阳性、阴性；性别只分为男、女，两类间互相对立。

2. 多项分类变量资料 变量分为两个以上类别，包括：①无序分类变量资料，指各类别变量值之间无程度上的差别和等级顺序关系；例如，观察某人群的血型，以人为观察单位，分为A型、B型、AB型和O型。②有序分类变量资料，亦称为等级资料（ranked data），指各类别变量值之间存在程度上的差别或等级顺序关系，给人以“半定量”的概念。例如，测定某人群的血清反应，以人为观察单位，结果可分为－、±、＋、＋＋四级。

分类变量资料常用率、构成比、相对比等指标进行描述；用 u 检验、卡方（χ^2）检验、等级相关等统计方法比较和分析。

（三）不同类型资料的转化

数值变量资料、分类变量资料和等级变量资料，各有其适用的统计分析方法，统计分析时，要先确定资料属于何种类型，然后选择相应的统计分析方法。但资料的类型也不是绝对的，可根据研究目的、分析的需要，将资料的类型进行转化。例如，某样本的每个人的血红蛋白含量，为数值变量资料。若按血红蛋白含量正常与异常分为两组，清点各组人数，就转化为二项分类变量资料。若按血红蛋白含量（g/L）的多少分为五个等级：

血红蛋白含量（g/L）	等级
＜60	重度贫血
60～	中度贫血
90～	轻度贫血
120～160	正常
＞160	血红蛋白增高

清点各等级的人数，就转化为有序分类变量资料（等级资料）。

有时可将分类变量值或等级变量值作“数量化”处理，使之转换为评分，分别用 0、1、2……等表示，这时分类变量或等级变量资料就转换为数值变量资料。

第二节　数值变量资料的统计描述

一、数值变量资料的频数分布

频数是观察值的个数。频数分布是观察值在其取值范围内，在各组段的分布情况。频数分布表简称频数表（frequency table），指同时列出观察值在其取值范围内，在各组段的频数分布情况的表格。

（一）频数表的编制

结合例 3.1，介绍数值变量资料频数表的编制方法。

例 3.1　某年某市 100 名 30～49 岁健康男子血清总胆固醇值（mmol/L）如下，试编制其频数分布表。

3.4， 3.2， 3.3， 3.3， 4.4， 3.4， 5.3， 3.4， 3.4， 3.5， 3.6， 3.6， 3.7，
3.8， 3.8， 3.9， 3.9， 2.7， 4.4， 4.4， 4.4， 4.4， 4.1， 4.1， 4.1， 4.2，
4.2， 4.3， 4.3， 3.1， 4.3， 4.3， 4.3， 4.4， 4.4， 4.4， 4.5， 4.5， 4.5，
4.5， 4.5， 4.5， 4.6， 4.6， 4.9， 4.6， 4.9， 4.9， 4.6， 4.7， 4.1， 4.7，
4.7， 4.7， 4.8， 4.8， 4.8， 5.4， 4.8， 4.8， 4.8， 4.8， 4.9， 4.9， 4.9，
4.9， 5.0， 5.0， 5.4， 5.4， 5.1， 5.2， 5.2， 6.6， 5.2， 5.2， 7.3， 5.2，
5.3， 5.3， 5.4， 5.4， 5.5， 5.6， 5.6， 5.6， 5.7， 5.7， 5.9， 5.9， 5.9，
6.4， 6.4， 6.2， 6.3， 6.3， 6.4， 6.5， 6.7， 5.4。

1. 计算全距　全距又称极差（range），用 R 表示，是观察值中最大值和最小值之差。本例的最大值为 7.3，最小值为 2.7，全距＝7.3－2.7＝4.6（mmol/L）。

2. 确定组段数和组距　根据全距（R）和观察值个数（n），确定组段数（k）。一般设 10～15 个组段，全距大，观察值个数多，组段数可适当多些。常用全距的 1/10 取整作为组距（i），i＝R/k，以便于汇总和计算。本例全距的 1/10 为 0.46，取 0.5 为组距。

3. 划分组段　将观察值依次划分为若干个段落，这些段落称为组段。各组段的起点和终点分别称为下限和上限，相邻两组段的下限之差为组距。各组段从本组段的下限开始，不包括本组段的上限，用各组段下限及“～”表示。第一组段应包括最小观察值，最后一个组段应包括最大观察值，同时写出下限和上限。本例第一组段为 2.5～，从 2.5 开始，包括大于等于 2.5，小于 3.0 的观察值，第二组段为 3.0～，第三组段为 3.5～……第十组段为 7.0～7.5（表 3-2 第 1 列）。

4. 列表归组　确定组段界限后，列成表 3-2 的形式，用划记法将各个观察值归入各组段，清点各组段的观察单位数，即频数（f），表 3-2 即为频数表。

随着计算机的广泛应用，频数表的编制一般由计算机完成。计算机编制频数表准确、快速，并且可根据需要随时变换组距和组段编制理想的频数表。但用计算机编制频数表需保证原始数据输入正确和合理分组。

表 3-2　某年某市 100 例 30～49 岁健康男子血清总胆固醇值频数表

组段（1）	划记（2）	频数（f）（3）
2.5～	一	1
3.0～	正下	8
3.5～	正下	8
4.0～	正正正正	19
4.5～	正正正正正下	28
5.0～	正正正丅	17
5.5～	正正	9
6.0～	正一	6
6.5～	下	3
7.0～7.5	一	1
合计		$\sum f=100$

（二）频数分布图的绘制

根据数值变量资料的频数表，以观察值为横轴，以频数为纵轴，在各组段上作高度等于频数的矩形，矩形面积与该组段频数成正比，如图 3-1 所示，称为频数分布图。

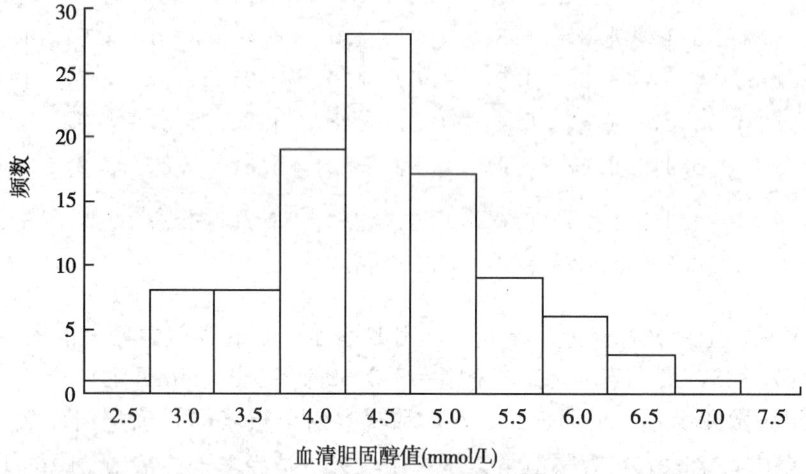

图 3-1　某年某市 100 名 30～49 岁健康成年男子血清胆固醇值的频数分布

（三）频数分布的类型

频数分布可分为对称分布和偏态分布两种类型，偏态分布包括正偏态分布与负偏态分布。

1. 对称分布型　如图 3-2a，整个图形高峰位于中心，左右逐步下降并大致对称。这类分布最为多见，如身高、体重、血压、脉搏、血红蛋白等许多生理、生化指标值的频数分布。

2. 偏态分布型

（1）正偏态分布型：如图 3-2b，整个图形不对称，高峰偏左，即频数主要集中在观察值较小的一端。属于此类分布的资料也不少见，如一些以儿童为主的传染病，患者的年龄分布，集中位置偏向年龄较小的一侧。

（2）负偏态分布型：如图 3-2c，整个图形不对称，高峰偏右，即频数主要集中在观察值较大的一端。属于此类分布的资料较为少见，如冠心病、大多数恶性肿瘤等慢性病患者的年龄分布。

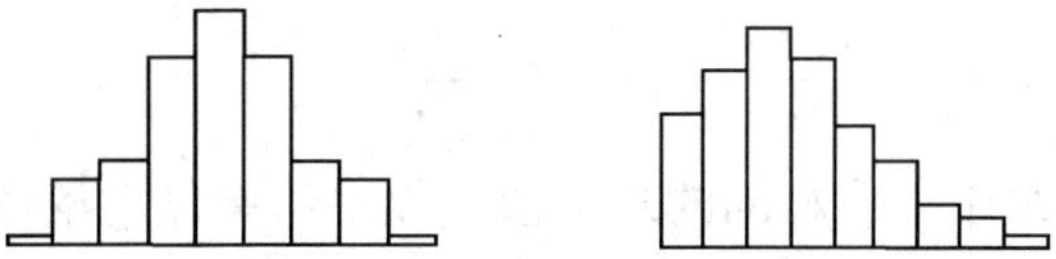

图 3-2 常见频数分布类型示意图

（四）频数表的用途

1. 频数表可揭示资料的频数分布类型（如上述）。

2. 从频数表可看出数值变量资料频数分布的两个重要特征：集中趋势（central tendency）和离散趋势（tendency of dispersion）。由表 3-2 可见，100 名 30～49 岁健康男子血清总胆固醇值向中央集中，4.5～mmol/L 组段附近居多，为集中趋势；从中央到左右两侧频数分布逐渐减少，为离散趋势。

3. 频数表便于发现某些特大或特小的可疑值。例如，在频数表两侧，出现连续几个组段的频数为 0 后，又出现一些特大或特小值，需对原始资料进一步核查，如存在错误，应即时纠正。

4. 频数表便于进一步计算统计指标和分析处理。

二、集中趋势指标

从频数分布表和频数分布图可以大致看出数值变量资料频数分布的集中趋势和离散趋势。只有把集中趋势和离散趋势结合起来，才能全面地认识事物。如果要准确描述数值变量资料的频数分布特征，需进一步计算集中趋势指标和离散趋势指标。

集中趋势指标又称平均数（average），常用于描述一组观察值的集中位置，代表其平均水平，可用于组间的分析比较。常用的平均数有算术均数、几何均数、中位数。

（一）算术均数

算术均数（arithmetic mean），简称均数（mean），反映一组观察值在数量上的平均水平。适用于正态分布或近似正态分布资料。总体均数用 μ 表示，样本均数用 $\bar{X}$ 表示。

均数的计算方法有直接法、加权法。

1. 直接法 将所有观察值（X_1，X_2，X_3，$\cdots X_n$）直接相加，再除以观察值的个数（n），即得均数（$\bar{X}$）。写成公式为：

$$\bar{X}=\frac{X_1+X_2+X_3+\cdots+X_n}{n}=\frac{\sum X}{n} \qquad \text{（公式 3-1）}$$

式中，$\bar{X}$ 为均数符号，读作“eksba”；X_1，X_2，X_3，…，X_n 为各观察值；$\sum$ 为求和符号，读作“sigma”；n 为样本含量，即观察值的个数。

例 3.2 6 名新生儿体重（kg）为 3.2，3.1，2.9，2.8，3.0，3.0，求其平均体重。

把上述 6 个数据代入公式 3-1，得

$$\bar{X}=\frac{3.2+3.1+2.9+2.8+3.0+3.0}{6}=3.0\ \text{(kg)}$$

即 6 名新生儿平均体重为 3.0kg。

2. 加权法 频数表资料或相同的观察值较多的资料，可采用加权法计算均数，计算公式为：

$$\bar{X}=\frac{f_1X_1+f_2X_2+f_3X_3+\cdots+f_nX_n}{f_1+f_2+f_3+\cdots+f_n}=\frac{\sum fX}{\sum f} \quad \text{（公式 3-2）}$$

式中，f 为频数，X 为各组段的组中值或相同的观察值，组中值=（本组段下限+下一组段下限）÷2。在表 3-2 的基础上，增加组中值（X）、$f \cdot X$ 两栏，得表 3-3。

表 3-3 100 名 30～49 岁健康男子血清总胆固醇值均数的计算表（加权法）

组段 (1)	组中值（X） (2)	频数（f） (3)	$f \cdot X$ (4) = (3) × (2)
2.5～	2.75	1	2.75
3.0～	3.25	8	26.00
3.5～	3.75	8	30.00
4.0～	4.25	19	80.75
4.5～	4.75	28	133.00
5.0～	5.25	17	89.25
5.5～	5.75	9	51.75
6.0～	6.25	6	37.50
6.5～	6.75	3	20.25
7.0～7.5	7.25	1	7.25
合计		$\sum f=100$	$\sum fX=478.50$

将表 3-3 中$\sum fX$、$\sum f$ 的数据代入公式 3-2，得

$$\bar{X}=\frac{478.5}{100}=4.79 \text{ (mmol/L)}$$

即血清总胆固醇值均数为 4.79（mmol/L）。

加权法计算均数的原理：就频数表而言，用加权法计算均数，实际上是用组中值（X）代表该组段的每个观察值，用组中值乘以相应组段的频数，即 fX，代表该组段各个观察值之和，将各个组段的 fX 相加，即$\sum fX$，作为全部观察值之和，再除以总频数 f，即得$\bar{X}$。从公式 3-2 可以看出，均数的大小不仅取决于各观察值或组中值的大小，而且取决于各组段的频数（f），频数在公式中“权衡”了各观察值或组中值对均数大小的影响，即频数多的观察值或组中值，对均数的影响大，反之，对均数的影响小。统计学中，把频数称为权数，这种计算均数的方法因而得名加权法。

（二）几何均数

几何均数（geometric mean），用 G 表示，适用于：①对数正态分布资料，即数据经过对数变换后呈正态分布的资料；②等比关系资料，即各观察值之间呈倍数变化的资料。例如抗体滴度、平均效价等。

1. 计算方法 几何均数的计算方法有直接法、加权法。

（1）直接法：当观察值的个数不多时，将 n 个观察值的乘积开 n 次方，即得几何均数。写成公式为：

$$G=\sqrt[n]{X_1 \cdot X_2 \cdot X_3 \cdot \cdots \cdot X_n} \quad \text{（公式 3-3）}$$

把观察值取对数计算较为方便，公式 3-3 变为公式 3-4。

$$G=\lg^{-1}\left(\frac{\sum \lg X}{n}\right) \qquad (公式 3-4)$$

式中，$\lg^{-1}$为反对数符号，$\sum \lg X$ 为各观察值的对数值之和，n 为观察值的总个数。

例 3.3　5 人的血清滴度为：1∶2，1∶4，1∶8，1∶16，1∶32，试求其平均滴度。

本例可先求平均滴度倒数的几何均数。

$$G=\sqrt[5]{2\times4\times8\times16\times32}=8$$

即血清的平均滴度为 1∶8。

（2）加权法：频数表资料或相同的观察值较多的资料，宜用加权法计算几何均数，计算公式为：

$$G=\lg^{-1}\left(\frac{f_1\lg X_1+f_2\lg X_2+\cdots+f_k\lg X_k}{f_1+f_2+\cdots+f_k}\right)=\lg^{-1}\left(\frac{\sum f\lg X}{\sum f}\right) \qquad (公式 3-5)$$

例 3.4　50 人接种某疫苗后，血清凝集效价见表 3-4 第（1）、（2）栏，求平均凝集效价。

表 3-4　50 人接种某疫苗后血清凝集效价的几何均数计算表

凝集效价的倒数 (1)	频数（f） (2)	$\lg X$ (3)	$f\cdot\lg X$ (4)=(3)×(2)
20	6	1.301 03	7.806 18
40	9	1.602 06	14.418 54
80	21	1.903 09	39.964 89
160	8	2.204 12	17.632 96
320	6	2.505 15	15.030 90
合计	$\sum f=50$		$\sum f\lg X=94.85347$

本例$\sum f=50$，$\sum f\lg X=94.85347$，代入公式 3-5，得：

$$G=\lg^{-1}\left(\frac{\sum f\lg X}{\sum f}\right)=\lg^{-1}\left(\frac{94.8534}{50}\right)=78.90$$

即平均凝集效价为 1∶78.90。

2. 应用几何均数的注意事项

（1）计算几何均数时，观察值中不能有 0，因为 0 不能取对数。

（2）一组观察值中不能同时有正值和负值。若全为负值，可先按正值运算，得出结果后再加上负号。

（3）同一组资料求得的几何均数小于均数，即 $G<\bar{X}$。

（三）中位数

将一组观察值从小到大排列，位居中间的那个观察值就是中位数（median），用符号 M 表示。比中位数大的和比中位数小的观察值的个数相等。在正态分布资料中，$M=\bar{X}$；在对数正态分布资料中，$M=G$。

用中位数表示平均水平，不受资料类型的限制，应用范围广，适用于：①偏态分布资料；②一端或两端无界资料，即开口资料；③频数分布类型不明的资料。

1. 计算方法　中位数的计算方法有直接法、加权法，分述如下：

（1）直接法：当观察值的个数不多时，用直接法计算。将观察值按大小顺序排列，再按下式计算：

n 为奇数时，$M=X_{\left(\frac{n+1}{2}\right)}$ （公式 3-6）

n 为偶数时，$M=\left[X_{\left(\frac{n}{2}\right)}+X_{\left(\frac{n}{2}+1\right)}\right]/2$ （公式 3-7）

式中，下标$\left(\frac{n+1}{2}\right)$、$\left(\frac{n}{2}\right)$和$\left(\frac{n}{2}+1\right)$为观察值的位次，$X_{\left(\frac{n+1}{2}\right)}$、$X_{\left(\frac{n}{2}\right)}$和$X_{\left(\frac{n}{2}+1\right)}$为相应位次上的观察值。

例 3.5 7 名某传染病患者的潜伏期为 5，8，6，10，9，7，20（天），试求其中位数。

先按大小顺序将 7 个数字排列，5，6，7，8，9，10，20。本例 $n=7$，为奇数，

应按公式 3-6 计算中位数。$M=X_{\left(\frac{7+1}{2}\right)}=X_4=8$，即 7 名患者潜伏期的中位数为 8（天）。

例 3.6 10 名梅毒性脑膜炎患者脑脊液中的细胞数，按大小顺序排列为：19，28，53，74，96，124，160，286，450，1098，试求其中位数。

本例 $n=10$，为偶数，应按公式 3-7 计算中位数。$M=\left[X_{\left(\frac{n}{2}\right)}+X_{\left(\frac{n}{2}+1\right)}\right]/2=(96+124)/2=110$，即 10 名梅毒性脑膜炎患者脑脊液细胞数的中位数为 110。

（2）加权法：计算步骤：①按所分组段由小到大计算累计频数和累计频率，如表 3-5 第（3）、（4）栏。②确定 M 所在的组段。累计频数首次超过 $n/2$ 或累计频率首次超过 50%的组段即为 M 所在的组段。③按公式 3-8 求中位数 M。

$$M=L+\frac{\left(\frac{n}{2}-\sum f_L\right)}{f_M}\cdot i \quad \text{（公式 3-8）}$$

式中，L 为中位数所在组段的下限，i 为中位数所在组段的组距，f_M 为中位数所在组段的频数，n 为总频数，$\sum f_L$ 为小于 L 各组段的累计频数。

例 3.7 某地区测定 191 名正常人的尿氟含量，结果如表 3-5 第（1）、（2）栏，试求其中位数。

自上而下计算累计频数及累计频率。本例 $n/2=95.5$，由第（3）、（4）栏可以看出，中位数在 0.03～组段内。故 $L=0.03$，$i=0.01$，$f_M=47$，$n=191$，$\sum f_L=55$，代入公式 3-8，得：

$$M=L+\frac{\left(\frac{n}{2}-\sum f_L\right)}{f_M}\cdot i=0.03+\frac{\left(\frac{191}{2}-55\right)}{47}\times 0.01=0.039\ (\text{mmol/L})$$

即 191 例正常人尿氟含量的中位数为 0.039mmol/L。

表 3-5 191 名正常人尿氟含量（mmol/L）中位数、百分位数计算表

组段 (1)	频数（f） (2)	累计频数（$\sum f$） (3)	累计频率（%） (4)
0.01～	14	14	7.3
0.02～	41	55	28.8
0.03～	47	102	53.4
0.04～	40	142	74.3
0.05～	17	159	83.2
0.06～	12	171	89.5
0.07～	6	177	92.7

续表

组段 (1)	频数（f） (2)	累计频数（$\sum f$） (3)	累计频率（%） (4)
0.08～	6	183	95.8
0.09～	4	187	97.9
0.10～	2	189	99.0
0.11～	0	189	99.0
0.12～	1	190	99.5
0.13～0.14	1	191	100.0
合计	$\sum f=191$		$\sum fX=478.50$

2. 应用中位数的注意事项　中位数适用范围广，稳定性好，但精确度较低，做进一步统计处理的方法较少。因此，实际工作中对于能用均数或几何均数描述集中趋势的资料应尽量使用均数或几何均数。

知识链接

百分位数

百分位数（percentile）用于描述一组观察值在某百分位置上的水平，是一种位置指标，用 P_x 表示。一个百分位数 P_x 将全部观察值分为两部分，理论上有 $x\%$ 个观察值比它小，有 $(1-x)\%$ 个观察值比它大。

1. 计算方法　百分位数的计算方法与中位数的计算方法类似，结合表 3-5 的第(3)、(4) 栏，可看出 P_x 所在的组段（累计频数首次超过 $n \cdot x\%$ 或累计频率首次超过 $x\%$ 的组段即为百分位数所在的组段），计算公式为：

$$P_x=L+\frac{(n \cdot x\%-\sum f_L)}{f_x} \cdot i \qquad \text{（公式 3-9）}$$

2. 应用

(1) 多个百分位数结合应用，可更全面的描述资料的分布特征。最常用的百分位数是 P_{50}，即中位数。

(2) 常用于确定医学参考值范围：如确定白细胞总数的 95%参考值范围，因白细胞数过高、过低均属异常，应分别计算 $P_{2.5}$、$P_{97.5}$，为双侧参考值范围；又如确定肺活量的 95%参考值范围，因肺活量只以过低为异常，应计算 P_5，为单侧参考值范围。

(3) 位居中部的百分位数稳定，具有较好的代表性，靠近两端的百分位数，只有样本含量足够大时才比较稳定。因而，当样本含量不够大时，不宜取太靠近两端的百分位数。

三、离散趋势指标

离散趋势指标又称变异程度指标，它反映各观察值之间参差不齐的程度。例如，有三组观察值，分别为：

甲组：4，5，6，7，8，9，10。

乙组：2，3，5，7，9，11，12。

丙组：2，4，6，7，8，10，12。

试分析其集中趋势和离散趋势。

这三组数据的均数相同，都是 7，即它们的平均水平是一致的。但可以明显看出，各组数据的 7 个数据间参差不齐的程度不一样，这种参差不齐的程度在统计学上用离散趋势指标来反映。常用的离散趋势指标有极差、方差、标准差和变异系数等。

（一）极差

极差又称全距，是一组观察值中最大值与最小值之差，用符号 R 表示。上述三组观察值的极差分别为：$R_{甲}=10-4=6$；$R_{乙}=12-2=10$；$R_{丙}=12-2=10$。甲组观察值的极差较乙、丙组小，说明甲组观察值较乙、丙组观察值的离散趋势小。用极差反映离散趋势，容易理解，但极差的大小仅取决于最大值和最小值，不能反映组内其他观察值的离散趋势。例如，直观判断，乙组比丙组离散趋势大，而乙组、丙组的极差都是 10，却反映不出来。样本例数越多，抽到较大或较小变量值的可能性越大，极差可能越大，因而样本例数悬殊时，不宜比较其极差。即使样本例数不变，极差的抽样误差亦较大，即极差不够稳定。

（二）方差

总体内每个观察值 X 与总体均数 μ 的距离都影响着总体的离散趋势，因而应考虑总体中每个变量值 X 与总体均数 μ 之差 $X-\mu$，$X-\mu$ 称为离均差。由于 $X-\mu$ 有正、负之分，因而离均差之和 $\sum(X-\mu)=0$，这样不能反映离散趋势的大小，故将 $X-\mu$ 平方后再相加，即得离均差平方和 $\sum(X-\mu)^2$。离均差平方和的大小，除与观察值的离散趋势大小有关外，还与观察值的个数 N 有关，即使两个总体的离散趋势相同，N 大，则 $\sum(X-\mu)^2$ 亦大。为消除这一影响，可将离均差平方和除以观察值的个数 N，所得的商称为方差（variance），用 σ^2 表示，即

$$\sigma^2=\frac{\sum(X-\mu)^2}{N} \qquad \text{（公式 3-10）}$$

（三）标准差

1. 标准差的概念 方差的单位是原度量单位的平方，为了用原单位表示离散趋势，将总体方差开平方，这就是总体标准差（standard deviation），用 σ 表示，即

$$\sigma=\sqrt{\frac{\sum(X-\mu)^2}{N}} \qquad \text{（公式 3-11）}$$

实际工作中，总体均数 μ 往往是未知的，只能用样本均数 $\bar{X}$ 来估计。数学上证明：当 $\bar{X}\neq\mu$ 时，$\sum(X-\bar{X})^2<\sum(X-\mu)^2$，用 $\sum(X-\bar{X})^2$ 代替 $\sum(X-\mu)^2$，用样本例数 n 代替 N，按公式（3-11）算出的结果总是比实际 σ 小。英国统计学家 W. S. Gosset 提出用 $n-1$ 代替 n 来校正，这就是样本标准差，用 s 表示，其计算公式为：

$$s^2=\frac{\sum(X-\bar{X})^2}{n-1} \qquad \text{（公式 3-12）}$$

式中，$n-1$ 称为自由度，用 ν 表示，其含义是随机变量能“自由”取值的个数。

数学上证明：$\sum(X-\bar{X})^2=\sum X^2-\frac{(\sum X)^2}{n}$，因而样本标准差的计算公式可改写为：

$$s=\sqrt{\frac{\sum X^2-\frac{(\sum X)^2}{n}}{n-1}} \qquad \text{（公式 3-13）}$$

2. 标准差的计算方法

（1）直接法：由原始数据直接计算标准差，可用公式 3-12、公式 3-13 计算。

例 3.8　某化验员对同一样品重复 6 次测定其砷含量，结果如下：8.3，8.2，8.6，8.4，8.9，8.1（mg/L），试求其标准差。

本例，$\sum X = 8.3 + 8.2 + \cdots\cdots + 8.1 = 50.5$，$\sum X^2 = 8.3^2 + 8.2^2 + \cdots\cdots + 8.1^2 = 425.47$

$n=6$，代入公式 3-13，得

$$s=\sqrt{\frac{425.47-\frac{50.5^2}{6}}{6-1}}=0.29 \text{ (mg/L)}$$

（2）加权法：当相同的观察值较多或频数表资料，宜用加权法计算标准差。计算公式为：

$$s=\sqrt{\frac{\sum fX^2-(\sum fX)^2/\sum f}{\sum f-1}} \qquad \text{（公式 3-14）}$$

例 3.9　用加权法计算表 3-3 资料的标准差。

在表 3-3 的基础上，计算各组段的 $f \cdot X^2$，见表 3-6 第（5）栏。

表 3-6　标准差计算表（加权法）

组段 (1)	组中值（X） (2)	频数（f） (3)	$f \cdot X$ (4)	$f \cdot X^2$ (5)
2.5～	2.75	1	2.75	7.56
3.0～	3.25	8	26.00	84.50
3.5～	3.75	8	30.00	112.50
4.0～	4.25	19	80.75	343.19
4.5～	4.75	28	133.00	631.75
5.0～	5.25	17	89.25	468.56
5.5～	5.75	9	51.75	297.56
6.0～	6.25	6	37.50	234.38
6.5～	6.75	3	20.25	136.68
7.0～7.5	7.25	1	7.25	52.56
合计		$\sum f=100$	$\sum fX=478.50$	$\sum fX^2=2369.25$

将表 3-6 中的数据代入公式 3-14，得

$$s=\sqrt{\frac{\sum fX^2-(\sum fX)^2/\sum f}{\sum f-1}}=\sqrt{\frac{2369.25-(478.5)^2/100}{100-1}}=0.90 \text{ (mmol/L)}$$

3. 标准差的应用

（1）衡量观察值的变异程度或离散趋势：若比较的几组资料的观察单位相同，均数相等或相近，则标准差越大，说明观察值的变异程度越大，即各观察值较离散，均数的代表性越差；反之，标准差越小，说明观察值的变异程度越小，即各观察值较集中在均数周围，均数的代表性越好。

（2）结合均数计算变异系数。

（3）结合均数描述正态分布的特征、确定医学参考值范围。

（4）结合样本含量计算标准误。

（四）变异系数

变异系数（coefficient of variation），亦称离散系数，用 CV 表示，是标准差 s 与均数 $\overline{X}$之比，用百分数表示，没有单位，便于资料间的比较。计算公式为：

$$CV=\frac{s}{\overline{X}}\times 100\% \qquad \text{（公式 3-15）}$$

变异系数常用于：

1. 比较度量衡单位不同的资料的变异程度

例 3.10　某地 100 名 20 岁男子的身高均数为 166.06cm，标准差为 4.95cm，体重均数为 53.72kg，标准差为 4.96kg，试比较二者的变异程度。

由于身高和体重的单位不同，不能直接用标准差比较变异程度，需用变异系数进行比较。

身高 $CV=\frac{4.95}{166.06}\times 100\%=2.98\%$

体重 $CV=\frac{4.96}{53.72}\times 100\%=9.23\%$

由此可见，体重的变异程度大于身高的变异程度。

2. 比较均数相差悬殊的资料的变异程度

例 3.11　某地 121 名 30～49 岁健康男子的血清胆固醇的均数为 4.74mmol/L，标准差为 0.91mmol/L，甘油三酯的均数为 0.83mmol/L，标准差为 0.25mmol/L，试比较二者的变异程度。

由于血清胆固醇和血清甘油三酯的均数相差较大，欲比较二者的变异程度，需用变异系数进行比较。

胆固醇 $CV=\frac{0.91}{4.74}\times 100\%=19.16\%$

甘油三酯 $CV=\frac{0.25}{0.83}\times 100\%=30.12\%$

由此可见，血清甘油三酯的变异程度大于血清胆固醇的变异程度。

第三节　正态分布及其应用

一、正态分布的概念和特征

（一）正态分布的概念

正态分布（normal distribution）是以均数为中心，左右对称的钟形分布。由表 3-2 频数表资料所绘制的直方图（参见图 3-1）可以看出，高峰位于中部，两边逐渐减少，与均数相差越大，人数越少，左右两侧基本对称。可以设想，当观察个数逐渐增多而组距不断分细时，就会越来越呈现出中间高两边低、左右对称的特征，如图 3-3。直方图的边线也逐渐接近于一条高峰位于中央（均数处），两侧完全对称，两端永远不与横轴相交的钟形曲线，如图 3-4，这种曲线在统计学上称为正态曲线（normal curve）。

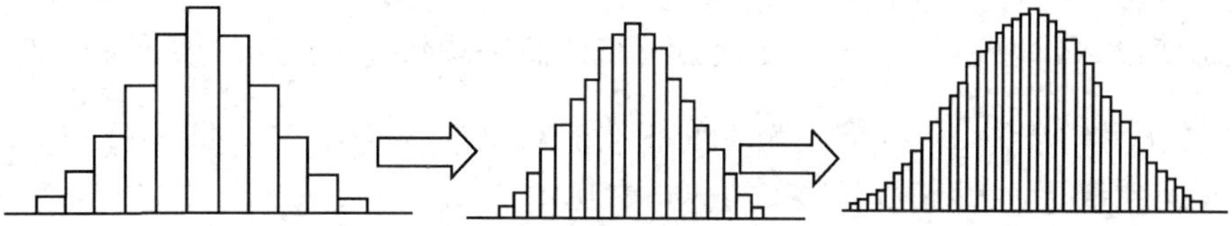

图 3-3　频数分布逐渐接近正态分布示意图

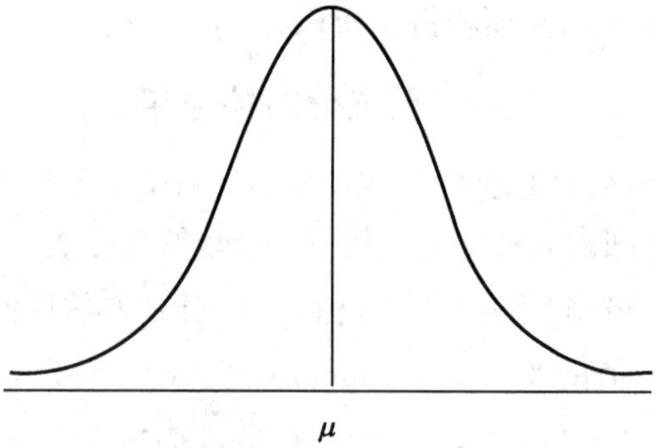

图 3-4　正态曲线示意图

（二）正态分布的特征

1. 正态曲线在横轴上方均数处最高。

2. 正态分布以均数为中心，左右对称。

3. 正态分布有两个参数，即均数 μ 和标准差 σ。μ 是位置参数，决定曲线的中心位置，当 σ 一定，μ 越大，曲线沿横轴越向右移动；反之，μ 越小，曲线沿横轴越向左移动。σ 是变异度参数，决定曲线的形态。当 μ 一定，σ 越大，曲线“越矮越胖”；反之，σ 越小，曲线“越高越瘦”。为叙述方便，通常用 N（μ，σ^2）表示均数为 μ，方差为 σ^2 的正态分布。

4. 正态曲线下面积的分布有一定规律，把正态曲线与横轴所夹的面积看作 1 或 100%，则曲线下面积有如下分布规律，见图 3-5。

（1）$\mu \pm 1\sigma$ 区间与横轴所夹的面积占总面积的 68.27%。

（2）$\mu \pm 1.96\sigma$ 区间与横轴所夹的面积占总面积的 95.00%。

（3）$\mu \pm 2.58\sigma$ 区间与横轴所夹的面积占总面积的 99.00%。

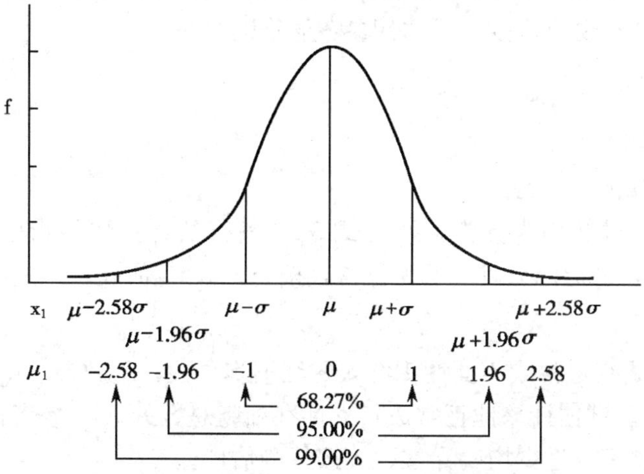

图 3-5　正态曲线下面积的分布规律

对正态变量 X，通过 $u=\frac{X-\mu}{\sigma}$ 变换，可将任意一均数为 μ、标准差为 σ 的正态分布 $N(\mu, \sigma^2)$，转化为均数为 0、标准差为 1 的标准正态分布 $N(0, 1)$，即 u 分布。

标准正态曲线下面积有如下分布规律，参见图 3-5。

(1) ±1 区间与横轴所夹面积占总面积的 68.27%。

(2) ±1.96 区间与横轴所夹面积占总面积的 95.00%。

(3) ±2.58 区间与横轴所夹面积占总面积的 99.00%。

二、正态分布的应用

1. 估计正态分布资料的频数分布 图 3-5 中，横轴上某区间与曲线所夹的面积占总面积的百分数，反映该区间内观察值的个数占总个数的百分数。当资料的频数分布呈正态分布或近似正态分布时，可用 $\bar{X}$ 作 μ 的估计值，用 s 作 σ 的估计值。前述 100 名 30～49 岁健康男子的血清总胆固醇值的 $\bar{X}=4.79$（mmol/L），$s=0.90$（mmol/L）。$\bar{X}\pm1s$ 范围内有 70 人，$\bar{X}\pm1.96s$ 范围内有 96 人，$\bar{X}\pm2.58s$ 范围内有 99 人，分别占总人数的 70%、96%、99%。实际分布与理论分布情况见表 3-7。

表 3-7 100 名 30～49 岁健康男子血清总胆固醇值实际分布与理论分布情况

$\bar{X}\pm s$	总胆固醇值范围（mmol/L）	实际分布		正态理论分布（%）
		人数	（%）	
$\bar{X}\pm1s$	3.89～5.69	70	70.00	68.27
$\bar{X}\pm1.96s$	3.03～6.55	96	96.00	95.00
$\bar{X}\pm2.58s$	2.47～7.11	99	99.00	99.00

从表中可以看出，实际频数分布与理论频数分布很接近。

2. 估计医学参考值范围 医学参考值范围（reference value range）指"正常人"的解剖、生理、生化等各种数据的波动范围。所谓"正常人"，不是任何器官、组织形态及功能都正常的人，而是指排除了影响所研究指标的有关疾病和有关因素的同质人群。对符合正态分布、近似正态分布或可转化为正态分布的某些人体生理、生化指标资料，可根据正态曲线下面积的分布规律，按下式估计参考值范围。

双侧界值：$\bar{X}\pm u_\alpha s$ （公式 3-16）

单侧上界：$\bar{X}+u_\alpha s$ （公式 3-17）

单侧下界：$\bar{X}-u_\alpha s$ （公式 3-18）

如果指标过高、过低均为异常，按公式 3-16 进行估计；如果指标只以过高为异常，按公式 3-17 估计；如果指标只以过低为异常，按公式 3-18 估计。公式中的 u 值可由表 3-8 查出。

例 3.12 某地调查正常成年女性 120 人的红细胞总数，均数 $\bar{X}=4.98\times10^{12}$/L，标准差 $s=0.35\times10^{12}$/L。试估计该地正常成年女性红细胞总数的 95%参考值范围。

因红细胞总数过多、过少均属异常，故按双侧估计。

上限为：$\bar{X}+u_\alpha s=4.98+1.96\times0.35=5.66$（$10^{12}$/L）

下限为：$\bar{X}-u_{\alpha}s=4.98-1.96\times0.35=4.29$（$10^{12}$/L）

表 3-8 常用 u 界值表

参考值范围（%）	单侧	双侧
80	0.842	1.282
90	1.282	1.645
95	1.645	1.960
99	2.326	2.576

即该地正常成年女性红细胞总数的95%参考值范围为 4.29×10^{12}/L～5.66×10^{12}/L。

3. 质量控制 例如，为控制实验中的检测误差，常以 $\bar{X}\pm2s$ 作为上下警告线，以 $\bar{X}\pm3s$ 作为上下控制线。这里的 $2s$ 和 $3s$ 可看作 $1.96s$ 和 $2.58s$ 的约数。

4. 正态分布是很多统计方法的理论基础 以正态分布为基础，可推导出其他一些分布，如 t 分布、χ^2 分布等。某些分布，如 t 分布、二项分布、Poisson 分布的极限均为正态分布，在一定条件下，均可按正态近似原理来处理。常用的 u 检验就是以正态分布为理论基础。

第四节 数值变量资料的统计推断

医学研究中，常从总体中随机抽取样本进行研究，用样本信息推断总体特征，这就是统计推断。统计推断包括两方面：参数估计（parameter estimation）和假设检验（hypothesis test）。

一、均数的抽样误差和 t 分布

（一）均数的抽样误差

1. 均数的抽样误差的概念 由于总体中个体差异的存在，即使随机抽样，各样本均数之间、样本均数与总体均数之间仍然存在着差异，这种差异是由抽样引起的，称为均数的抽样误差（sampling error），可用标准误来衡量。

2. 均数的标准误

（1）概念：数理统计推导证明，从一个正态分布总体中，随机抽取许多含量相等的样本，每个样本可算得一个样本均数，这些样本均数的频数分布服从以总体均数为中心的正态分布，即使总体不是正态分布，只要样本含量足够大，样本均数的频数分布仍近似于正态分布。

假设从总体中随机抽取 n 个含量相等的样本，并计算出每一个样本的均数 $\bar{X}$，这些样本均数就构成了 $\bar{X}_1$，$\bar{X}_2$，$\bar{X}_3$……$\bar{X}_n$ 这样一份资料。把每个样本均数看作一个“变量值”，这些“变量值”的标准差，即样本均数的标准差，与第二节讲述的变量值 X 的标准差一样，也是反映资料离散趋势的指标，只不过这些“变量值”的标准差反映的是样本均数与总体均数之间的离散趋势。

统计学上，把样本均数的标准差称为均数的标准误（standard error），用 $\sigma_{\bar{X}}$ 表示。均数的标准误反映均数抽样误差的大小，标准误越大，表示均数的抽样误差越大，用样本均

数估计总体均数的可靠性越差。

（2）计算方法：均数的标准误的计算公式为：

$$\sigma_{\overline{X}}=\frac{\sigma}{\sqrt{n}} \quad \text{（公式 3-19）}$$

实际工作中，σ 通常是未知的，用样本标准差 s 来估计，用公式 3-20 计算均数标准误的估计值。

$$s_{\overline{X}}=\frac{s}{\sqrt{n}} \quad \text{（公式 3-20）}$$

从公式 3-19、3-20 可以看出：当样本含量 n 一定时，均数的标准误与标准差成正比，标准差越大，均数的标准误越大，均数的抽样误差越大，反之亦然。当标准差 s 一定时，均数的标准误与样本含量的算术平方根成反比，样本含量越大，均数的标准误越小。实际工作中，可通过适当增加样本含量来减小抽样误差。

例 3.13 表 3-3 资料的 $s=0.90$（mmol/L），试求其标准误。

本例 $n=100$，$s=0.90$（mmol/L），代入公式 3-20，得：

$$s_{\overline{X}}=\frac{s}{\sqrt{n}}=\frac{0.90}{\sqrt{100}}=0.09 \text{（mmol/L）}$$

（3）用途：①衡量样本均数的可靠性。均数的标准误越小，即均数的抽样误差越小，用样本均数估计总体均数越可靠，反之亦然。②结合样本均数估计总体均数的可信区间。③用于均数的假设检验。

（二）t 分布

1. t 分布的概念 本章第三节对正态变量 X 用 $u=\frac{X-\mu}{\sigma}$ 进行变换，将正态分布 $N(\mu, \sigma^2)$ 转换为标准正态分布 $N(0, 1)$，即 u 分布。从正态分布总体中随机抽取的含量相等的多个样本的均数 $\overline{X}$ 也服从正态分布 $N(\mu, \sigma_{\overline{X}}{}^2)$，将 $\overline{X}$ 用 $u=\frac{\overline{X}-\mu}{\sigma_{\overline{X}}}$ 进行变换，将正态分布 $N(\mu, \sigma_{\overline{X}}{}^2)$ 转换为标准正态分布 $N(0, 1)$。实际工作中，$\sigma_{\overline{X}}$ 往往未知，常用 $s_{\overline{X}}$ 替代，为了与 u 变换相区别，称为 t 变换，即 $t=\frac{\overline{X}-\mu}{s_{\overline{X}}}$，$t$ 值的分布称为 t 分布。

2. t 分布的特征

（1）以 0 为中心，左右对称的单峰分布。

（2）t 分布不是一条曲线，而是一簇曲线，如图 3-6。其形态变化与自由度 ν（$\nu=n-1$）有关。自由度 ν 越大，t 分布越接近于正态分布。当自由度 ν 逼近 ∞，t 分布趋向于标准正态分布。

每一个自由度 ν 都有一条对应的 t 分布曲线，每条曲线都有其曲线下统计量 t 的分布规律，计算较复杂。为便于使用，统计学家编制了不同自由度 ν 对应的 t 界值表（附表 1）。表中只列出正值，若算得的 t 值为负值时，使用其绝对值查表。t 界值表中，横标目为自由度 ν，纵标目为概率 P。$t_{\alpha,\nu}$ 表示自由度为 ν 的 t 分布曲线下，$t\leqslant -t_{\alpha,\nu}$ 和 $t\geqslant t_{\alpha,\nu}$ 区间的面积为总面积的 α，$-t_{\alpha,\nu}\leqslant t\leqslant t_{\alpha,\nu}$ 区间的面积为总面积的 $1-\alpha$，即 $t\leqslant -t_{\alpha,\nu}$ 和 $t\geqslant t_{\alpha,\nu}$ 的概率为 α，$-t_{\alpha,\nu}\leqslant t\leqslant t_{\alpha,\nu}$ 的概率为 $1-\alpha$。t 分布曲线下面积的 95% 或 99% 界值不是一个常量，而是随着自由度的变化而变化，分别用 $t_{0.05,\nu}$ 和 $t_{0.01,\nu}$ 表示。

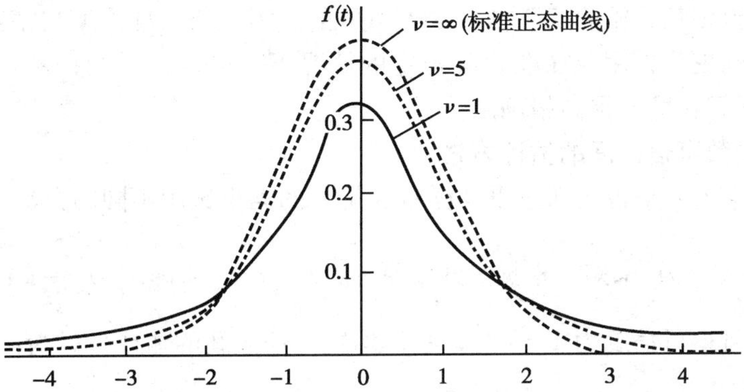

图 3-6　自由度 ν 为 1、5、∞的 t 分布

由 t 界值表可知：①自由度 ν 相同时，单侧 α 和双侧 2α 的 t 界值相同，即单侧 $t_{\alpha,\nu}$ = 双侧 $t_{2\alpha,\nu}$；②自由度 ν 相同时，α 值越小，$t_{\alpha,\nu}$ 越大，反之亦然；③ α 值相同时，自由度 ν 越大，$t_{\alpha,\nu}$ 值越小，反之亦然。

3. t 分布的用途　主要用于总体均数的区间估计及 t 检验等。

二、总体均数的估计

参数估计是用样本统计量来估计总体参数，是统计推断的一项重要内容。

（一）参数估计的方法

1. 点估计　点估计（point estimation）即直接用样本统计量估计总体参数。例如，从正态分布总体中随机抽取样本，直接用样本均数估计总体均数。这种估计方法虽然给人一个明确的数量概念，但不同的样本得到的均数不一定相等，样本均数恰好等于总体均数的可能性极小，不能满足工作上的需要。由于未涉及抽样误差，不能用概率来衡量点估计的可信度。

2. 区间估计　区间估计（confidence interval estimation）即按一定的概率 $1-\alpha$（可信度）估计总体参数在哪个范围，这个范围称为总体参数的可信区间。例如，以 95%的概率估计总体均数所在的范围，称为总体均数的 95%可信区间。区间估计是在随机抽取样本的基础上，考虑存在抽样误差情况下的估计方法，较为准确可靠。统计学上，通常用 95%（或 99%）可信区间表示总体参数有 95%（或 99%）的概率在某一范围。

（二）总体均数可信区间的含义

总体均数的可信区间是指从总体中做随机抽样，每个样本可以算得一个可信区间，如 95%可信区间，意味着做 100 次抽样，算得 100 个可信区间，平均有 95 个可信区间包含总体均数（估计正确），只有 5 个可信区间不包含总体均数（估计错误）。5%是小概率，可以认为在一次抽样中不会发生。因而，在实际应用中，就认为总体均数在算得的可信区间内。

（三）总体均数可信区间的两个要素

1. 准确度　即可信区间包含总体均数的概率大小，反映在可信度 $1-\alpha$ 的大小越接近 1 越好。

2. 精确度　反映在可信区间的长度，长度越小越精确。

在样本例数 n 确定的情况下，二者是矛盾的。若只顾提高准确度，即减少 α，那么 $t_{\alpha,\nu}$

会增大，区间变得很长，精确度降低，是不可取的。需要兼顾准确度与精确度，一般情况下，95%可信区间更为常用。在准确度确定的情况下，可通过增加样本例数 n（$t_{\alpha,\nu}$和 $s_{\bar{X}}$ 会减小），缩短区间长度，提高精确度。

（四）总体均数可信区间的估计方法

根据总体标准差 σ 是否已知，以及样本含量 n 的大小选用不同的方法。

1. 总体标准差（σ）未知 根据 t 分布原理，$P(-t_{\alpha,\nu}<t<t_{\alpha,\nu})=1-\alpha$，按 $t=\frac{\bar{X}-\mu}{s_{\bar{X}}}$ 进行变量变换，可得可信度为 $1-\alpha$ 时，总体均数可信区间的估计公式为：

$$\bar{X}-t_{\alpha,\nu}\cdot s_{\bar{X}}<t<\bar{X}+t_{\alpha,\nu}\cdot s_{\bar{X}} \qquad \text{（公式 3-21）}$$

简记为：$\bar{X}\pm t_{\alpha,\nu}\cdot s_{\bar{X}}$ （公式 3-22）

式中，$\bar{X}$为样本均数，$s_{\bar{X}}$ 为标准误，$t_{\alpha,\nu}$是自由度为 ν 时 t 的界值。

例 3.14 某地从一批鲜生乳中随机抽样 25 份，测定其脂肪含量，均数为 3.05%，标准差为 0.36%，试求该批鲜生乳脂肪含量均数的 95%可信区间。

本例$\bar{X}=3.05\%$，$s=0.36\%$，$n=25$，$\nu=25-1=24$，查附表 1，得 $t_{0.05,24}=2.064$，代入公式 3-22，得：

$\bar{X}\pm t_{\alpha,\nu}\cdot s_{\bar{X}}=\bar{X}\pm t_{\alpha,\nu}\left(\frac{s}{\sqrt{n}}\right)=3.05\%\pm 2.064\times\frac{0.36\%}{\sqrt{25}}=(2.90\%，3.20\%)$，即该批鲜生乳脂肪含量均数的 95%可信区间为 2.90%～3.20%。

2. 总体标准差（σ）已知，或总体标准差（σ）未知，但样本例数 n 足够大时，按正态分布原理，用公式 3-23 或公式 3-24 估计。

σ 已知：$\bar{X}\pm u_{\alpha}\cdot\sigma_{\bar{X}}$ （公式 3-23）

σ 未知：$\bar{X}\pm u_{\alpha}\cdot s_{\bar{X}}$ （公式 3-24）

式中，u 为标准正态变量，$u_{0.05}=1.96$，$u_{0.01}=2.58$，分别用于估计总体均数 95%和 99%可信区间。

例 3.15 前述例 3.1 资料的血清总胆固醇值均数为 4.79mmol/L，标准差为 0.90mmol/L，试估计该地 30～49 岁健康成年男子血清胆固醇值均数的 99%可信区间。

本例 σ 未知，$\bar{X}=4.79$mmol/L，$s=0.90$mmol/L，$n=100$，$u_{0.01}=2.58$，代入公式 3-24，得：

$$\bar{X}\pm u_{\alpha}\cdot s_{\bar{X}}=\bar{X}\pm u_{\alpha}\left(\frac{s}{\sqrt{n}}\right)=4.79\pm 2.58\times\frac{0.90}{\sqrt{100}}=(4.59,\ 5.02)$$

即该地 30～49 岁健康男子血清总胆固醇值均数的 99%可信区间为 4.59～5.02mmol/L。

三、假设检验

（一）假设检验的概念

根据研究目的，对样本所属的总体的参数或分布提出一个假设，然后根据样本提供的信息，推断原假设是否成立，这一过程称为假设检验（hypothesis test）。通常以检验统计量的名称来命名，如 t 检验、χ^2（卡方）检验等。假设检验的基本思想是小概率反证法思想。

例 3.16 某托儿所测得 17 名 21～24 月龄的男幼儿平均体重为 11.00kg，标准差为 1.23kg。近期全国大量调查，城市同龄男孩的平均体重为 11.48kg，问该托儿所男孩的平均体重与全国城市同龄男孩的平均体重是否一致?

显然，这两个均数不相等的可能性有两个：

（1）差异是由抽样误差引起的。

（2）是本质上的差异，例如由地区差异等因素引起的。

确定差异是由哪种因素引起的，统计学上，通过假设检验来判断。

（二）假设检验的基本步骤

1. 建立假设 建立假设之前，首先根据资料的性质和分析目的确定做双侧检验（two-sided test）还是单侧检验（one-sided test）。例如，欲了解两药疗效有无差别，这时应该做双侧检验；欲了解甲药疗效是否优于乙药，或欲了解甲药疗效是否劣于乙药，就应该做单侧检验。一般做双侧检验较为稳妥，如无特别说明，本教材都做双侧检验。

假设包括检验假设和备择假设：

（1）检验假设：检验假设（hypothesis under test）亦称无效假设，用符号 H_0 表示，即假设样本指标与总体参数，或样本指标与样本指标的差别是由抽样误差引起的。

（2）备择假设：备择假设（alternative hypothesis）亦称对立假设，用符号 H_1 表示，它是与 H_0 相对立的假设，即假设样本指标与总体参数，或样本指标与样本指标的差别是由于本质不同引起的。

H_0 是从反证法思想提出的，H_1 是和 H_0 相联系的、相对立的假设。对于例 3.16，H_0 为两总体均数相等，即该托儿所测得的男孩体重均数与近期全国城市同龄男孩体重均数相等，简记为：H_0：$\mu=\mu_0$；H_1 为两总体均数不相等，即该托儿所测得的男孩体重均数低于近期全国城市同龄男孩体重均数，简记为：H_1：$\mu\neq\mu_0$。

2. 确定检验水准 检验水准（level of test）是确定差异有无统计学意义的概率标准，用符号 α 表示。实际工作中，α 常取 0.05。

3. 选择检验方法、计算统计量 根据资料的性质、研究设计的类型和统计推断的目的，选择相应的检验方法。不同的检验方法要用不同的公式计算，现有样本的检验统计量（test statistic），如 t 值、μ 值、χ^2 值等。

4. 确定 *P* 值 即 H_0 成立的前提下，获得现有统计量，以及更不利于 H_0 成立的统计量的概率。计算出统计量后，查相应的界值表即可得概率 P。例如，t 检验，计算出统计量 t 值后，根据自由度 ν、检验水准 α，查 t 界值表，把 t 的绝对值与 t 界值作比较，就可以确定 P 值的范围。

$|t|<t_{0.05,\nu}$，$P>0.05$

$|t|\geqslant t_{0.05,\nu}$，$P\leqslant 0.05$

$|t|\geqslant t_{0.01,\nu}$，$P\leqslant 0.01$

5. 作出推断结论 当 $P\leqslant\alpha$ 时，根据“小概率事件在一次观察中可以认为不会发生”的原理，按所取检验水准拒绝 H_0，接受 H_1，即差异有统计学意义；$P>\alpha$ 时，按所取检验水准接受 H_0，即差异无统计学意义。

四、*t* 检验与 *u* 检验

t 检验（t test）和 u 检验（u test）是常用的检验方法。当样本含量 n 较小时，若观

察值 X 符合正态分布，此时样本均数符合 t 分布，可进行 t 检验；当样本含量 n 较大时，样本均数符合正态分布，或 n 虽小但总体标准差已知，可进行 u 检验。

（一）样本均数与总体均数比较的 t 检验

一般把标准值、理论值或经大量调查或反复实验所获得的较稳定的结果作为已知的总体均数 μ_0。样本均数与总体均数比较的目的是推断样本均数所代表的未知的总体均数 μ 与已知的总体均数 μ_0 有无差别。对于例 3.16 提出的问题，可通过样本均数与总体均数比较的 t 检验来解决。其检验步骤为：

1. 建立假设

H_0：假设该托儿所测得的男孩体重与近期全国城市同龄男孩体重相等，即 $\mu=\mu_0$；

H_1：假设该托儿所测得的男孩体重与近期全国城市同龄男孩体重不相等，即 $\mu\neq\mu_0$。

2. 确定检验水准 本例取 $\alpha=0.05$。

3. 计算 t 值 t 值按公式 3-25 计算：

$$t=\frac{\bar{X}-\mu_0}{s_{\bar{X}}}=\frac{\bar{X}-\mu_0}{s/\sqrt{n}} \qquad \text{（公式 3-25）}$$

本例 $\bar{X}=11.00\text{kg}$，$\mu=11.48\text{kg}$，$s=1.23\text{kg}$，$n=17$，代入公式 3-25，得：

$$t=\frac{11.00-11.48}{1.23/\sqrt{17}}=-1.609$$

4. 确定 P 值 自由度 $\nu=n-1=17-1=16$，查附表 1，$t_{0.05,16}=2.120$，$|t|<t_{0.05,16}$，故 $P>0.05$。

5. 作出推断结论 在 $\alpha=0.05$ 水准上，接受 H_0，即差异无统计学意义。结合本例，可以认为该托儿所的男孩体重发育水平与近期全国城市的同龄男孩体重发育水平相同。

（二）配对设计的数值变量资料的 t 检验

医学研究中，为减小误差，提高检验效率，常采用配对设计（paired design）。配对设计有两种情况：

1. 异体配对设计 将受试对象两两配成对子，分别给予不同的处理。做动物实验时，常将条件一致的动物配成若干对，然后随机将每对中的两只动物分配到实验组和对照组去，给予不同处理。这时，所获得的两个观察值组成一个对子。

2. 自身配对设计 给同一受试对象两种不同的处理，如对同一样品用两种不同的方法进行检验，所获得的观察值组成一个对子。同一受试对象处理前后的数据组成一个对子。

检验的目的是推断两种不同处理的效果或同一受试对象处理前后有无不同。显然，就总体而言，无论哪种配对情况，假如处理是无效的，两个观察值之差（d）的总体均数（μ_d）应等于 0。如果样本的两个观察值之差的总体均数（μ_d）不等于 0，那么这个样本是否是从观察值之差的总体均数（μ_d）为 0 的总体中抽取的呢？可将这类问题看成样本均数 $\bar{d}$ 与总体均数 μ_d 的比较。

例 3.17 某单位研究饮食中缺乏维生素 E 与肝中维生素 A 含量的关系。将同种的大白鼠按性别相同，年龄、体重相近配成对子，共 8 对，并将每对中的两只动物随机分配到正常饲料组和维生素 E 缺乏组，过一定时期，测得其肝中维生素 A 的含量，见表 3-9 第（1）～（3）栏，问不同饲料组大白鼠肝中维生素 A 的含量有无差别？

表 3-9 不同饲料组大白鼠肝中维生素 A 的含量（IU/g）

大白鼠对子号 (1)	正常饲料组 (2)	维生素 E 缺乏组 (3)	差值 (d) (4)
1	3550	2450	1100
2	2000	2400	−400
3	3000	1800	1200
4	3950	3200	750
5	3800	3250	550
6	3750	2700	1050
7	3450	2500	950
8	3050	1750	1300
合计			6500

检验步骤如下：

1. 建立假设

H_0：差值 d 的总体均数等于零，$\mu_d=0$；

H_1：差值 d 的总体均数不等于零，$\mu_d\neq 0$。

2. 确定检验水准 本例取 $\alpha=0.05$。

3. 计算 t 值 t 值按公式 3-26 计算：

$$t=\frac{\bar{d}-0}{s_{\bar{d}}}=\frac{\bar{d}}{s_d/\sqrt{n}} \qquad \text{（公式 3-26）}$$

式中，$\bar{d}$为差值的均数，$s_{\bar{d}}$ 为差值的标准误，s_d 为差值的标准差，其计算公式为：

$$s_d=\sqrt{\frac{\sum d^2-(\sum d)^2/n}{n-1}} \qquad \text{（公式 3-27）}$$

式中，$\sum d^2$ 为差值的平方之和，$\sum d$ 为差值之和。

本例 $n=8$，$\sum d=6500$，$\sum d^2=7370000$，$\bar{d}=\frac{\sum d}{n}=812.50$（IU/g），

$$s_d=\sqrt{\frac{\sum d^2-(\sum d)^2/n}{n-1}}=\sqrt{\frac{7370000-6500^2/8}{8-1}}=546.25\ \text{(IU/g)}$$

代入公式 3-26，得：

$$t=\frac{\bar{d}-0}{s_{\bar{d}}}=\frac{\bar{d}}{s_d/\sqrt{n}}=\frac{812.50}{546.25/\sqrt{8}}=4.207$$

4. 确定 P 值 按 $\nu=n-1=8-1=7$，查附表 1，得 $t_{0.05,7}=2.365$，$t>t_{0.05,7}$，故 $P<0.05$。

5. 作出推断结论 在 $\alpha=0.05$ 水准上，拒绝 H_0，接受 H_1，即差异有统计学意义。结合本例，可以认为饲料中维生素 E 缺乏对大白鼠肝中维生素 A 含量有影响。

（三）成组设计的两小样本均数比较的 t 检验

检验的目的是推断两样本均数各自所代表的总体均数是否相等。当两个样本含量较小时（$n_1+n_2<100$），用 t 检验。

检验的基本思想是：把两样本均数之差看作“样本均数”，其对应的两总体均数之差看作“总体均数”。把两样本均数之差的标准误看做是这个“总体均数”的标准误。若 H_0 为 $\mu_1=\mu_2$，即 $\mu_1-\mu_2=0$，则两样本均数之差的 t 变换与公式 3-25 的 t 变换就一致

了，即：

$$t=\frac{\overline{X}-\mu}{s_{\overline{X}}}=\frac{\overline{X}_1-\overline{X}_2}{s_{\overline{X}_1-\overline{X}_2}} \quad \text{（公式 3-28）}$$

式中，$s_{\overline{X}_1-\overline{X}_2}$为两样本均数之差的标准误，计算公式为：

$$s_{\overline{X}_1-\overline{X}_2}=\sqrt{s_c^2\left(\frac{1}{n_1}+\frac{1}{n_2}\right)} \quad \text{（公式 3-29）}$$

式中，s_c^2 为两样本的和并方差，可按公式 3-30 或公式 3-31 计算。

两样本的标准差已知时，用公式 3-30 计算：

$$s_c^2=\frac{(n_1-1)\cdot s_1^2+(n_2-1)\cdot s_2^2}{n_1+n_2-2} \quad \text{（公式 3-30）}$$

两样本的标准差未知时，用公式 3-31 计算：

$$s_c^2=\frac{\left[\sum X_1^2-\frac{(\sum X_1)^2}{n_1}\right]+\left[\sum X_2^2-\frac{(\sum X_2)^2}{n_2}\right]}{n_1+n_2-2} \quad \text{（公式 3-31）}$$

例 3.18 对 10 名肺炎患者，采用青霉素治疗，另对病情相似的 8 名肺炎患者采用磺胺疗法作为对照组，其退热情况见表 3-10，问两种疗法的退热日数是否不同？

表 3-10 肺炎患者两种疗法退热日数

青霉素疗法组			磺胺疗法		
患者号	退热日数（X_1）	X_1^2	患者号	退热日数（X_2）	X_2^2
1	2	4	1	6	36
2	3	9	2	5	25
3	3	9	3	8	64
4	4	16	4	10	100
5	5	25	5	9	81
6	5	25	6	7	49
7	6	36	7	8	64
8	7	49	8	11	121
9	8	64			
10	9	81			
合计	52	318		64	540

检验步骤如下：

1. 建立假设

H_0：两种疗法的平均退热日数相同，即 $\mu_1=\mu_2$；

H_1：两种疗法的平均退热日数不同，即 $\mu_1\neq\mu_2$。

2. 确定检验水准 本例取 $\alpha=0.05$。

3. 计算 t 值 按公式 3-28 计算 t 值。

由表 3-10，可算得：$\overline{X}_1=5.2$（天），$\overline{X}_2=8.0$（天），$n_1=10$，$n_2=8$，$\sum X_1^2=318$，$\sum X_1=52$，$\sum X_2^2=540$，$\sum X_2=64$，代入相应公式，得：

$$s_c^2=\frac{\left(318-\frac{52^2}{10}\right)+\left(540-\frac{64^2}{8}\right)}{10+8-2}=4.725$$

$$s_{\overline{X}_1-\overline{X}_2}=\sqrt{4.725\times\left(\frac{1}{10}+\frac{1}{8}\right)}=1.031$$

$$t=\frac{\overline{X}_1-\overline{X}_2}{s_{\overline{X}_1-\overline{X}_2}}=\frac{5.2-5.01}{1.031}=-2.716$$

4. 确定 *P* 值　按 $\nu=n_1+n_2-2=10+8-2=16$，查附表 1，得 $t_{0.05,16}=2.120$。$|t|>t_{0.05,16}$，故 $P<0.05$。

5. 作出推断结论　在 $\alpha=0.05$ 水准上，拒绝 H_0，接受 H_1，即差异有统计学意义。结合本例，可以认为青霉素疗法的平均退热日数短于磺胺疗法的平均退热日数。

（四）成组设计的两大样本均数比较的 *u* 检验

检验的目的仍是推断两样本均数各自所代表的总体均数是否相等。这时可用 t 检验，当样本含量较大时（$n_1+n_2\geqslant100$），即使总体分布不服从正态分布，其样本均数仍服从正态分布（u 分布）。检验统计量 u 值可按公式 3-32 计算。这时若用 t 检验，计算较繁，而结果一般相差不大。

$$u=\overline{X}_1-\overline{X}_2\Bigg/\sqrt{\frac{s_1^2}{n_1}+\frac{s_2^2}{n_2}}=\frac{\overline{X}_1-\overline{X}_2}{s_{\overline{X}_1-\overline{X}_2}} \qquad \text{（公式 3-32）}$$

例 3.19　某医院研究劳动类型与血清胆固醇的关系，调查结果为：脑力劳动组 537 人，血清胆固醇平均值为 4.8mmol/L，标准差为 0.72mmol/L；体力劳动组 643 人，血清胆固醇平均值为 4.6mmol/L，标准差为 0.81。问两种劳动类型劳动者的血清胆固醇水平是否有差别？

检验步骤如下：

1. 建立检验假设

H_0：两组劳动者的血清胆固醇平均水平相同，即 $\mu_1=\mu_2$。

H_1：两组劳动者的血清胆固醇平均水平不同，即 $\mu_1\neq\mu_2$。

2. 确定检验水准　本例取 $\alpha=0.05$。

3. 计算 *u* 值　本例，$\overline{X}_1=4.8$mmol/L，$\overline{X}_2=4.6$mmol/L，$s_1=0.72$mmol/L，$s_2=0.81$mmol/L，$n_1=537$，$n_2=643$，代入公式 3-32，得：

$$u=\frac{\overline{X}_1-\overline{X}_2}{\sqrt{\frac{s_1^2}{n_1}+\frac{s_2^2}{n_2}}}=\frac{4.8-4.6}{\sqrt{\frac{0.72^2}{537}+\frac{0.81^2}{643}}}=4.4882$$

4. 确定 *P* 值　对于大样本，双侧检验的 $u_{0.05}=1.96$，$u_{0.01}=2.58$，单侧检验的 $u_{0.05}=1.64$，$u_{0.01}=2.33$。记住这几个常用的界值，可省去查表。因 $u>u_{0.05}$，故 $P<0.05$。

5. 作出推断结论　按 $\alpha=0.05$ 水准，拒绝 H_0，接受 H_1，即差异有统计学意义。结合本例，可以认为脑力劳动者较体力劳动者血清胆固醇平均水平高。

五、假设检验的注意事项

1. 资料必须合乎随机抽样的原则，并具有可比性　确保样本是从同质总体中随机抽取的，进行比较的样本，除了要对比的因素外，其他影响结果的因素应尽可能相同或相近。

2. 根据资料的性质和条件正确选择检验方法 研究的变量类型不同、设计类型不同、样本含量不同，所用的假设检验方法也不同。如数值变量资料（均数）的比较常用 t 检验，分类变量资料的比较常用 χ^2 检验。同为数值变量资料，配对设计与成组设计比较的 t 检验方法也不同。若用成组比较的 t 检验处理配对设计资料，不但浪费信息，还可能得出错误结论。t 检验要求样本来自正态分布总体；进行两个小样本均数比较时，两个总体方差应具有齐性，即 $\sigma_1^2=\sigma_2^2$。

3. 进行假设检验之前确定用单侧检验或双侧检验 例如，比较新、旧两种药物的疗效，事先不知道孰好孰差，分析的目的是确定新、旧两种药物疗效有无差异，用双侧检验；如果已知新药疗效不会比旧药差，分析的目的是确定新药是否比旧药疗效好，则用单侧检验。在对称分布中，如 t 分布，单侧检验与双侧检验界点的关系是单侧 $t_{0.025,\nu}$ 等于双侧 $t_{0.05,\nu}$。在一定的自由度和 t 值条件下，单侧检验的概率 $P_{(1)}$ 等于双侧检验概率 $P_{(2)}$ 的一半。例如，$\nu=20$，$t=2.086$ 时，$P_{(2)}=0.05$，$P_{(1)}=0.025$。单侧检验比双侧检验更容易得出拒绝 H_0，接受 H_1 的结论。例如，确定 $\alpha=0.05$，当 $\nu=5$，$t=2.3$ 时，用双侧检验，查附表 1，$P_{(2)}t_{0.05,5}=2.571$，故 $P>0.05$，按 $\alpha=0.05$ 水准，不拒绝 H_0。若用单侧检验，查 t 界值表，$P_{(1)}t_{0.05,5}=2.015$，故 $P<0.05$，按 $\alpha=0.05$ 水准，拒绝 H_0，接受 H_1。必须根据可靠的专业知识，在进行假设检验之前确定用双侧检验还是单侧检验，不应在计算出 t 值之后为迎合自己的主观愿望而选择双侧检验或单侧检验。

4. 正确理解差异有无统计学意义 统计学上，差异有统计学意义，不应理解为相差很大；反之，差异无统计学意义，不应理解为相差不大，或一定相等。例如，两样本均数比较时，结论为差异有统计学意义，不能理解为 μ_1 与 μ_2 相差很大，应理解为两总体均数间有本质差异，即差异不是由抽样误差引起的。

5. 假设检验的结论不能绝对化 假设检验的结论具有概率性，即其结论并非 100%正确。确定 $\alpha=0.05$ 时，意味着在做 100 次判断中，平均发生 5 次第一类错误。是否拒绝 H_0，决定于被研究的事物间有无本质差异、抽样误差的大小以及检验水准的高低。有时按 $\alpha=0.05$ 水准拒绝 H_0，而按 $\alpha=0.01$ 水准有可能不拒绝 H_0；针对同一检验水准，就现有样本不拒绝 H_0，但增加样本例数，t 值变大，有可能拒绝 H_0。因而，当 P 接近 α 时，下结论要慎重。

6. 报告结论时，应列出现有样本算得的检验统计量，注明检验水准、采用的是双侧检验还是单侧检验，写出 P 值的确切范围，如 $0.01<P<0.05$，以便读者结合有关资料进行对比分析。

知识链接

第一类错误与第二类错误

在拒绝 H_0 时，把原本正确而不该拒绝的 H_0 拒绝了，这类“弃真”的错误称为第一类错误或假阳性错误。发生第一类错误的概率为 α。

在接受 H_0 时，把原本错误而应该拒绝的 H_0 接受了，这类“存伪”的错误称为第二类错误或假阴性错误。发生第二类错误的概率为 β，它只有与特定的 H_1 结合起来才有意义。β 值的大小很难确切估计，仅知样本例数确定时，α 越小，β 越大；反之，α 越大，β 越小。要同时减少 α 和 β，唯一的方法是增加样本含量。

第五节　分类变量资料的统计描述

一、相　对　数

分类变量资料分组整理后，得到的数据为绝对数，绝对数可以反映事物在某时某地的实际情况，是统计分析和制订计划的基础。但绝对数的大小常受基数大小的影响，不便于深入分析、比较。要深入分析、比较，必须计算相对数。

（一）相对数的概念

相对数（relative number）是两个有联系的指标的比值，常用于分类变量资料的统计分析。

例 3.20　甲乙两地流感流行，甲地发病 300 例，乙地发病 200 例。甲地较乙地多发病 100 例，但不能仅凭这两个绝对数确定甲地比乙地的发病情况严重，因为两地的总人口数是影响发病水平的关键性因素。要比较两地发病的严重程度，要根据两地的总人口数，分别计算出发病率。若已知甲地有 3000 人，乙地有 1000 人，则：

$$\text{甲地流感发病率}=\frac{300}{3000}\times 100\%=10\%$$

$$\text{乙地流感发病率}=\frac{200}{1000}\times 100\%=20\%$$

可见，乙地较甲地的发病情况严重。这里，两地流感发病率是根据绝对数计算出来的相对数。

（二）常用的相对数

相对数按其联系的性质和说明的问题不同有多种，常用的有率、构成比和相对比。

1. 率　率（rate）又称频率指标，说明某现象发生的频率或强度。常以百分率（%）、千分率（‰）、万分率（1/万）、10 万分率（1/10 万）等表示。计算公式为：

$$\text{率}=\frac{\text{发生某现象的观察单位数}}{\text{可能发生某现象的观察单位总数}}\times K \qquad \text{（公式 3-33）}$$

式中，K 为比例基数，可为 100%、1000‰、10000/万等。

主要根据习惯用法选择比例基数。一般要使算得的率能够保留 1～2 位整数，以便于阅读、比较。如有效率、治愈率，习惯上用百分率；出生率、死亡率、人口自然增长率，习惯上用千分率；某些疾病死亡专率、恶性肿瘤发病率，习惯上用万分率、10 万分率等。

2. 构成比　构成比（proportion）又称构成指标，它表示某一事物内部各组成部分所占的比重或分布，常用百分数表示。计算公式为：

$$\text{构成比}=\frac{\text{某一组成部分的观察单位数}}{\text{同一事物内部各组成部分的观察单位总数}}\times 100\% \qquad \text{（公式 3-34）}$$

构成比具有以下两个特点：

（1）事物内部各组成部分的构成比之和为 100%。

（2）某一部分的比重增大，其他部分的比重会相应减小。

例 3.21　某医院 1998 年与 2000 年各科病床数见表 3-11，试分析各科病床构成比的变化。

表 3-11 某医院两年各科病床构成情况

科室	1998 年		2000 年	
	病床数	构成比（%）	病床数	构成比（%）
内科	200	50.0	300	60.0
外科	100	25.0	100	20.0
传染科	100	25.0	100	20.0
合计	400	100.0	500	100.0

由于内科病床数 2000 年较 1998 年增加了 100 张，构成比由 50%上升到 60%，外科、传染科病床数未变，构成比却由 25%下降到 20%。

3. 相对比 相对比（relative ratio）是两个有关指标之比，说明两者的相对水平。通常用百分数（%）或倍数表示。习惯上，若甲指标大于乙指标，相对比用倍数表示，否则用百分数表示。其计算公式为：

$$相对比=\frac{甲指标}{乙指标}（或\times 100\%） \qquad （公式 3-35）$$

甲、乙两个指标可以是绝对数、相对数或平均数。

例 3.22 某年某地出生的婴儿中，男婴 28 750 人，女婴 27 860 人，试计算男女婴性别比。

$$性别比=\frac{28750}{27860}=1.03 倍$$

表示男婴数约为女婴数的 1.03 倍。

$$或性别比=\frac{28750}{27860}\times 100\%=103.19\%$$

表示男婴人数为女婴人数的 103.19%，即当女婴数为 100 时，男婴数为 103.19。习惯上，性别比常以女性为 100 作为基数。

二、应用相对数的注意事项

1. 计算相对数时分母不宜过小 一般来说，观察单位足够多时，计算的相对数比较稳定，能够正确反映实际情况。如果观察例数过少，计算的相对数可靠性较差。例如，某医生用组织埋藏法治疗 4 例视网膜炎患者，2 例治愈，即报道治愈率为 50%，显然是不可靠的。此时，最好用绝对数表示。但在动物实验中，由于周密设计、精选对象、严格控制实验条件，例如，有的毒理实验，每组用 10 只小白鼠亦可求反应率或死亡率。

2. 要注意率与构成比的区别 构成比说明事物内部各组成部分占全体的比重，率说明某现象发生的频率或强度。常见的错误是把构成比当作率来应用。例如，某地某年肿瘤普查结果，见表 3-12。如果根据构成比作出“50～”组段患病情况最严重，“60～”组段反而下降的结论，是错误的。若要了解哪个年龄组患病最严重，应用患病率来分析。由此表可以看出，肿瘤患病率随年龄增大而逐渐上升，“60～”组段最高。这里率和构成比不一致的原因，是因为“60～”组段人数较少，虽然患病率最高，但患病人数比“50～”组段少，所以构成比较“50～”组段低。

表 3-12　某地某年肿瘤普查资料

组段（岁）	检查人数	肿瘤患者数	构成比（%）	患病率（1/万）
0～	633 000	19	1.27	0.30
30～	570 000	171	11.46	3.00
40～	374 000	486	32.58	12.99
50～	143 000	574	38.47	40.16
60～	30 250	242	16.22	80.00
合计	1 750 250	1492	100.00	8.52

3. 对观察单位数不等的几个率，不能直接相加求其平均率　计算表 3-12 资料各年龄组人群的平均患病率时，不能将各年龄组的患病率直接相加后求平均率，应当用合计肿瘤患病人数除以合计检查人数，即：1492/1 750 250×10 000/万＝8.52/万。

4. 要注意资料的可比性　可比性指除了被比较的实验因素以外，其他可能影响结果的因素应尽可能相同或相近。一般应注意：

（1）观察对象同质、研究方法相同、观察时间相等以及地区、民族等客观条件一致。例如，比较不同疗法组的疗效时，若忽略了各组病例在年龄、性别、病型、病情、病程、治疗时间等方面的差别，得出的结论是不可靠的，甚至可能是错误的。

（2）其他影响因素在各组的内部构成是否相同。如要比较的各组的年龄、性别等构成不同，只能比较分年龄组、分性别的率或标准化率。

5. 样本率（或构成比）的比较，除遵循随机化原则，还需进行假设检验。不遵循随机抽样原则，就不能用该“样本”来推断总体。率或构成比同均数一样，也存在抽样误差，进行比较时，不能仅凭数据表面相差大小下结论，需进行假设检验。

第六节　分类变量资料的统计推断

一、总体率的估计与率的 *u* 检验

（一）率的抽样误差

总体率通常是未知的，只能从总体中随机抽取样本，用样本率 p 去估计它。由于个体差异的存在，即使从同一总体中随机抽取含量相等的样本，样本率之间、样本率与总体率之间不一定完全相等。这种由抽样引起的样本率之间、样本率与总体率之间的差异，称为率的抽样误差。率的抽样误差与均数的抽样误差在原理上是一致的，其大小用率的标准误来衡量。

（二）率的标准误

1. 概念　率的标准误是衡量率的抽样误差大小的指标，用 σ_p 表示。率的标准误越小，说明率的抽样误差越小，用样本率估计总体率越可靠，反之亦然。

2. 计算方法　当总体率 π 接近 0.5，$n>50$ 时，样本率的分布趋向正态分布，率的标准误与均数的标准误在性质上是相同的，其计算公式为：

$$\sigma_p=\sqrt{\frac{\pi(1-\pi)}{n}}$$ （公式 3-36）

式中，σ_p 为率的标准误，π 为总体率，n 为样本例数。

当总体率未知，样本含量足够大（$n>50$）时，可用样本率 p 计算率的标准误的估计值，计算公式为：

$$s_p=\sqrt{\frac{p(1-p)}{n}}$$ （公式 3-37）

式中，s_p 为率的标准误的估计值，p 为样本率，n 为样本例数。

例 3.23　检查居民粪便 800 人，其中蛔虫卵阳性 200 人，阳性率为 25%，求阳性率的标准误。

本例，$p=25\%$，$n=800$，代入公式 3-37，得：

$$s_p=\sqrt{\frac{0.25(1-0.25)}{800}}=1.53\%$$

（三）总体率的估计

总体率的估计有点值估计和区间估计两种方法。点值估计是直接用样本率来估计总体率；区间估计是按一定的概率 1-α（可信度），估计总体率在哪个范围，该范围称为总体率的可信区间。总体率的可信区间的估计方法与总体均数的可信区间的估计方法类同。

当样本含量 n 足够大，且 p 不接近于 0 或 1，如 np 与 $n(1-p)$ 均大于 5 时，样本率的分布趋向正态分布，可按下式估计总体率的可信区间：

$$p\pm u_\alpha s_p$$ （公式 3-38）

式中，p 为样本率，s_p 为率的标准误，u_α 为当概率为 $1-\alpha$ 时，标准正态随机变量 u 的值，$u_{0.05}=1.96$，$u_{0.01}=2.58$。

例 3.23 的蛔虫感染率的标准误为 1.53%，问该地居民蛔虫感染率的 95%可信区间和 99%可信区间为多少？

本例 $p=25\%$，$s_p=1.53\%$，代入公式 3-38，得：

总体率的 95%可信区间为：$0.25\pm1.96\times0.0153=$（22.0%，28.0%）

总体率的 99%可信区间为：$0.25\pm2.58\times0.0153=$（21.05%，28.95%）

（四）率的 u 检验

当样本含量 n 较大，样本率 p 和 $1-p$ 均不太小，如 np 和 $n(1-p)$ 均大于 5 时，样本率 p 以总体率 π 为中心，呈正态分布或近似正态分布。可用正态分布的原理对两个率的差异进行假设检验（称为 u 检验），其原理、步骤及方法与均数的 u 检验相同。

1. 样本率与总体率比较的 u 检验　一般把率的理论值、标准值或经大量调查的稳定值作为总体率 π_0。目的是推断样本率所代表的未知总体率 π 与已知总体率 π_0 间有无差异。计算公式为：

$$u=\frac{p-\pi_0}{\sigma_p}$$ （公式 3-39）

式中，p 为样本率，π_0 为总体率，σ_p 为率的标准误。

例 3.24　根据以往经验，结核性脑膜炎的治愈率平均为 10.4%，某医院应用三种抗结核药物综合治疗 65 例，治愈率为 68.6%，问综合疗法治愈率与经验治愈率的差异有无统计学意义？

检验步骤如下：

（1）建立假设

H_0：综合疗法的治愈率与经验治愈率相等，即 $\pi=\pi_0$；

H_1：综合疗法的治愈率与经验治愈率不相等，即 $\pi\neq\pi_0$。

（2）确定检验水准：本例取 $\alpha=0.05$

（3）计算 u 值

本例 $p=68.6\%$，$\pi=10.4\%$，$n=65$，代入公式 3-39，得：

$$u=\frac{|0.686-0.104|}{\sqrt{0.104(1-0.104)/65}}=15.37$$

（4）确定 P 值　15.37>1.96，故 $P<0.05$。

（5）作出推断结论　按 $\alpha=0.05$ 水准，拒绝 H_0，接受 H_1，即差异有统计学意义。结合本例，可以认为该综合疗法的治愈率有所提高。

2. 两样本率比较的 u 检验　目的是推断两样本率所代表的总体率是否相等，可用下式计算 u 值：

$$u=\frac{p_1-p_2}{s_{p_1-p_2}} \qquad \text{（公式 3-40）}$$

式中，p_1、p_2 为样本率，$s_{p_1-p_2}$ 为两样本率之差的标准误，可按下式计算：

$$s_{p_1-p_2}=\sqrt{p_c(1-p_c)\left(\frac{1}{n_1}+\frac{1}{n_2}\right)} \qquad \text{（公式 3-41）}$$

式中，p_c 为两样本的合并率，其计算公式为：

$$p_c=\frac{X_1+X_2}{n_1+n_2} \qquad \text{（公式 3-42）}$$

式中，X_1、n_1 分别为较大阳性率 p_1 的阳性数、样本含量，X_2，n_2 分别为较小阳性率 p_2 的阳性数、样本含量。

当两样本含量较大时，$s_{p_1-p_2}$ 可用下式计算：

$$s_{p_1-p_2}=\sqrt{(s_{p_1})^2+(s_{p_2})^2}=\sqrt{\frac{p_1(1-p_1)}{n_1}+\frac{p_2(1-p_2)}{n_2}} \qquad \text{（公式 3-43）}$$

例 3.25　某单位调查 50 岁以上 339 人，吸烟者 205 人中慢性气管炎患者 43 人，不吸烟者 134 人中慢性气管炎患者 13 人，问吸烟者与不吸烟者的慢性气管炎患病率有无差别？

检验步骤如下：

（1）建立假设

H_0：吸烟者与不吸烟者的慢性气管炎患病率相等，即 $\pi_1=\pi_2$；

H_1：吸烟者与不吸烟者的慢性气管炎患病率不相等，即 $\pi_1 \neq \pi_2$。

(2) 确定检验水准：本例取 $\alpha=0.05$。

(3) 计算 u 值

本例，$p_1=43/245=0.210$，$p_2=13/134=0.097$，$p_c=(43+13)/(205+134)=0.165$，代入公式 3-40，得：

$$u=0.210-0.097\bigg/\sqrt{\frac{0.210\ (1-0.210)}{205}+\frac{0.097\ (1-0.097)}{134}}=2.74$$

(4) 确定 P 值：$2.74>1.96$，故 $P<0.05$。

(5) 作出推断结论：在 $\alpha=0.05$ 水准上，拒绝 H_0，按受 H_1，差异有统计学意义。结合本例，可以认为吸烟者的慢性气管炎患病率高于不吸烟者。

二、卡方检验

卡方（χ^2）检验（chi-squre test）是一种应用范围较广的分类变量资料的假设检验方法，它可用于推断两个或多个样本率（或构成比）之间差异有无统计学意义。按照设计类型不同，可将 χ^2 检验分为四格表资料 χ^2 检验、配对资料 χ^2 检验、行×列表 χ^2 检验等。

（一）四格表资料的卡方（χ^2）检验（表 3-13）

表 3-13 四格表

70	30
80	20

表 3-13 中，这 4 个格子的数据是整个表的基本数据，简记为：

a	b
c	d

其他数据都是由这 4 个数据推算出来的，这种资料称为四格表资料。

1. 卡方（χ^2）检验的基本思想 χ^2 值的意义和算法，可用基本公式 3-44 来说明。

$$\chi^2=\Sigma\frac{(A-T)^2}{T} \qquad \text{（公式 3-44）}$$

式中，A 为实际频数（actual frequency），T 为理论频数（theoretical frequency），其计算公式为：

$$T_{RC}=\frac{n_R n_C}{n} \qquad \text{（公式 3-45）}$$

式中，T_{RC} 为第 R 行（row）第 C 列（column）的理论频数，n_R 为相应行的合计数，n_c 为相应列的合计数，n 为总例数。

从公式 3-44 可以看出，χ^2 值反映了实际频数与理论频数的吻合程度。若检验假设成立，则 A 与 T 之差一般不会很大，出现大的 χ^2 值的概率很小。χ^2 值的大小除了决定于 A 与 T 的差值外，还取决于格子数的多少（严格的说是自由度 ν）。因为各个格子的 $\frac{(A-T)^2}{T}$ 均为正值，自由度 ν 越大，χ^2 值越大。只有考虑了自由度 ν 的影响，χ^2 值才能正确反映实际频数 A 和理论频数 T 的吻合程度。χ^2 检验时，要根据自由度 ν 查 χ^2 界值表（附表 2）。自由度＝（行数－1）×（列数－1）。若：

$\chi^2 < \chi^2_{0.05,\nu}$，则 $P > 0.05$

$\chi^2 \geqslant \chi^2_{0.05,\nu}$，则 $P < 0.05$

$\chi^2 \geqslant \chi^2_{0.01,\nu}$，则 $P < 0.01$

2. 四格表专用公式 对于四格表资料，亦可用专用公式计算 χ^2 值，省去求理论频数的过程，计算公式为：

$$\chi^2 = \frac{(ad-bc)^2 \cdot n}{(a+b)(c+d)(a+c)(b+d)} \qquad \text{（公式 3-46）}$$

式中，a、b、c、d 分别为四格表的四个实际频数，n 为总例数。

3. 四格表（χ^2）值的校正 χ^2 界值表是根据连续性的理论分布计算出来的，但原始数据属于分类资料，是不连续的，由此计算出来的 χ^2 值也是不连续的，特别是自由度为 1 的四格表，当任何一格 $1<T<5$，且 $n>40$ 时，若不对 χ^2 值进行校正，算出的 χ^2 值偏大，容易出现假阳性错误。χ^2 值校正公式为：

$$\chi^2 = \sum \frac{(|A-T|-0.5)^2}{T} \qquad \text{（公式 3-47）}$$

$$\text{或 } \chi^2 = \frac{\left(|ad-bc|-\frac{n}{2}\right)^2 \cdot n}{(a+b)(c+d)(a+c)(b+d)} \qquad \text{（公式 3-48）}$$

当任何一格的 $T<1$ 或 $n<40$ 时，需用确切概率法计算概率（本章不作介绍，可参考有关书籍）。

例 3.26 用甲、乙两种疗法治疗某病各 100 例，结果见表 3-14，问两种疗法治愈率有无差别？

表 3-14 甲、乙两种疗法治疗某病效果

疗 法	治 愈 人 数	未治愈人数	合计
甲疗法	70（75）	30（25）	100
乙疗法	80（75）	20（25）	100
合计	150	50	200

注：括号内为理论频数

检验步骤如下：

（1）建立假设

H_0：两种疗法治愈率相等，即 $\pi_1=\pi_2$；

H_1：两种疗法治愈率不相等，即 $\pi_1 \neq \pi_2$。

（2）确定检验水准：本例取 $\alpha=0.05$。

（3）计算 χ^2 值：利用公式 3-46 求 T_{11}、T_{12}、T_{21}、T_{22}，分别为 75、25、75、25，并将其写在表中括号内。由于行的合计数与列的合计数是固定的，只要求出其中一个格子的理论频数后，其余三个格子的理论频数可用减法求得。

本例四个格子的理论频数均大于 5，$n>40$，可用基本公式法计算 χ^2 值，将相应格子的实际频数和理论频数代入公式 3-44，得：

$$\chi^2=\sum\frac{(A-T)^2}{T}=(70-75)^2/75+(30-25)^2/25+(80-75)^2/75+(20-25)^2/25=2.67$$

若用专用公式法计算 χ^2 值，将相应格子的实际频数代入公式 3-46，得：$\chi^2=\dfrac{(70\times20-30\times80)^2\cdot200}{(70+30)(20+80)(70+80)(30+20)}=2.67$，结果与用基本公式法相同。

（4）确定 P 值：本例 $\nu=(2-1)\times(2-1)=1$，查附表 2，$\chi^2_{0.05(1)}=3.84$，$2.67<\chi^2_{0.05,1}$，故 $P>0.05$。

（5）作出推断结论：按 $\alpha=0.05$ 水准，接受 H_0，拒绝 H_1，差异无统计学意义。结合本例，可以认为甲、乙两种疗法的治愈率相等。

例 3.27　某矿石粉厂生产一种矿石粉时，在数天内即有部分工人患职业性皮炎。本生产季节开始，随机抽取 15 名车间工人穿上新防护服，其余仍穿原防护服。1 个月后，两组工人的皮炎患病率见表 3-15。问两组工人的皮炎患病率有无差别？

表 3-15　穿新旧两种防护服工人的皮炎患病率比较

防护服种类	皮肤炎症		合计	患病率（%）
	阳性例数	阴性例数		
新	1	14	15	6.7
旧	10	18	28	35.7
合计	11	32	43	25.6

检验步骤如下：

（1）建立假设

H_0：两组工人的皮炎患病率相等，即 $\pi_1=\pi_2$；

H_1：两组工人的皮炎患病率不相等，即 $\pi_1\neq\pi_2$。

本例 α 格的绝对数最小，按公式 3-45 计算其理论频数，$T_{11}=(15\times11)/43=3.84$

（2）确定检验水准：本例取 $\alpha=0.05$。

（3）计算 χ^2 值：由于 $1<T_{11}<5$，而 $n=42>40$，需对 χ^2 值进行校正，用公式 3-48 求 χ^2 值。

$$\chi^2=\frac{\left(|1\times18-14\times10|-\frac{43}{2}\right)^2\cdot43}{(1+14)(10+18)(1+11)(14+18)}=2.94$$

（4）确定 P 值：按 $\nu=(2-1)(2-1)=1$，查附表 2，$\chi^2_{0.05,1}=3.84$，因 $2.94<\chi^2_{0.05,1}$，故 $P>0.05$。

（5）作出推断结论：按 $\alpha=0.05$ 水准，接受 H_0，拒绝 H_1。结合本例，尚不能认为穿不同防护服工人的皮炎患病率有差别。

本例若不对 χ^2 值进行校正，则 $\chi^2=4.33$，$0.01<P<0.05$，可见未校正的 P 值偏低，据此将作出相反的结论。

（二）配对四格表资料的卡方（χ^2）检验

例 3.28　住院患者 200 份痰标本，分别用荧光法与浮游集菌法检查抗酸杆菌，结果见表 3-16，问两种检查方法的阳性率有无差别？

表 3-16　两法检查抗酸杆菌结果的比较

荧光法	浮游集菌法		合计
	+	−	
+	49（a）	25（b）	74
−	21（c）	105（d）	126
合计	70	130	200

检验步骤如下：

1. 建立假设

H_0：两种方法检查的阳性率相等，$b=c$；

H_1：两种方法检查的阳性率不等，$b\neq c$。

2. 确定检验水准：本例取 $\alpha=0.05$

3. 计算 χ^2 值

当 $b+c>40$ 时，用专用公式计算，公式为：

$$\chi^2=\frac{(b-c)^2}{b+c} \qquad \text{（公式 3-49）}$$

自由度 $\nu=1$

当 $b+c\leqslant 40$ 时，用校正公式计算，公式为：

$$\chi^2=\frac{(|b-c|-1)^2}{b+c} \qquad \text{（公式 3-50）}$$

自由度 $\nu=1$

本例 $b+c=25+21=46>40$，用专用公式计算 χ^2 值。

$$\chi^2=\frac{(b-c)^2}{b+c}=\frac{(25-21)^2}{25+21}=0.35$$

4. 确定 P 值　按 $\nu=1$，查附表 2，得 $\chi^2_{0.05,1}=3.84$，因 $0.35<\chi^2_{0.05,1}$，故 $P>0.05$。

5. 作出推断结论　按 $\alpha=0.05$ 水准，接受 H_0，拒绝 H_1。结合本例，两种检查方法的阳性率相等。

（三）行×列表资料的卡方（χ^2）检验

行×列表资料的卡方（χ^2）检验适用于多个样本率（或构成比）的比较。计算 χ^2 值可用基本公式 3-44，亦可用公式 3-51，可省去计算理论频数的过程。

$$\chi^2=n\left(\sum\frac{A^2}{n_R n_C}-1\right) \qquad \text{（公式 3-51）}$$

式中，n 为总例数，A 为每个格子的实际频数，n_R、n_C 分别为与实际频数 A 同行、同列的合计数。

$$\nu = (\text{行数}-1) \times (\text{列数}-1)$$

1. 多个样本率比较的卡方（χ^2）检验

例 3.29 某省观察三个地区的花生污染黄曲霉毒素 B_1 的情况，结果见表 3-17，问三个地区花生的黄曲霉毒素 B_1 污染率有无差别？

表 3-17 某省三个地区花生的黄曲霉毒素 B_1 污染率的比较

地区	检验的样品数		合计	污染率（%）
	未污染	污染		
甲	6	23	29	79.3
乙	30	14	44	31.8
丙	8	3	11	27.3
合计	44	40	84	47.6

检验步骤如下：

（1）建立假设

H_0：三个地区花生的黄曲霉毒素 B_1 污染率相等；

H_1：三个地区花生的黄曲霉毒素 B_1 污染率不相等或不全相等。

（2）确定检验水准：本例取 $\alpha=0.05$。

（3）计算 χ^2 值：用公式 3-51 计算。

$$\chi^2=84\left(\frac{6^2}{29\times44}+\frac{23^2}{29\times40}+\frac{30^2}{44\times44}+\frac{14^2}{44\times40}+\frac{8^2}{11\times44}+\frac{3^2}{11\times40}-1\right)=17.91$$

（4）确定 P 值：本例 $\nu=(3-1)\times(2-1)=2$，查附表 2，$\chi^2_{0.05,2}=5.99$，$17.91>\chi^2_{0.05,2}$，故 $P<0.05$。

（5）作出推断结论：按 $\alpha=0.05$ 水准，拒绝 H_0，接受 H_1。结合本例，可认为三个地区花生的黄曲霉毒素 B_1 污染率不相等或不全相等，有地区性差异。

2. 多个构成比比较的卡方（χ^2）检验

例 3.30 某医院研究急性白血病与慢性白血病患者的血型构成情况，资料如表 3-18，问两组患者的血型构成有无差别？

表 3-18 急性与慢性白血病患者血型构成比

组　别	血　　型				合计
	A 型	B 型	O 型	AB 型	
急性组	58	49	59	18	184
慢性组	43	27	33	8	111
合计	101	76	92	26	295

检验步骤如下：

（1）建立假设

H_0：两组患者的血型构成相同；

H_1：两组患者的血型构成不相同。

（2）确定检验水准：本例取 $\alpha=0.05$。

（3）计算 χ^2 值：用公式 3-51 计算。

$$\chi^2=295\left(\frac{58^2}{184\times101}+\frac{49^2}{184\times76}+\frac{59^2}{184\times92}+\frac{18^2}{184\times26}+\frac{43^2}{111\times101}+\frac{27^2}{111\times76}+\frac{33^2}{111\times76}+\frac{8^2}{111\times26}-1\right)=1.84$$

（4）确定 P 值：本例 $\nu=(2-1)\times(4-1)=3$，查附表 2，$\chi^2_{0.05,3}=7.81$，$1.84<\chi^2_{0.05,3}$，故 $P>0.05$。

（5）作出推断结论：按 $\alpha=0.05$ 水准，接受 H_0，拒绝 H_1，可认为两组患者的血型构成相同。

3. 行×列表资料卡方（χ^2）检验的注意事项

（1）理论频数不宜太小，否则将导致分析的偏性。行×列表中，不宜有 1/5 以上格子的理论频数小于 5，或有一个格子的理论频数小于 1。对于理论频数太小的资料，有三种处理方法：①最好增加样本含量以增大理论频数；②删去理论频数太小的行和列；③将太小的理论频数所在行或列的实际频数与性质相近的邻行或邻列中的实际频数合并。

（2）多个样本率（或构成比）比较的卡方（χ^2）检验，结论为拒绝 H_0，接受 H_1 时，只能认为各总体率（或总体构成比）之间总的来说差异有统计学意义，但不能说明它们彼此之间或某两者之间差异有统计学意义。如果要确定彼此之间的差异有无统计学意义，可采用 χ^2 分割法。

知识链接

χ^2 分割法

χ^2 分割法是利用 χ^2 值的可加性原理，把原 R×C 表分割为若干个分割表，这些分割表的自由度之和等于原 R×C 表的自由度，其 χ^2 值之和十分接近原 R×C 表的 χ^2 值。分割的方法是按最相近的原则，把阳性率（或构成比）相差不大的样本分割出来，计算其 χ^2 值。当差异无统计学意义时，就把它们合并为一个样本，再将它与另一较相近的样本进行比较，如此进行下去，直到结束。

（姜瑞涛　曾金艳）

第七节　统计表和统计图

统计表和统计图是对资料进行统计描述的重要工具，可说明资料在数量方面大小、变动趋势、分布情况以及相互关系，以替代冗长的文字叙述，其形式简洁，内容一目了然，便于阅读、比较和分析。在医学科学研究中，经常用统计图表表达其分析结果。

一、统 计 表

统计表（statistical table）是用表格的形式将统计指标与数量恰当的安排在表内，表达研究对象的特征、内部构成以及各项目分组间的相互关系。广义的统计表包括调查资料所用的调查表、整理资料所用的整理汇总表以及分析资料所用的统计分析表等；狭义的统计表仅指统计分析表。

（一）统计表的结构

统计表的基本结构包括标题、标目、数字和线条，如下所示：

标题

横标目名称	纵标目名称
横标目	数字
合计	

（二）制表的基本要求

1. 标题 标题（title）位于表格的上方中央，要求简明扼要地说明表的中心内容，应包括时间、地点和主要内容等。标题不能过于简略，也不能过于繁琐，更不能标题不确切。若在资料中有两个以上的统计表，应在标题前标明表序。

2. 标目 标目（heading）是用以说明表格内数字含义或特征的简明文字，分横标目和纵标目，横标目用来表示表中被研究事物或对象的主要标志，是表的主语，列在表的左侧，说明表内同一横行数字的含义；纵标目用来说明横标目的各种统计指标，是表的谓语，列在表的右侧上方，说明表内同一纵列数字的含义。标目不能过多，层次一定要清楚。标目可按惯例、时间先后、数值大小、重要程度等排列。

3. 线条 表内线条（line）只有横线，竖线和斜线一律不要。横线也不宜过多，常用三条基本线表示，即顶线、底线和标目线，俗称三线表。如有合计，再加一条隔开合计与数字的线。通常顶线和底线略粗一点，另两条线略细一点。

4. 数字 表内数字（fig ure）必须准确，用阿拉伯数字表示，数字位次要对齐，同一指标的小数位数应一致，表内不得留有空格。资料暂缺或未记录用“…”表示，未调查、无数字用“—”表示，数字若为“0”，则写“0”。

5. 备注 备注（footnote）不是表的必备部分，如有数字需要说明，则先用“*”号在该数字右上角标出，再在表格下方用文字说明。

（三）统计表的种类

通常按分组标志多少分为简单表和组合表。

1. 简单表 简单表（simple table）是按一种特征或标志分组，即由一组横标目和一组纵标目组成的统计表，如表 3-19。

2. 复合表 复合表（combinative table）是按两种或两种以上特征或标志分组，即由两组及两组以上的横标目和纵标目组成的统计表，如表 3-20。

表 3-19　2003 年某社区不同文化程度的慢性病患病率

文化程度	调查人数	病例数	患病率（%）
文盲	186	58	31.18
小学	607	149	24.55
初中	179	42	23.46
高中及以上	121	26	21.49
合计	1093	275	25.16

表 3-20　1964～1968 年急性心肌梗死患者的病死率

年份	病例数	死亡例数		病死率（%）	
		住院期	急性期	住院期	急性期
1964	17	8	7	47.1	41.2
1965	13	5	4	38.5	30.8
1966	15	7	6	46.7	40.0
1967	15	6	6	40.0	40.0
1968	12	4	4	33.3	33.3
合计	72	30	27	41.7	37.5

（四）统计表的修改

编制统计表的原则是重点突出、简单明了、层次清楚和数字准确。实际工作中，有的统计表由于未遵循编制原则和要求，未能起到应有的作用，举例说明如下（表 3-21）：

表 3-21　两个治疗组对比

<table>
<tr><td>并发症</td><td colspan="3">西　药　组</td><td colspan="3">中西药结合组</td></tr>
<tr><td rowspan="3">休克</td><td rowspan="2">例数</td><td colspan="2">结　　果</td><td rowspan="2">例数</td><td colspan="2">结　　果</td></tr>
<tr><td>良好</td><td>死亡</td><td>良好</td><td>死亡</td></tr>
<tr><td>13</td><td>6</td><td>7</td><td>10</td><td>10</td><td>0</td></tr>
</table>

表 3-21 的主要目的在于表达用两种治疗疗法治疗急性心肌梗死并发休克的疗效。缺点是：①标题太简单，不能概括表的内容；②纵横标目安排不当，标目组合重复，层次不清；③两组疗法的数字未能紧密对应，不便于相互比较。可修改如下（表 3-22）：

表 3-22　急性心肌梗死并发休克患者的疗效比较

治　疗　组	良好	死亡	合计
西药组	6	7	13
中西药结合组	10	0	10
合计	16	7	23

二、统 计 图

统计图（statistical graph）是用点的位置、线条的升降、直条的长短或面积的大小等形式来表达统计分析的结果，直观地反映事物及其指标间的数量关系。统计图通俗易懂，便于理解和比较，但对数量的表达较粗略，不便于做深入细致的分析，必要时可以附相应的统计表。医学统计中常用的统计图有直条图、百分条图、圆图、线图、直方图等。

（一）绘制统计图的基本要求

1. 选图 根据资料的性质和分析目的选择合适的图形。

2. 标题 要简明扼要，说明资料的内容、时间、地点；编号一般用图加阿拉伯数字表示，标题及编号写在图的下方。

3. 标目 纵横两轴应有标目，并注明标目单位。

4. 尺度 横轴尺度自左而右，纵轴尺度自下而上，数值一律由小到大，等距或有规律性地标明。纵坐标上的数字一般从零开始。

5. 比例 除圆形图外，图形的纵、横轴比例一般以 5：7 为宜，过大或过小易造成错觉。

6. 图例 图中用不同线条或颜色代表不同事物时，需用图例说明。

（二）常用统计图的适用条件与绘制方法

1. 直条图 直条图（bar chart）简称条图，适用于按性质分组的各个独立的、无连续关系的资料，用等宽直条的长短来代表各指标的数值大小，表示它们之间的对比关系，给人以“比高低”的强烈印象。常见的有单式（图 3-7）和复式（图 3-8）两种。绘制要点如下：

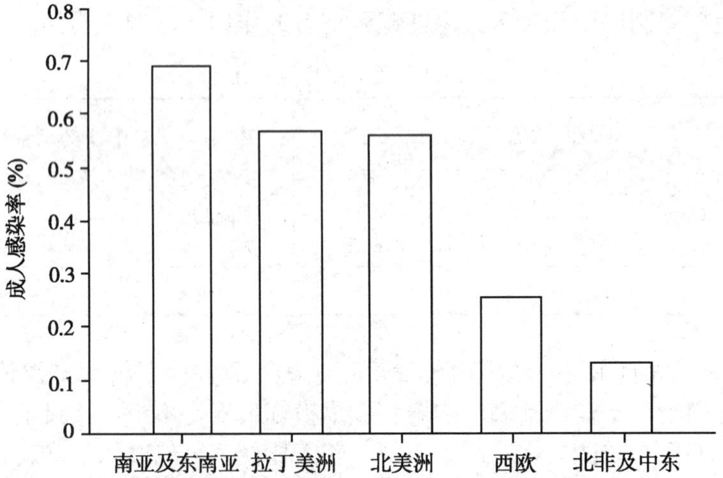

图 3-7 1998 年世界不同地区艾滋病流行情况

（1）坐标轴：横轴为观察项目，纵轴为数值，纵轴坐标一定要从 0 开始。

（2）直条的宽度：各直条应等宽，等间距，间距宽度和直条相等或为其一半。复式直条图中，同一观察项目的各组之间无间隔，并用图例加以说明。

（3）排列顺序：各直条可根据数值从大到小或从小到大排列，或按时间顺序排列，以便于比较。

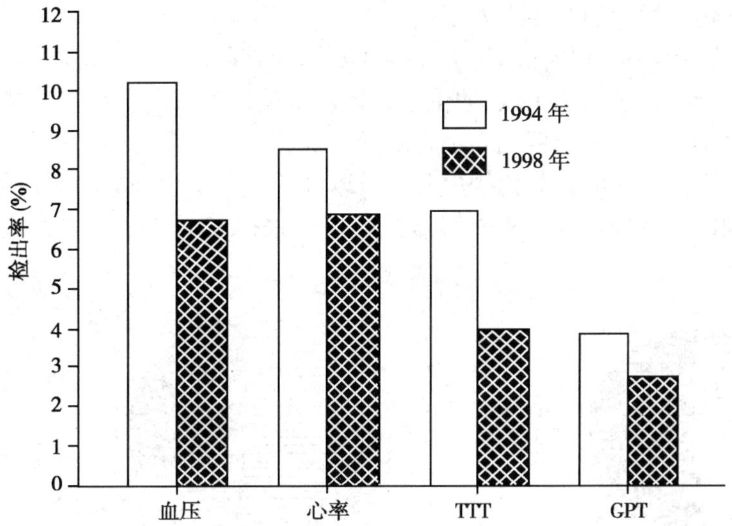

图 3-8　某工厂职工 1994 年和 1998 年四项生理指标异常检出率

2. 百分条图　百分条图（percentage bar chart）适用于构成比资料，给人以“看面积”的印象。

绘制要点如下：

(1) 标尺：画在图的上方或下方，起始的位置、总长度和百分条图一致，并和百分条图平行。全长为 100%，分成 10 格，每格 10%。

(2) 分段：按各部分所占百分比的大小排列，可以在图上用数字标出百分比。

(3) 图例：在图外要附图例说明。

(4) 多组比较：若要比较的事物不止一个时，可以画几个平行的百分条图，以便于比较。各条图的排列顺序相同，图例相同。图 3-9 根据表 3-23 绘制而成。

表 3-23　不同性别某肿瘤三种分化类型的构成比较

性别	高分化（%）	低分化（%）	未分化（%）	合计
男	52.3	27.8	19.9	100
女	30.2	18.1	51.7	100

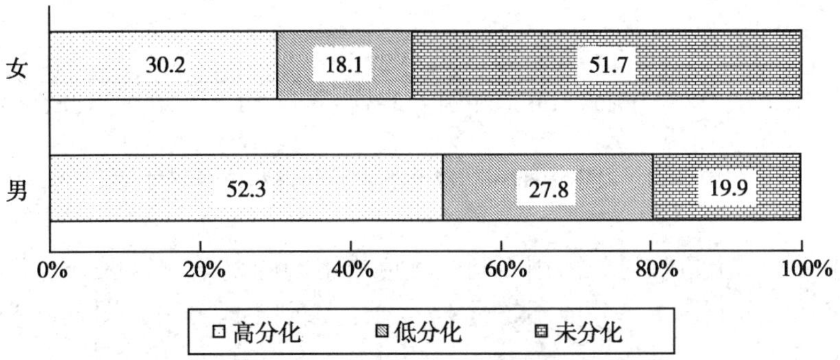

图 3-9　不同性别某肿瘤三种分化类型的构成比较

3. 圆形图　圆形图（pie chart）适用的资料、用途同百分直条图，用圆的扇形面积代表各部分所占的构成比。绘制要点如下：

（1）绘制一圆形，将各指标的构成比乘 3.6°即为其所占扇形的圆心角度数。

（2）从相当于时钟 9 点或 12 点的位置开始，用量角器按顺时针方向测量圆心角。

（3）每部分用不同线条或颜色表示，附图例说明，并在图上标出百分比。

（4）当比较不同资料的百分比构成时，可以画两个大小相等的圆，在每个圆的下面写明标题，用相同的图例表示同一构成部分。图 3-10 根据表 3-23 的资料绘制而成。

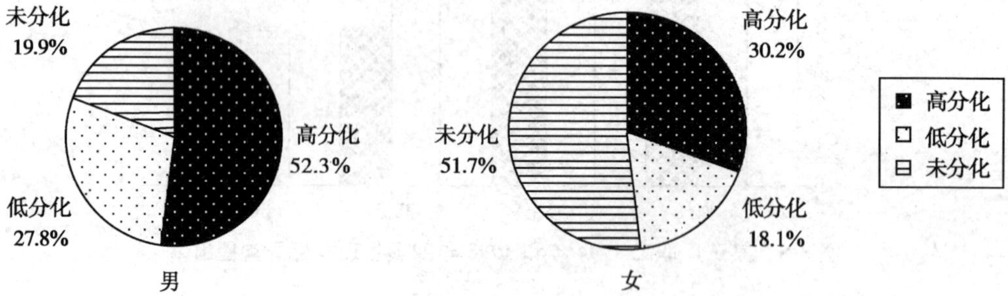

图 3-10　不同性别某肿瘤三种分化类型的构成比较

4. 线图　线图（line diagram）适用于连续性资料，用线段的上升或下降来表示事物在时间上的发展变化或一种现象随另一种现象变迁的情况，给人以“比趋势”的印象。绘制要点如下：

（1）横轴表示某一连续变量（时间或年龄），纵轴表示某种率或频数。

（2）根据资料在坐标上定位，分组资料各点应点在组段中间。相邻的两点用直线连接，不能任意改为光滑曲线。

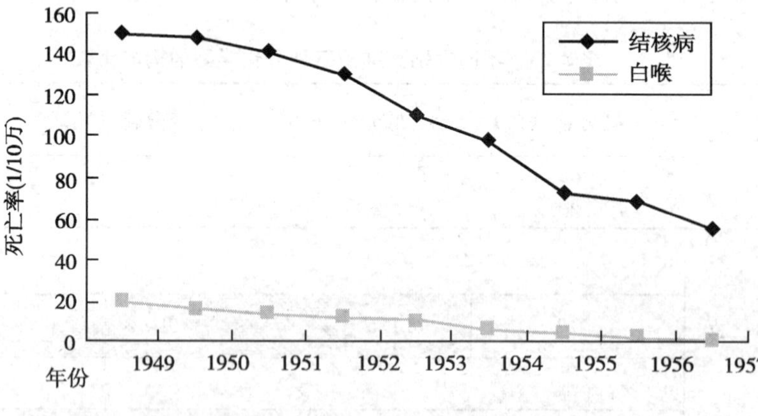

图 3-11　某市 1949～1957 年儿童结核病和白喉死亡率

（3）描述两个以上事物时，需用不同的颜色或不同的线条加以区分，并附图例说明。同一图内不应有太多的线条，一般不超过 4～5 条，否则不易分清。图 3-11 根据表 3-24 资料绘制而成。

表 3-24　某市 1949～1957 年儿童结核病和白喉死亡率

年份	结核病死亡率（‰）	白喉死亡率（‰）
1949	150.2	20.1
1950	148.0	16.6
1951	141.0	14.0
1952	130.0	11.8
1953	110.4	10.7
1954	98.2	6.5
1955	72.6	3.9
1956	68.0	2.4
1957	54.8	1.3

5. 直方图　直方图（histogram）适用于连续性频数分布资料，用矩形的面积代表频数的多少。绘制要点如下：

（1）坐标轴：横轴代表变量值，要用相等的距离表示相等的数量。纵轴代表频数，坐标要从 0 开始。

（2）各矩形间不留空隙。

（3）对于组距相等的资料可以直接作图；组距不等的资料先进行换算，转化为组距相等的频数，用转化后的频数作图。

图 3-12 根据表 3-25 资料绘制而成。

表 3-25　某年某地 130 名健康成年男子红细胞计数（$\times10^{12}$/L）频数分布

红细胞计数（$\times10^{12}$/L）	划　　记	频数	组中值
3.20～	下	3	3.35
3.50～	正一	6	3.65
3.80～	正正	10	3.95
4.10～	正正正正	19	4.25
4.40～	正正正正正	25	4.55
4.70～	正正正正下	23	4.85
5.00～	正正正正一	21	5.15
5.30～	正正下	13	5.45
5.60～	正丁	7	5.75
5.90～6.20	下	3	6.05
合计		130	6.35

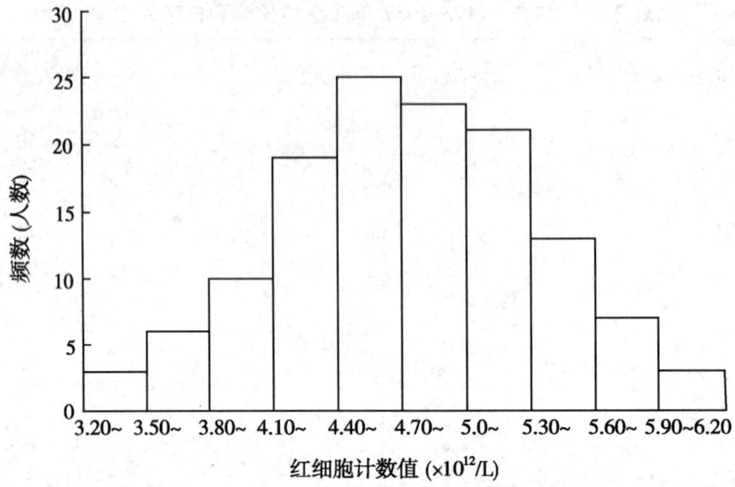

图 3-12 某年某地 130 名健康成年男子红细胞计数($\times10^{12}$/L)频数分布

(曾金艳)

思考题

1. 统计工作的基本步骤有哪些?
2. 常用的平均数有哪些?各自的适用条件是什么?
3. 列表比较标准差与变异系数的区别与联系。
4. 对称分布资料,在"均数±1.96 倍标准差"的范围内,也包括 95%的观察值吗?
5. 列表说明医学参考值范围的制定方法。
6. 总体均数的可信区间与医学参考值范围有何区别?
7. 假设检验的注意事项有哪些?
8. 举例说明不能以构成比代替率。
9. 四格表资料的 u 检验与 χ^2 检验的应用条件有何异同?
10. 行×列表资料 χ^2 检验的注意事项有哪些?
11. 统计表的基本结构有哪些?
12. 医学中常用的统计图及其适用条件是什么?

第四章　流行病学方法

学习目标

1. 掌握流行病学的定义和特点、流行病学研究的基本方法和步骤。
2. 掌握描述疾病的分布的常用指标、个案调查、现况研究、普查、抽样调查的概念及应用。
3. 熟悉流行病学方法的主要用途、疾病的三间分布的描述。
4. 熟悉暴发调查、病例对照研究、实验性流行病学方法概念及结果评价。
5. 了解队列研究、实验性流行病学设计原则和实施方法。

流行病学方法是开展卫生保健、疾病的预防与控制和人群健康状况调查等工作中最常用的基本方法。它是流行病学（epidemiology）的核心和精髓，而流行病学是一门发展十分迅速、隶属于预防医学的学科，现代医学更加强调了流行病学作为应用学科在医学中的作用，因此，作为核心的流行病学研究方法广泛运用于医学研究的各个领域。

第一节　流行病学方法概述

一、流行病学定义和特点

（一）流行病学定义

我国学者在多年实践的基础上，根据目前的实际情况和未来发展的趋势，给流行病学下的定义为："流行病学是研究疾病和健康状态在人群中的分布及其影响因素，以及制订和评价预防、控制和消灭疾病及促进健康的策略与措施的科学"。

该定义的基本内涵有：①流行病学的研究对象是人群，是研究所关注的具有某种特征的人群；②流行病学不仅研究各种疾病，而且研究健康状况；③流行病学的重点是研究疾病和健康状态的分布及其影响因素；④流行病学的落脚点是为控制和消灭疾病及促进健康提供科学的决策依据。

（二）流行病学研究特点

流行病学研究范围不断扩大，研究方法与技术不断发展与完善。主要表现在：①从单因素研究发展为多因素研究；②从单学科研究发展为多学科研究；③从定性研究向定量研究发展；④计算机技术和统计分析方法的飞速进展，对流行病学的发展起着巨大的推动作用。因此，学习和运用流行病学应该树立群体的观点、比较的观点、多病因论的观点、概率论的观点和预防为主的观点。

二、流行病学研究的基本方法和基本步骤

(一) 流行病学研究的基本方法

流行病学研究方法的分类目前有多种，从流行病学研究的性质来分，可以分为：描述性研究、分析性研究、实验性研究和理论性研究四大类（图 4-1），最常用的是描述性研究、分析性研究、实验性研究。

- 流行病学研究
  - 观察性研究
    - 描述性研究
      - 横断面研究
      - 比例死亡比研究
      - 生态学研究
    - 分析性研究
      - 病例对照研究
      - 队列研究
  - 实验性研究
    - 临床试验
    - 社区试验
    - 社区干预试验
  - 理论性研究
    - 理论流行病学
    - 流行病学方法研究

图 4-1 流行病学研究方法分类

1. 描述性研究 描述性研究又称为描述流行病学，是对日常记录资料或者特殊调查所获的资料，进行核实、整理、归纳，将所研究的疾病或健康状况按不同时间、不同地区和不同人群真实地展现出来，发现其差异，从而提出造成这种差异的假设。它是流行病学研究的初始阶段，这一方法的关键在于“描述”，它没有直接验证假设的功能。

2. 分析性研究 分析性研究又称为分析流行病学，是对描述性研究中所提出的假设进行验证或检验。它是为探讨或验证某种因素是否与某种疾病有因果联系而设计的一类研究方法。一般事先需要严格周密设计，并且设有可比性的对照组，以供比较分析用。这种性质的研究主要有两种，即病例对照研究和队列研究。

3. 实验性研究 实验性研究又称为实验性流行病学或实验法。是在人群中消除某个（些）因素或施加一个（些）因素，即人为地给一组（实验组）消除或施加所研究的因素，另一组（对照组）不给，然后观察其对疾病或健康状况的影响。实验法与观察法不同之处在于人们是否可以控制事件变化的条件，因此，实验性研究得到的结论更加可靠。该方法既可以用于验证因素与疾病或健康状况之间的联系，也可以用于评价某种预防措施的效果。

4. 理论性研究 理论性研究又称为理论流行病学、数理流行病学或流行病学数学模型，即对疾病流行过程进行高度概括，把流行规律定量地用数学公式反映出来。目前这种研究方法尚处于发展期，远不如观察性研究和实验性研究应用广泛。

(二) 流行病学研究的基本步骤

流行病学调查研究的步骤在实际工作中是比较灵活的，它常因研究的目的和方法不同而各有差异，但基本步骤是相似的。

1. 拟定调查研究计划　要顺利地完成一次流行病学调查研究，首先要拟定一个科学、合理、全面并切实可行的调查研究计划，其内容包括以下几方面：

（1）确定研究目的：明确研究目的是拟定调查研究计划的核心和关键。在进行任何一项调查研究时均应明确研究目的。研究目的主要可分为三类：①了解总体情况，如某地区人群某种疾病的患病情况、人群健康状况等；②研究事物间的相关联系，以探索病因，如吸烟与肺癌的关系、环境污染与人群健康的关系等；③评价与考核疾病预防或治疗措施的效果，如评价某种疫苗接种的效果、某种药物治疗疾病的效果等。在实际工作中，确定研究目的就是要明确为什么要进行这项研究，这项研究能解决什么问题，达到什么样的预期目标。

（2）确定研究方法：根据不同的研究目的选用不同的研究方法。如果研究目的是为了解某种疾病的患病率，可选现况调查的方法；如果研究目的是探讨某病的病因，那就考虑选择病例对照研究或队列研究的方法；如果研究目的是评价某种疫苗接种的效果，应选择实验性研究方法。

（3）确定研究对象：要根据研究目的和指标确定研究对象，即确定研究的总体，要划清总体的同质范围。研究对象可以从地理或行政管理范围来确定，如可选择一个区、一个乡（镇）或一个村的居民，也可调查一个系统的职工；还可根据研究的方法来确定研究对象。

（4）确定研究项目：研究项目或研究内容是根据研究目的来确定的，在确定研究项目时应遵循的原则是：需要的项目一个不能少，不需要的项目一个也不要。每一个项目应该是必需的，要有明确的用意，不是可有可无的，全部调查项目设置应科学而严密，同时要充分考虑项目之间的内在联系和逻辑关系。项目的提法应简单明确，不使人误解，尽量做到不加说明或少加说明就能使调查者理解。

（5）确定实施方案：流行病学调查研究的实施方案应包括人、财、物的准备，时间进度安排，调查员的选取和培训，任务的分工与组织联系，经费预算及相关资料、器材的准备等。同时还应充分考虑到在实施过程中可能遇到的影响调查质量的问题，并对这些可能出现的问题提出可行的解决办法。

2. 编制调查表　流行病学调查研究计划拟定后，要根据调查目的和项目编制能实施计划要求的调查表。调查表一般由校核项目、调查分析项目和调查者项目三部分组成。校核项目一般包括被调查者姓名、性别、出身年月、家庭地址等；调查分析项目是直接用于计算或分析研究指标所必需的项目，也就是统计分析项目；调查者项目包括调查者姓名、调查日期、调查单位等，也称责任项目。

调查表是收集资料的重要工具，它是在进行调查时登记各种资料和数字的原始表格。调查表设计的适当与否直接关系到调查工作的质量与成败。调查表可分为调查一览表与调查单一表。一览表是在一张表上记录多个调查对象的资料，适用于项目较少的调查；而调查单一表是一张表上只记录一个调查对象的资料，适用于项目较多的调查。由于计算机技术的不断提高和广泛应用，调查表电子化的记录和统计手段可快速将表中的信息录入计算机进行处理，从而大大提高了资料整理与分析的效率。

3. 培训调查人员　流行病学调查研究的质量与调查人员的关系很大，所以应挑选具有实事求是的科学工作态度和高度的工作责任心并有一定文化水平的人作调查人员。正式调查前应对参加调查的人员进行培训，使他们具备必要的流行病学知识，明确调查的目的和意义，掌握调查的工作步骤、正确的记录方法、调查技巧和调查中应注意的问题，统一调查方法和标准等。

4. 调查计划的实施 在调查的各项准备工作都落实后，调查计划的实施便是通过搜集资料来完成，搜集资料的方法又称调查方式。常用方式有：利用现有资料和医学检查记录、现场观察法、深入访谈法、填写调查表法（问卷填写法）等。在调查计划的实施过程中要注意质量控制，以确保调查结果的真实性和准确性。

5. 总结调查工作 调查结束后，首先要检查资料内容是否完整和准确，如有缺漏或错误，可根据具体情况设法纠正，如因被调查者外出、死亡等原因确实无法补查或纠正的资料要剔除。然后将调查资料按一定的方式进行整理，使杂乱无章的原始数据变得系统化、条理化。再根据调查目的用既定的统计方法对资料进行分析，计算出相应指标，并分析各指标的内在联系，进行必要的统计推断等。最后根据统计分析结果结合调查研究目的撰写调查报告或科研论文。

三、流行病学方法的主要用途

流行病学是研究人群中疾病及健康相关事件发生和分布的一门科学。它可以用于多种目的的研究，其主要用途有：

（一）描述疾病和健康状况的分布

疾病（或健康）的分布是指疾病在不同地区、不同时间、不同人群中所出现的频率现象。通过描述和比较不同地区或不同时间或不同人群中疾病的分布规律和流行特点，可以为病因研究提供线索以及为卫生疾病预防控制部门部署疾病防治工作提供依据。

（二）研究人群健康、疾病的消长及疾病特征变化的规律

控制和预防疾病在人群中的发生和流行包括两部分工作：一是防治对策和策略，二是疾病监测。制订防治对策和相应措施后，就要贯彻执行。要了解措施是否确实按规划落实、措施是否有效、策略是否正确，都需要进行监测。监测的内容很广泛，要监测有关疾病的发展动态和趋向及各方面的有关因素，以便及时不断地对防治策略和措施进行必要的修改。

（三）对社区和人群健康作出诊断

以发病率、患病率、死亡率水平衡量当前疾病分布的状况，对社区和人群健康作出诊断。这种研究有助于发现需要采取社区干预的健康问题，有助于确定这些健康问题的相对重要性和需要优先考虑的问题，同时发现那些需要特殊保健的易感人群。

（四）用于卫生决策和评价

流行病学可用于研究和促进卫生服务的实施和利用，用于卫生决策和评价。从事卫生行政及业务的干部应该了解流行病学的知识，具有流行病学的观点，从而可以从群体和社区的角度来考虑和处理所负责范围的疾病和健康问题。人群中疾病频率的知识可用于卫生管理的许多方面。卫生行政管理部门经常需要对医疗、卫生及保健服务方面的建设、资源分配及项目选择等作出决策，从而制定相应的政策。正确的决策需要建立在充分的流行病

学调查研究基础之上，即首先要了解该地区疾病与健康状况的分布、重点疾病和影响健康的因素、现有卫生资源与医疗卫生保健服务的实际需要的适应情况等。此外，卫生决策是否正确、各种卫生服务的效益如何，亦需要应用流行病学的方法进行评价。

（五）完整揭示疾病自然史

疾病在个体中有临床前期、临床期和临床后期的自然发生、发展过程，称为个体的疾病自然史。疾病在人群中的自然发生、发展规律称为人群的疾病自然史，即流行病学常说的疾病自然史。疾病自然史的研究有助于早期预防和发现疾病，了解疾病的转归和规律，适时采取有效的措施以促进康复。流行病学可以用于了解疾病的病程如何，以及不同年龄、性别、地区各种疾病结局（例如痊愈、死亡、并发症）的概率等。这种资料不仅对预后的研究有用，而且对于促进假设的形成也是有用的。

（六）利用流行病学方法探讨原因不明疾病的病因

流行病学最重要的目的是获得当前病因未明的疾病的病因知识。流行病学已成为解决病因问题不可缺少的一个环节。应用流行病学方法研究病因获得成功的精彩范例很多。如新疆察布查尔地区锡伯族中曾发生一种病死率很高的疾病——察布查尔病，经过仔细的流行病学调查分析，查明是肉毒毒素中毒。少女阴道腺癌是一种少见的疾病，Herbst 医生用流行病学研究方法研究出该病与其母亲在妊娠早期使用己烯雌酚有关。

（七）疾病预防

流行病学关注疾病病因知识和疾病与功能异常之间的关系。在掌握关联和病因知识的基础上致力于预防策略的制订、病因假设的验证及预防措施的效率、效果及效益的评价。疾病预防主要从两方面考虑：一是要根除疾病或控制疾病发生；二是要控制疾病发生后的蔓延，减少并发症、后遗症，降低病死率。

第二节　疾病分布

疾病分布（distribution of disease）是指疾病在不同地区、不同时间和不同人群中发生水平的高低，疾病的发生、发展有何规律和特点等。其研究内容属于描述性流行病学的范畴，它是分析性流行病学的基础。分布是流行病学的一个重要概念，它包括健康与疾病，也包括“流行”和“不流行”两个连续不断的过程。研究疾病的分布规律，用以探索病因与影响流行的因素，从而为制订防治策略与措施及其效果评价提供科学依据。

一、描述疾病分布的常用指标

（一）发病指标

1. 发病率　发病率（incidence rate）是指一定时间内（一般为 1 年）特定人群中某病新病例发生的频率。

$$某病发病率=\frac{某年（期）某人群中发生某病新病例数}{同年（期）暴露人口数}\times K \qquad （公式 4-1）$$

K 为 100%，1000‰，10 000/万，100 000/10 万等。新病例是指在观察期间新发生的病例。暴露人口必须是观察时间内观察地区内的人群，必须有患所要观察疾病的可能。

发病率常用于描述疾病的分布，探讨发病因素，提出病因假设和评价防治措施的效果。

2. 罹患率 罹患率（attack rate）是指暴露于危险因素中的人群在短时间内大量发病的频率。与发病率一样是测量新发病例频率的指标，与发病率比较，其区别在于罹患率常用来衡量小范围、短时间内新发病例的频率。

$$罹患率=\frac{观察期内的新病例数}{同期的暴露人口数}\times K \quad （公式 4-2）$$

K 为 100%，1000‰，观察的时间可以日、周、月或一个流行期为单位，与发病率相比，使用比较灵活，常用于疾病的流行或暴发时病因的调查。

3. 患病率 患病率（prevalence rate）亦称现患率、流行率。是指在特定时间内一定人群中某病新旧病例所占的比值。

$$患病率=\frac{特定时期某人群中某病新旧病例数}{同期观察人口数}\times K \quad （公式 4-3）$$

K 为 100%，1000‰，10 000/万，100 000/10 万等。由于计算患病率的特定时间长短不同，可将患病率分为时点患病率（point prevalence）和期间患病率（period prevalence）。时点患病率要求调查时间尽可能短，一般在 1 个月以内完成；期间患病率调查时间一般超过 1 个月，但不能超过 1 年。

患病率主要用于病程较长的慢性病的研究，可用来研究这些疾病的流行因素、防治效果；亦可为医疗发展规划和质量评价提供科学依据。患病率与发病率和病程之间的关系是：患病率＝发病率×病程。

4. 感染率 感染率（infection rate）是指在调查时受检查的人群中某病现有感染的人数所占的比例，通常用百分率表示。

$$感染率=\frac{调查时某病感染人数}{调查时受检人数}\times K \quad （公式 4-4）$$

感染率主要用于隐性感染率较高的疾病的研究，如乙脑、脊髓灰质炎及各种寄生虫的感染。某些传染病感染后不一定发病，但可以通过病原学、血清学及皮肤试验等方法检测是否感染。通过感染率高低的检测可以估计某病的流行态势，也可为制订防治计划提供依据。

（二）死亡指标

1. 死亡率 死亡率（mortality rate）是指某人群在一定期间内（一般为 1 年）死于所有原因的人数在该人群中所占的比例。

$$死亡率=\frac{某人群某年总死亡人数}{该人群同年平均人口数}\times K \quad （公式 4-5）$$

K 为 1000‰，10 000/万，100 000/10 万等。该人群同期平均人口数一般用年中人口数或用年初人口数加年终人口数除以 2 计算得到。死亡率反映一个人群总的死亡水平，是衡量人群因病、伤死亡危险大小的指标，也是一个国家或地区卫生、经济和文化水平的综合反映。它不仅反映一个国家或地区在不同时期的居民健康状况和卫生保健水平，而且为当地卫生保健的需求和规划提供科学依据。死亡率如按疾病的种类，人群的年龄、性别、职业等分类计算，则称为死亡专率。

2. 病死率 病死率（fatality rate）表示一定时间内患某病的全部患者中因该病而死亡的比例。病死率可用来说明疾病的严重程度和医院的医疗水平。

$$病死率=\frac{一定时期内因某病死亡人数}{同期确诊的某病病例数}\times 100\% \quad （公式 4-6）$$

3. 生存率 生存率（survival rate）又称存活率，是指患某种病的人（或接受某种治疗措施的患者）经 n 年的随访，到随访结束时仍存活的病例数占观察病例的比例。n 年存活率是评价慢性病和死亡率较高疾病的远期疗效的重要指标。一般可以确诊日期、手术日期或住院日期作为随访的起始时间，结束时间 3 年、5 年、10 年不等。

$$n\,年存活率=\frac{随访满\,n\,年的某病存活病例数}{随访满\,n\,年的该病病例数}\times 100\% \quad （公式 4-7）$$

（三）描述疾病流行强度的指标

疾病的流行强度是指某病在一定时期内发病数量的变化及其特征，提示疾病的社会效应。描述疾病流行强度的术语有散发、暴发、流行和大流行。

1. 散发 散发（sporadic）是指某病在一定地区人群中的发病率呈现历年来的一般水平，病例在人群中散在发生或零星出现，病例之间无明显联系。散发所指的地区一般是指区、县以上的范围，不适于小范围的人群。

2. 暴发 暴发（outbreak）是指一个局部地区或集体单位的人群中，短时间内突然发生许多临床症状相似的患者。短时间主要是指在该病的最长潜伏期内。暴发往往通过共同的传播途径感染或由共同的传染源引起，如食物中毒。

3. 流行 流行（epidemic）是指某地区、某病在某时间的发病率显著超过该病历年的散发发病率水平。流行与散发是相对的流行强度指标。不同时间、不同地点及不同病种流行的实际水平有很大差别。

4. 大流行 大流行（pandemic）是指疾病迅速蔓延、涉及地域广，在短期内可越过省界、国界甚至洲界的情况。如流行性感冒和霍乱，历史上曾发生过多次世界性大流行。

二、疾病的地区分布

疾病的发生往往受地区的自然环境和社会条件的影响。有些疾病只局限于某些地区，有些疾病则可遍及世界各地。疾病地区分布描述时地区的划分因不同的研究目的与疾病特点而异，可按行政区域或自然环境特征来划分。例如，在世界范围内可按洲、国家（地区）为单位；在一个国家内可按其行政区域划分，如我国可按省、直辖市、自治区、县、乡为单位；按自然环境划分可以山区、平原、湖泊、河流、森林、草原等为单位，以显示自然条件的影响。

（一）世界性分布

有些疾病遍布全世界，如以人为传染源的一些呼吸道与肠道传染病，以及心血管疾病、脑血管病、恶性肿瘤等。但这类疾病在不同的国家和地区的分布并不均衡，如乳腺癌在北美洲、北欧、西欧发病最多，东欧次之，亚洲和非洲各国较少。这种分布状况是由诸多因素造成的，但其膳食中摄入脂肪量的多少可能是主要原因。

（二）地区性分布

某些疾病经常在某个地区或一定人群中发生或流行，无须自外地输入，这种状况称为地方性。

1. 统计地方性 由于生活习惯、卫生条件或宗教信仰等因素导致的疾病分布的地方性称为统计地方性，这种情况与当地的自然条件无关。例如，由于某地的卫生条件差、卫生习惯及饮用水不佳而导致痢疾及伤寒一类传染病经常在该地流行。

2. 自然地方性 某病的地方性与该地的自然环境密切相关，这种地方性称为自然地方性。自然环境的影响大致有两个方面：一方面是由于某种自然适于某种病原体的发育或传播，如血吸虫的中间宿主钉螺分布有严格的地方性，血吸虫病只在这类地区流行；另一方面是自然环境中的微量元素与某些疾病关系密切，如土壤中缺碘可导致甲状腺肿流行，高氟地区则可有地方性氟中毒流行等。

3. 自然疫源性 一些疾病的病原体不依靠人而能在自然界的动物中绵延繁殖，只有在一定条件下传染给人，这种性状称为自然疫源性，如鼠疫、森林脑炎等，都属于自然疫源性疾病。

（三）城乡分布

城市交通方便、人口稠密、居住拥挤、人口流动性大，一些呼吸道传染病（如流行性感冒、流行性脑脊髓膜炎、麻疹等）经常有散发和流行。另外，城市工业集中，空气、水质易受到严重污染，其影响不仅限于城市本身，甚至影响到附近地区。

在偏远农村交通不便、人口稀少、居住分散、人口流动性小，则呼吸道传染病往往不易发生流行，但是一旦有患者或病原携带者传入也可引起流行。农村给水卫生和卫生设施等较差，肠道传染病（如细菌性痢疾、伤寒等）的发病率较高。农村的虫媒滋生地多，暴露机会也多，故虫媒传染病、动物源性传染病的发病率较城市为高。

三、疾病的时间分布

疾病随时间而不断变化是一个动态的过程，其变化形式包括短期波动、季节性、周期性和长期变异。研究疾病的时间分布和变化有助于探索病因、判断流行因素、预测疾病的发展和评价防治措施效果等。

（一）短期波动

短期波动（rapid fluctuation）的含义与暴发相似，暴发指较小范围，如某单位集体食堂的食物中毒；短期波动指较大范围，如 1988 年上海甲型肝炎的暴发流行。短时间主要是指在该病的最长潜伏期内。引起疾病暴发的原因是许多人接触同一致病因子。由于不同个体的潜伏期不同，发病有先有后，若共同暴露是一次性的，则大多数病例的发病日期集中在最短和最长潜伏期之间，发病高峰呈单峰型，并与该病的平均潜伏期基本一致。因此，一般可从发病高峰日推算暴露时间，从而找出其原因。若为多次暴露或持续暴露，则流行将持续一段时间。其发病高峰呈波浪形。

（二）季节性

季节性（seasonal variation）是指疾病的发生率随季节而变化的现象。季节性有两种表现形式：一种是季节性升高，即一年四季均可发生，但在一定季节其发生率升高，如肠道传染病和呼吸道传染病全年均可发生，但肠道传染病在夏秋季发病较多，呼吸道传染病在冬春季发病较多；另一种是严格的季节性，即一年中只有某些季节有某病发生，而其他季节或月份则无病例发生，虫媒传染病多数有严格的季节性，如流行性乙型脑炎只发生在蚊媒活动和病原体能在蚊体内繁殖的夏秋季，但在不同地区的季节性表现也不相同。流行性乙型脑炎的发病高峰季节，在我国北方为8～10月，而南方则稍早。

非传染性疾病的季节性多不明显，但亦可出现季节性升高。例如，营养缺乏病中的糙皮病常在春季高发；花粉热多发生在春夏之交；克山病在东北和西北病区其急性病患者多集中在冬季出现；气管炎、脑卒中、冠心病多发生在冬季等。

造成疾病季节性的原因复杂，受到气象条件、昆虫媒介、风俗习惯及生产、生活活动等因素的影响。研究疾病的季节性变异有利于探索病因和流行因素，并能提前采取防治措施。

（三）周期性

周期性（periodicity）是指疾病比较有规律地每隔若干年出现一次发病率升高的现象。例如，甲型流行性感冒每隔2～3年流行一次，每隔10～15年大流行一次，这与人群免疫水平和病毒变异密切相关。有些传染病的周期性通过有计划的预防接种是可以消灭的。如麻疹在未实行计划免疫前，城市中每隔1～2年流行一次；自1965年普种麻疹疫苗后麻疹的发病率显著降低，其周期性已不复存在。疾病呈现周期性的原因有：①该病的传播机制容易实现；②病后可形成较为稳定的免疫；③由于新生儿的累积，使易感者的数量增加；④病原体的抗原发生变异，使原来的免疫人群失去免疫力。

（四）长期变异

长期变异（secular change）是指某些疾病经过较长时期（几年、几十年或更长时间），其发病率、死亡率、感染类型和临床表现等发生的变化。如近年来传染病的发生出现了许多新的动向，多重耐药的结核杆菌的出现及由此导致的发病率回升、O_{139}型霍乱的出现与传入、性病的死灰复燃、O_{157}大肠杆菌不断引起暴发、新的病毒性疾病的不断出现、伤寒和肾综合性出血热的临床表现轻症化等。在慢性疾病中，肺癌的发生率有不断升高的趋势，而风湿热及风湿性心脏病的发病率却有下降趋势。

疾病长期变异的原因可能是社会生活条件的改变、医疗技术的进步、自然条件的变化、生产生活习惯的改变及环境污染等因素导致致病因子和宿主发生变化的结果。研究疾病长期变异的趋势，探索导致变化的原因，可为制订中长期疾病预防战略提供理论依据。

四、疾病的人群分布

在不同性别、年龄、职业、种族、阶层、婚姻状况、家庭情况和行为特征的人群中，其疾病的发病率有显著差别。导致这种差别的原因主要有宿主的遗传、免疫、生理及暴露机会等。研究疾病的人群分布特征有助于探讨病因和流行因素，明确高危人群。

（一）年龄

疾病的发生、分布与年龄的关系密切。由于不同年龄人群具有不同的免疫水平、不同的生活和行为方式，而且对危险因子的暴露机会也不同，因此，几乎所有疾病的发病和死亡都与年龄有关。疾病的年龄分布主要有下列4种类型：

1. 儿童多发 某些传染病由于传染源广泛存在、传播途径容易实现、隐性感染者多、病后有巩固免疫力，因而多见于儿童。例如麻疹、白喉、百日咳、流行性腮腺炎、流行性脑脊髓膜炎、脊髓灰质炎、水痘、甲型病毒性肝炎等，均为儿童的多发病。先天性心脏病以儿童多见。

2. 青壮年多发 某些自然疫源性疾病和职业病等，由于青壮年接触其致病因子的机会多，因而其发病也多。例如稻田型或洪水型钩端螺旋体病流行时，由于青壮年下田劳动、抗洪救灾，因而其易感染发病。青壮年多发的疾病还有消化性溃疡、精神分裂症、风湿性关节炎、系统性红斑狼疮、结缔组织病、妇产科疾病。

3. 老年多发 某些疾病的潜伏期很长，致病因子暴露需要积累到一定程度才能发病。例如心脑血管病、恶性肿瘤、慢性支气管炎等的发病率一般是随年龄增长而升高，多发于60岁以上的老年人。

4. 各年龄组无明显差别 某些疾病无免疫力或免疫力不巩固，病原体种型较多且易发生变异的传染病，各年龄组多无明显差别，如流行性感冒、细菌性痢疾等。一个地区若新引入某种传染病，由于人群普遍易感，则流行时往往不分老幼皆可发病。

（二）性别

多数疾病的发病率都有一定的性别分布差异，但有些差异较大，有些差异较小，有些差异在不同地区可有不同的表现。这与接触病因的时间长短、暴露机会、解剖生理、内分泌特点、行为生活方式等有关。疾病的性别分布主要有下列三种类型：

1. 男性多见 例如森林脑炎、恙虫病、钩端螺旋体病、血吸虫病、流行性出血热等传染病，男性多于女性，主要是暴露机会不同所致；肺癌、肝癌、胃癌、膀胱癌等恶性肿瘤的死亡率，男性明显高于女性，主要与男性接触致癌物质的机会较多有关；红绿色盲、血友病的发病率，男性明显高于女性，主要与遗传因素有关。

2. 女性多见 例如胆囊炎、胆石症、乳腺癌、更年期综合征等以女性多见，可能与解剖生理特点、内分泌、代谢等因素有关；地方性甲状腺肿的发病率，女性高于男性且育龄妇女居多，主要与其需碘量较大有关。

3. 男女无明显差别 经饮水、食物等共同媒介传播所致的疾病暴发或流行，因男女的暴露机会均等，故发病一般无性别差异。

（三）职业

许多疾病的发生与职业有密切关系，不同职业的人群接触各种致病因素的机会不同，因而有关疾病的发病率有明显差异。牧民、皮毛加工人员和兽医易患炭疽、布鲁菌病；森林伐木工和野外作业人员易患疟疾、森林脑炎、恙虫病等；接触放射线或苯作业的职业人群易患白血病；煤矿工人易患尘肺；医务人员易感染乙型肝炎病毒等。

不同职业人群的体力劳动强度和精神紧张度不同，这些因素也将影响某些疾病的发生。如脑力劳动者的冠心病和高血压发病率高，汽车司机则易患高血压和消化性溃疡。另外，劳动者的职业也决定了劳动者所处的社会经济地位和所享有的卫生文化水平，且这些因素对某些疾病的发生也有一定的影响。因此，职业对疾病发生的影响是多方面的。

（四）民族和种族

民族和种族对疾病的影响，可能与遗传、地理环境、生活习俗、经济条件、文化卫生水平等的差异有关。例如，我国各族人群中乙型肝炎病毒感染率，以藏族、瑶族，傣族、汉族较高，而黎族、维吾尔族则较低。实行割礼（男童包皮环切术）的民族男子阴茎癌的发病率很低。在美国，黑人与白人某些疾病的发病率、死亡率有显著的差异。黑人高血压性心脏病、脑血管病、结核、梅毒、宫颈癌显著多发，而白人血管硬化性心脏病、白血病、乳腺癌则较多。

五、疾病的地区、时间、人群分布的综合描述

前面已经分别描述了疾病分布的三个方面，但在流行病学调查过程中常把三者结合起来进行分析和探讨，这样得出的结论就更深入，更具说服力，从而能得到更丰富的信息。

知识链接

移民流行病学

移民流行病学（migrant epidemiology）是通过观察某种疾病在移民人群、移居国当地人群及原居住国人群的发病率或死亡率差别，以探索该病发生与遗传和环境的关系。它是利用移民人群研究疾病的分布，从而找出疾病原因的一种研究方法，是地区、人群、时间分布综合描述疾病的一个典型实例。已用于肿瘤、慢性病和一些遗传病的病因研究中。

第三节 描述性流行病学方法

描述性研究（descriptive study）又称描述性流行病学，是指利用日常工作收集的和专题调查的资料描述疾病或健康状况在不同地区、不同时间及不同人群中的分布特征。作为流行病学研究的基础步骤，通过对疾病或健康状况分布特征的描述及对其发生、发展、变化规律的描述，可以为进一步开展分析流行病学研究提供病因线索。描述性研究的种类很多，本节主要介绍现况研究、个案调查和暴发调查。

一、现况研究

现况研究（prevalence survey）是指在特定的时间内（某一时点或短时间内），通过普查或抽样调查的方法，对特定人群中某种疾病或健康状况及有关因素的情况进行调查，从而描述该病或健康状况的分布及其与相关因素的关系。现况研究是描述性研究中最为常用的流行病学调查方法，它适用于病程较长且发病率较高的疾病调查。由于现况研究所搜集的各种资料都是调查当时的情况，故又称现况调查。从时间上说，现况研究是在特定时间内进行的，即在某一时点或在短时间内完成，这个时间点犹如一个断面，故又称横断面研究。现况研究又因为所用的指标主要是患病率，又称患病率调查。

（一）现况研究的目的和用途

1. 描述疾病或健康状况的分布 通过现况研究可以描述疾病或健康状况的三间分布，发现高危人群，分析疾病或健康状况的频率与哪些环境因素、人群特征等因素有关。

2. 发现病因线索 描述某些因素或特征与疾病或健康之间的关系以确定病因假设，供分析流行病学研究。

3. 适用于疾病的二级预防 利用普查或筛检等手段达到早期发现患者、早期诊断和早期治疗的第二级预防的目的。

4. 评价疾病的防治效果 在采取某项防治措施前与采取措施一定时期后，重复进行现况研究比较采取措施前后某病患病率或其他指标的变化情况，可判断防治措施的效果。

5. 进行疾病监测 在某一特定的人群中长期进行疾病监测，可以对所监测疾病的分布规律和长期变化趋势有深刻的认识和了解。

6. 其他 现况调查还可用于衡量一个国家或地区的卫生水平和健康状况；用于卫生服务需求的研究；用于社区卫生规划的制订与评估；进行参数估计，用于有关卫生或检验标准的制订；为卫生行政部门的科学决策提供依据。

（二）现况研究的种类

1. 普查

（1）普查的概念：普查（census）是指在特定时间内对特定范围内人群中每一成员所做的全面调查或检查。特定时间应该较短，甚至指某时点，一般为几天或十几天，大规模的普查可以在 2～3 个月完成。特定范围可指某一地区或某种特征的人群，如某个地区、某个单位、某年龄组或从事某职业的人群等。

（2）普查的目的：普查目的可因不同的研究工作而异，主要有：①早期发现和治疗患者；②了解疾病的分布；③了解健康状况的分布。

（3）普查的优缺点：普查的优点主要有：①确定调查对象比较简单；②所获得的资料全面，可以知道全部调查对象的相关情况，准确性高，同时能发现特定人群中的全部或大部分病例，使其能及早得到治疗，达到二级预防的目的；③通过普查可较全面的描述疾病的分布特征，对疾病的病因分析和流行因素研究有一定启示；④通过普查可普及医学科普知识。普查的缺点主要有：①大型普查参加人员多，耗费大，组织工作复杂；②在普查中，由于普查对象多，易产生重复和遗漏或者诊断不够精确，调查质量不易控制；③普查不适用于患病率很低和现场诊断技术比较复杂的疾病。

2. 抽样调查

（1）抽样调查的概念：抽样调查（sampling survey）是指从全体被研究对象中，按照一定的方法随机抽取一部分对象作为代表进行调查分析，以此推论全体被研究对象状况的一种调查。抽样调查的目的是根据调查所得的样本资料估计和推断被调查现象的总体特征，根据抽取样本所调查出的结果可以估计出该人群某病的患病率，或某些特征的情况。它是以少窥多、以小测大、以局部估计全体的调查方法。为保证样本的代表性，抽样调查必须遵循随机化原则，即保证总体内每个个体有同等机会，按预定的概率被选出来构成样本；抽样调查还必须有足够的样本含量，可靠的调查数据。在流行病学现场调查中常采用抽样调查方法。抽样调查适用于患病率较高的疾病调查。

（2）抽样调查的用途：抽样调查的用途主要有：①描述疾病分布；②衡量一个国家或地区的卫生水平；③用于研究疾病发生与分布的因素；④用于研究卫生措施及其效果；⑤用于检查医疗卫生质量和卫生医疗设施情况；⑥用于卫生标准的检验。

（3）抽样方法：依照抽样调查的理论和特点，可将其分为以下几类：

1）单纯随机抽样（sample random sampling）：这是最基本的抽样方法，也是其他抽样方法的基础。它按随机化的原理，直接从含有N个单位的总体中抽出n个单位作为样本进行调查。这种方法的基本原则是每个抽样单元被抽中选入样本的机会是相等的。单纯随机抽样首先要将所有研究对象排列成序并编号，再用抽签、摸球、随机数字法、电子计算机抽取等方法随机选出进入样本的号码，已经入选的号码一般不能再次列入，直到达到预定的样本含量为止。此法的优点是实施简单、易理解；其缺点是抽样范围较大时，工作量太大难以采用，但当抽样比例较小而样本含量较小时，所得样本代表性差。

2）系统抽样（systematic sampling）：又称机械抽样或等距抽样。它是把总体中的全部调查单位按某一标志排列起来，按固定顺序和间隔抽取样本。例如，拟选一个5%的样本（即抽样比为1/20），可先从1～20之间随机选一个数，假设为12，这就是选出的起点，再加上20，得32，32加20得52……。这样，12，32，52，72，92就是前100号中入选的数字，以后依此类推。系统抽样优点是简便易行，样本的观察单位在总体中分布均匀，抽样代表性较好，抽样误差与单纯随机抽样相似或略小一些。缺点是如果总体各单元的排列顺序有周期性，则抽取的样本可能有偏倚。

3）分层抽样（stratified sampling）：它是先按照某些人口学特征或某些标志（如年龄、性别、住址、职业、教育程度、民族等）将研究人群分为若干组（统计学上称为层），然后从每层抽取一个随机样本。分层抽样又分为两类：一类为按比例分配分层随机抽样，即各层内抽样比例相同；另一类为最优分配分层随机抽样（或称不等比例分层随机抽样），即各层抽样比例不同，内部变异小的层抽样比例小，内部变异大的层抽样比例大，此时获得的样本均数或样本率的方差最小。层间差异大，层内差异小时最适合进行分层抽样。

4）整群抽样（cluster sampling）：在由若干群构成的总体中随机抽取部分群，对抽取的各群所有单位进行调查的方法。即利用现成的集体，随机整群抽取集体单位，加以研究，由此推断总体的情况。用此法抽样时，抽样单位不是个体而是群体，如居民区、班级、连队、乡、村、工厂、学校等。抽到的样本包括若干个群体，对群体内所有个体均进行调查。群体内个体数可以相等，也可以不等。例如某市调查20所初中约3万名学生某疾病的患病率，现拟调查1/5的学生，可随机抽取4所学校，抽到的学校全部学生均进行调查。这种方法的优点是便于组织，节约人力、物力，抽样和调查均比较方便，在实际工作中易为群众所接受，因而适合大规模调查。缺点是抽样误差较大，分析工作量也较大。

5）多级抽样（multi-stage sampling）：这是大型调查时常用的一种抽样方法。从总体中先抽取范围较大的单元，称为一级抽样单元（例如市、县），再从抽中的一级单元中抽取范围较小的二级单元（如区、乡），这就是两级抽样。还可依次再抽取范围更小的单元，即为多级抽样。

（4）抽样调查样本大小的估计：确定抽样调查样本大小时应根据以下几点：①考虑总体与个体之间的差异程度，如果研究单位之间的变异较大，样本则要大些，如其间均衡性较好，则样本可以小些。②考虑调查要求达到的精确度和可信程度，调查要求的精确度高些，样本量就要大。反之，样本量不必过大。③预计所调查疾病的患病率，如现患率低，则样本量要大；反之，样本可小些。④考虑调查项目和任务的要求情况。

抽样调查时若样本数（N）过大，可造成人力、物力浪费，还容易使结果出现偏倚，若样本数过小则缺乏代表性，使结果不真实。抽样调查样本大小的估计方法有计算法和查表法，详见其他流行病学教材。

（5）抽样调查的优缺点：抽样调查的主要优点有：①节省人力、物力和时间；②以样本推断总体的误差可以事先计算并加以控制；③调查的精确度高；④它按随机化原则抽取调查单位，以足够数量的调查单位组成的“样本”来代表和说明总体。所以在流行病学调查中占有重要的地位，是最常用的方法。抽样调查的主要缺点是：①抽样调查的设计、实施与资料分析比较复杂，存在抽样误差和偏倚，不适用于变异过大的资料；②不适用于患病率过低的疾病；③它毕竟是一种非全面调查方法，只能提供说明整个总体情况的统计资料。

（三）现况研究资料的收集、整理、分析和结果解释

资料的收集、整理和分析是现况研究的重要内容之一，在设计时就应该考虑，其一般步骤和内容主要包括以下几方面。

1. 资料的收集

（1）收集的内容：现况研究最基本的内容就是调查对象有无某些疾病或特征以及与之有关的其他一些因素，主要包括：①个人的基本情况：如年龄、出生日期、性别、民族、文化程度、婚姻状况、家庭成员情况和家庭经济状况等；②职业情况：包括具体的工作性质、种类、职务、从事该工作年限、与职业有关的特殊情况等；③生活习惯及保健情况：如饮食情况、吸烟史及吸烟量、饮酒史及饮酒量、个人对自我保健操的重视程度及开展情况、医疗保健条件和身体锻炼情况等；④妇女生育情况：包括月经史、生育史、使用避孕药物及激素的情况等；⑤环境资料：如生活环境和工作环境的资料，最好用客观的、量化的指标表示；⑥人口资料：包括抽样总体的人口数、按不同人口学特征分组的人口数等，以便计算各种频率指标。

（2）调查员的培训：在调查之前应对参加调查的人员按照标准的方法进行统一的培训，使其掌握调查的方法，保证收集资料方法和标准的一致性。

（3）收集的方法：现况研究中资料的收集方法有：①常规登记和报告：利用疾病报告登记、体检记录、医疗记录或其他现有的有关记录资料；②专题询问调查和信函调查；③临床检查及其他特殊检查的有关资料：如就业、入学、入伍前体格检查资料等。

2. 资料的整理 现况研究资料的数据量一般比较大，除了调查对象数量多之外，每个调查对象的变量也多，在调查过程中难免出错或遗漏，因此在统计分析或在录入计算机前，必须认真、细心的核实数据的准确性和完整性，并根据资料类型进行适当的分组。

3. 描述性分析 在现况研究中常用患病率、感染率以及某因素的流行率等指标进行相关的描述性分析，对于调查中获得的定量数据进行描述性分析主要用平均数、标准差、95%可信区间等指标。

4. 结果解释 现况研究资料经统计分析处理后，就应根据研究的目的对结果作出解释。若研究目的是为了了解疾病的分布，可根据“三间”分布特征的结果，结合有关因素解释疾病的分布特点。若研究目的是提供病因线索，可将描述性资料进行对比分析，寻找规律，为进一步进行分析性流行病研究建立病因假设提供依据。可以将调查对象分为病例和非病例，通过对比两者的差异对病因作出初步检验，但现况研究不能进行因果关系的分析。

知识链接

筛 检

筛检是运用快速简便的试验、检查或其他方法在一般人群中发现尚未被识别的某种患者、可疑疾病或有缺陷的人。筛检不是诊断试验，它是把健康人和患者（疑似患者、有缺陷的人）区别开来的方法，它仅是初步检查，是早期发现患者的一种方法。对筛检试验阳性还应进一步确诊。筛检主要用来发现慢性病早期患者。

筛检的目的和用途有：①早期发现病例；②发现高危人群；③研究疾病的自然史；④开展流行病学监测。

二、个案调查

个案调查（case survey）又称个例调查、病家调查，是指对个别发生的病例、病例的家庭及周围环境进行的流行病学调查。病例一般为传染病患者，但也可以是非传染病患者或病因未明的病例等。如病例为传染病患者，而每一个传染病患者都可以形成一个疫源地，故也称疫源地调查。

（一）目的和用途

1. 疫源地的调查和处理 发生传染病病例时，对疫源地进行的调查包括明确诊断、决定是否需要消毒及消毒的范围、查明接触者、追溯病例的传染来源，采取适当的防疫措施，控制传染病的蔓延。

2. 查明病例发生的原因 根据病例发生的原因，采取相应措施，防止或减少类似病例的发生。

3. 总结疾病分布的特征 对某病经常性的进行个案调查所获得的资料可总结该病在人群中的分布特征。

（二）调查方法

个案调查的基本方法有询问、现场调查和检验。

1. 询问 询问是调查的基本方法，采取与调查对象进行个别交谈或开小型调查会的方式从患者、家属、护理人员或周围其他人员获得有关的调查资料。但在与调查对象的交流中应注意沟通手段和技巧，应尽量设法消除调查对象的顾虑，避免调查对象的回答不准确或不真实。询问前，应做好解释工作，取得被调查者的合作。询问时，辅以必要的提问，但应避免暗示。

2. 现场调查 对病例发生的环境进行有目的的现场调查，以补充询问时收集资料的不足。调查过程中应注意仔细了解患者的活动范围、周围环境情况、患者近期工作和生活环境的变动情况，确定其周围环境如水源、食品、日常生活和工作用品、昆虫媒介等是否遭受污染以及污染的具体情况，查明患者排泄物、污染物和污水的去向，了解接触人群的免疫水平等情况，并根据不同病种确定现场调查的重点内容。

3. 检验 对患者及接触者进行必要的体检，并采集有关标本进行卫生学、病原学、血清学和分子生物学等方面的检验。

（三）分析、处理和结论

个案调查应当边调查、边分析、并及时处理，最后得出结论。

1. 核实诊断 正确的诊断是制订防治措施和进一步调查的依据。对所调查的病例应从临床特征、实验室检查和流行病学资料三方面加以核实，如发现诊断错误应予以更正。

2. 追查传染源和传播途径 一般根据患者的发病日期，往前推一个该病的最短与最长潜伏期，即为患者可能受染的时间。调查患者在该期间的生活、生产活动中与该病的传染源或可疑环境因素的接触情况，就有可能推断出传染源和传播途径。

3. 查明接触者 对诊断明确的传染病，可从发病日期推算出传染期，凡在传染期内与患者有过接触的人，均应列为接触者。为防止疾病蔓延，根据不同病种，对接触者应尽早采取相应的预防措施。

4. 确定疫源地范围 根据患者在传染期内的活动范围、环境卫生状况及其排出病原体可能污染的物品和场所，确定疫源地的范围。

5. 采取防治措施 根据调查的结果，及时采取对传染病患者的隔离、切断传播途径、接触者的处理、疫源地的消毒等相应的防治措施，控制疾病发生和流行。

6. 调查结论 根据上述调查分析和处理情况，对该个例的发病原因、传染源、传播途径、防疫措施和效果、疫情发展趋势等作出结论。

三、暴发调查

暴发调查（outbreak survey）是对局部地区或集体单位，在较短时间内突然发生多例临床症状和体征相似的同种疾病的事件所进行的调查。

（一）调查目的

由于疾病暴发涉及的人数较多，病例又集中在一段时间内，当接到疾病暴发报告时，必须迅速奔赴现场，进行调查和处理。其目的是查明暴发的原因，采取有效的防治措施，控制疫情发展和蔓延，总结经验教训，防止类似事件再次发生。

（二）调查步骤与方法

暴发调查的步骤一般分为：核实诊断→证实暴发→初步假设→全面调查→采取措施控制暴发→总结报告。

1. 核实诊断 发生暴发疫情时，调查人员应速赴现场进行调查和处理，根据患者的病史、临床表现和实验室检测结果及流行病学特征，综合分析，迅速对疾病的诊断进行核实。对于一时尚不能确定诊断的疾病，要边调查边诊断。

2. 证实暴发 根据初步得到的线索进行实地调查，全面考察疫情，了解暴发的时间、地点和人群的发病资料，对确诊病例进行初步分析，计算各种罹患率，以确定暴发及暴发的范围。

3. 初步假设 对所获资料进行分析，提出可能的病因、传播途径及有关因素的初步假设。假设可以不止一个，在调查过程中可不断对假设进行检验与修正。

4. 全面调查 在初步调查的基础上，全面收集更充分的资料来证实或否定已提出的假设，调查内容包括：①病例调查：对暴发中的全部病例进行调查，特别要注意首发病例；②对照调查：在病例调查的同时，对同一人群内未患病者进行相同内容的调查，目的是与病例组做比较；③人口资料调查：为了计算分组率，应收集调查分组的暴露人口数，如按年龄、性别、职业、居住地区、伙食单位等的分组人口数；④现场观察与采样：收集与发病有关的环境资料并采集必要的样品。

5. 采取措施控制暴发 暴发调查中应边调查，边分析，边采取控制暴发的综合性措施，以便尽早控制疫情发展。采取的措施是否有效也是检验假设是否正确的依据。一旦查明传染源或传播途径，就可采取针对性的有效措施，自实施措施之日起经过该病的最长潜伏期不再发生新病例，可以认为调查分析的结果和防治措施是正确的，否则还应深入调查分析，以补充或修改原来的防治措施。

6. 总结报告 调查结束时，应作出调查分析结论，对暴发的原因、传播方式、流行特点、防治措施效果及经验教训等作出总结报告。报告的主要内容应包括：本次暴发的经过、调查过程、结果与原因分析、采取的措施与效果，主要的经验和教训、对今后防止类似事件再次发生的建议等。报告尽量用数字、表格、统计图来说明，并及时存档，它既可供行政部门决策时参考，还可能有医疗和法律上的效用。

知识链接

上海市甲肝大流行

1988年初春，在上海市民的心头留下了难以磨灭的记忆。1月中旬开始，上海出现了甲肝患者。患者人数急剧攀升，开始每天约为一两百例患者，接着三四百例，后来是每天一二千例。至1月底，每天新增的甲肝患者已上升到1万例左右。2月1日那天患者数量更是惊人地超过了19 000例。各家医院都有大量的患者涌进来，他们大多伴有身体发热、呕吐、乏力，少部分有脸色发黄等典型症状。很多人天没亮就来排队等待诊治。有的怕传染家人，医院没有空床位就自带折叠床、被褥，来到医院，要求立即住院。一场突如其来的甲肝大流行，打乱了上海这座大都市的正常生活。空前拥挤的医院门诊，摆满病床的工厂仓库，甚至是旅馆和学校教室。这场疫病流行整整持续了2个月，甲肝感染者超过35万人，死亡31人。

现在很多上海人一定还记得当年是怎样吃毛蚶的。用开水把毛蚶泡一下，用硬币把壳撬开，在半生不熟的毛蚶肉上加点调料就吃了，被许多上海人视作美食。这种生食毛蚶的方法，让毛蚶鳃上所吸附的大量细菌和甲肝病毒轻而易举地经口腔侵入消化道及肝脏，导致疾病，造成了甲肝大流行。

这场甲肝暴发，来得快，去得也算快。到1988年3月初，疫情基本上得到了控制。它之所以能够被控制，因为它是由受污染食物作为传染来源，即食源型的甲肝暴发。因此，禁止人们食用毛蚶就能切断食源型甲肝的传播。据统计，当时吃过毛蚶的上海市民，约有230万人；在35万甲肝患者中，有85%的人生吃毛蚶。如果当初不把这些毛蚶销毁的话，发病人数绝对不只是35万，后果将不堪设想。1988年春天的甲肝疫情，虽在肆虐了2个多月后很快被平息，但其对于上海的影响却是深远的。

第四节 分析性流行病学方法

分析性流行病学方法就是探索疾病病因、检验病因假设的一类研究方法，属于这类性质的研究主要有两种，一种是病例对照研究；另一种是队列研究。在人类对疾病病因的研究中，常常采用这两种方法来揭示疾病病因与发病之间的因果关系，从而为制订疾病预防和控制策略与措施提供依据。

一、病例对照研究

（一）病例对照研究的概念

病例对照研究（case-control study）又称回顾性研究。是一种探索疾病病因的分析性研究方法。病例对照研究是选择人群中患某病的病例作为病例组，不患有该病的人作为对照组，然后追溯两组人群过去暴露于某个（些）因素的情况（包括是否暴露及暴露的剂量），并计算暴露比例进行比较，以判断暴露因素与所研究的疾病之间有无联系的方法。如病例组有暴露史者或严重暴露者的比例高于对照组，且经过假设检验，差别有显著性意义，则可认为该暴露因素与疾病存在统计学联系，可能是因果联系。病例对照研究是一种由“果”及“因”的研究方法。

暴露（exposure）是流行病学的术语，是指曾接触过某种因素或具备某种特征。前者如吸烟、服用某种药物、接触放射线等，后者如具备某种生理、遗传、职业等特征或处于疾病的某种状态等，因此，暴露是一个含义广泛的概念。危险因素也称危险因子，指能影响人群发病率变动的内外环境因素。

（二）病例对照研究的用途

1. 探索疾病的可疑危险因素 在疾病病因不明时，可广泛探索疾病的可疑危险因素。如从机体内外环境中筛选肺癌的危险因素，包括遗传史、患病史、吸烟史、职业史、饮食史、居住环境空气污染情况等。

2. 检验病因假说 经现况调查初步形成的病因假说，通过病例对照研究以检验该病因假说。

3. 提供进一步病因研究的线索 利用病例对照研究获得的明确病因线索，可进一步开展队列研究或实验性流行病学研究。

（三）病例和对照的选择

病例和对照的选择，尤其对照的选择是整个研究的关键之一，研究结论是否可靠，取决于对照的选择是否合理。病例和对照选择的基本原则有两个：①代表性，即选择的病例应足以代表总体中的所有病例，对照应足以代表产生病例的总体；②可比性，即病例组与对照组在年龄、性别等主要特征方面无明显差异。

1. 病例的选择 病例的选择首先应该确定病例的定义和诊断标准。其次是被选择的病例必须具有暴露于调查因素的可能性。

（1）病例的来源：病例的来源主要有：①从医院获取：即从某一所或若干所医院选取某时期内门诊就诊或住院的某种病的全部病例。其优点是容易获取，易于询问、比较合作、收取的资料比较可靠，但医院病例只能代表疾病危害性较高的一部分人群，不能代表病例的总体。②从自然人群获取：即从被研究的总体人群中选取全部病例或者总体中随机样本人群中的全部病例。其优点是代表性好，结论的可信性也好，但调查比较困难，耗费人力、物力和财力。

（2）病例的类型：被选病例的类型有新发病例、现患病例和死亡病例。一般以新发病例为好，新发病例是指在研究开始到规定的时间内新诊断的病例；现患病例是指在研究开始时已经患有所研究疾病的病例；死亡病例由于死者的资料不详，并需要他人代述，一般不采用。

2. 对照的选择　对照的定义取决于病例的定义，选择对照的基本要求是保证与病例组的均衡性，对照组要没有患所研究的疾病，最好也不应处于研究疾病的潜伏期或潜隐期，对照所患的其他疾病应与研究疾病之间不存在共同的病因因素，更不能有因果联系，此外，其他一切可能影响研究结果的因素或特征（如年龄、性别、种族、职业、社会经济状况等）应与病例基本相似或一致。因此对照应与病例来自相同的人群。在实际工作中对照的来源有以下几种：

（1）如果病例来自医院，则在同一医院中选取诊断的其他病例作对照。

（2）如果病例来自某个社区或某单位，则从被选病例所在同一社区居民、邻居或同一单位同事中选取健康人或非该病病例作为对照。

（3）如果病例组是普查或抽查得到的病例，则在同一人群中分层随机抽取对照组。

（4）对照也可以是病例的配偶、兄弟姐妹、亲戚或同班同学等。

（四）病例对照研究的资料分析

病例对照研究的资料分析主要是比较病例组和对照组中暴露的比例，并由此估计暴露与疾病之间有无联系及联系的强度，最后作出病因关联可能性的科学判断。资料分析过程如下。

1. 资料整理　病例对照研究资料可归纳整理成如下四格表（表 4-1）。

表 4-1　病例对照研究资料整理表

暴露史或特征	病　例	对　照	合　计
有	a	b	a+b
无	c	d	c+d
合计	a+c	b+d	n

2. 两组资料差异的 χ^2 检验　如果病例组有暴露史者的比例或暴露程度显著高于对照组，经统计学检验差异有统计学意义，则可认为这种暴露与某病存在关联，并可进一步计算联系强度。

例如 Doll 和 Hill 在 1950 年进行了吸烟与肺癌关系的病例对照研究，结果见表 4-2。

表 4-2　吸烟与肺癌关系的病例对照研究资料整理表

吸　烟　史	肺癌患者	对　照	合　计
吸烟	688	650	1338
不吸烟	21	59	80
合 计	709	709	1418

$$\chi^2=\frac{(ad-bc)^2n}{(a+b)(c+d)(a+c)(b+d)}=\frac{(688\times59-650\times21)^2\times1418}{709\times709\times1338\times80}=19.13$$

经卡方检验得：$\chi^2=19.13$，查 χ^2 界值表，$P<0.01$，结果表明吸烟与肺癌有明显统计学联系，可进一步估计联系强度。

3. 估计联系强度 某因素与某疾病如果存在联系，则进一步估计联系强度，联系强度可用相对危险度来表示。相对危险度（relative risk，RR）是指暴露组的发病率或死亡率与非暴露组的发病率或死亡率之比，它说明暴露组发病或死亡的概率为非暴露组的多少倍。由于病例对照研究中一般无暴露组与非暴露组的观察人数，故不能计算发病率与死亡率，也就不能直接计算相对危险度，只能用OR来估计RR。

比值比（odds ratio，OR）是指病例组的暴露比值与对照组的暴露比值之比。所谓的比值是指某事件发生概率与该事件不发生概率之比，在病例对照研究中即是病例组（或对照组）的有暴露史与无暴露史的概率之比，即暴露比值。

病例组的暴露比值为$=\dfrac{a/(a+c)}{c/(a+c)}=\dfrac{a}{c}$，对照组的比值为$=\dfrac{b/(b+d)}{d/(b+d)}=\dfrac{b}{d}$

$$\text{比值比 OR}=\frac{a/c}{b/d}=\frac{ad}{bc} \qquad \text{（公式 4-8）}$$

上例OR$=ad/bc=(688\times59)/(650\times21)=2.97$，即估计吸烟者患肺癌的危险性是不吸烟者的2.97倍。

二、队列研究

（一）队列研究的概念

队列研究（cohort study）又称为群组研究、定群研究、前瞻性研究等。是将特定的人群按其是否暴露于某因素或按不同暴露水平分为n个群组或队列，追踪观察一定时间，比较两组或各组的发病率或死亡率的差异，以检验该因素与某疾病有无因果联系及联系强度大小的一种观察性研究方法。队列研究由于被观察对象在疾病出现以前先分组，然后随访一段时间观察再比较其结局，故有人称之为随访研究。队列研究是由“因”及“果”的研究。

（二）队列研究的用途

1. 验证病因假设 它比病例对照研究更直接、更深入地判断疾病病因假设和确定疾病的危险因素，可用以验证病因假设。

2. 描述疾病自然史 疾病在人群中的发生、发展至结局（痊愈、病残或死亡）是一个自然过程，称为人群的疾病自然史。队列研究随访观察暴露人群与非暴露人群，可了解个体的疾病自然史。

3. 评价自发预防效果 在随访过程中，部分个体改变暴露状态后，显示出预防效果，队列研究中可对观察到的这些现象进行预防效果评价。

4. 观察暴露因素与多种疾病相关结局的关系 队列研究不但可以研究暴露因素与疾病发生与否的关系，还可以了解暴露因素对疾病的发展、转归、预后的影响。

（三）选择研究对象

1. 暴露人群的选择 可供选择的暴露人群有：

（1）特殊暴露人群：特殊暴露人群指对某因素有较高暴露水平的人群，例如选择遭受过原子弹爆炸危害的人群或接受过放射线治疗的人群，用于研究放射线辐射与白血病的关系。

（2）特殊职业人群：在某些职业人群中常接触某些特殊的暴露因素（多为职业性有害因素），而使从事这种作业的职业人群发病率增高。例如研究接触石棉与肺癌的关系，接触石棉作业人群就可作为暴露人群。

（3）一般人群：即在某地区、某社区全部人群中选择暴露于研究因素的人为暴露组。选择时要考虑人口流动性小、调查对象易于配合、暴露率高等因素，以利于追踪观察。常用于所研究的因素与疾病是人群中常见的或观察环境因素与疾病的关系。

2. 对照人群的选择　选择对照人群的目的是与暴露人群进行比较，因此要注意与暴露人群的可比性，即对照人群除未暴露于所研究的因素外，其他因素如年龄、性别、职业等应尽可能与暴露人群相同。对照可采用以下形式：

（1）内对照：选定某一地区或某社区人群作为研究对象，有某研究因素的人为暴露组，其他为非暴露组，这就是内对照。例如研究高血压与冠心病的关系，高血压人群为暴露组，而其他正常血压人群为对照组。

（2）外对照：选择特殊职业人群或特殊暴露人群作为暴露人群，需在该人群之外去寻找对照人群，这就是外对照。外对照要尽可能地选择可比性高的另一组人群作非暴露人群。例如将具有暴露因素的某工厂工人作为暴露组，而无该暴露因素的其他工厂工人作为非暴露组。

（3）一般人群对照：是将暴露人群与一个地区整个人群的发病率或死亡率作比较。

3. 随访　队列研究要在一定时期内对研究对象进行随访观察。在随访期间主要的要求是：①以相同的态度和方法随访各组成员，收集研究因素暴露的变化情况；②观察并记录研究对象的结局（如发病或死亡）情况；③根据规定的标准对上述结局加以诊断；④需要时也可以对研究对象进行测定或检查，有时也需要对环境做调查或检测。常用的随访方法有家访、信访、电话询问等。随访者中途一般不要出现变动。

（四）队列研究的资料分析

队列研究的资料可整理成表 4-3，队列研究的资料分析主要是计算各组的发病率或死亡率，检验各组的发病率或死亡率是否有显著性差异以分析暴露因素与疾病是否有联系。如存在联系，则进一步计算有关指标以分析联系的强度等。

表 4-3　队列研究资料整理表

	患　者	非　患　者	合　计
暴露组	a	b	a+b
非暴露组	c	d	c+d
合计	a+c	b+d	n

1. 计算发病率或死亡率　如随访观察期较短，观察人数比较稳定，变动不大时，可直接用观察人数作为分母计算发病率或死亡率，计算得到的率称为累积发病率或累积死亡率。如随访观察期较长，观察的人数很不稳定，变动很大时，则应先分别计算暴露组和非暴露组的暴露人时，这种以暴露人时作为分母计算的发病率或死亡率称为发病密度或死亡密度。

2. 率差异的显著性检验　当观察的样本量较大，发病率较高时，可采用 u 检验或 χ^2 检验。如果发病率较低时，则改用二项分布或泊松分布检验。

3. 计算关联强度 队列研究资料经过统计学检验，如差异有统计学意义，应进一步确定暴露因素与疾病的关联强度。

队列研究与病例对照研究的很大不同在于列队研究可以计算发病率，因此也能直接计算危险度等指标，在评价暴露危险时更为直接而真实。

（1）相对危险度（relative risk，RR）：也称率比（rate ratio），是暴露组的发病（死亡）率与非暴露组发病（死亡）率之比。说明暴露组的发病率或死亡率是非暴露组的多少倍。它表示暴露因素与疾病联系的强度。其值越大，作为病因的意义越大。

设 I_e 为暴露组的发病率（或死亡率）；I_u 为非暴露组的发病率（或死亡率）。

$$RR = I_e / I_u \quad \text{（公式 4-9）}$$

（2）归因危险度（attributable risk，AR）：也称特异危险度或率差（rate difference，RD），归因危险度是暴露组的发病（死亡）率与非暴露组发病（死亡）率之差。它表明暴露组与对照组发病危险相差的绝对值。

$$AR = I_e - I_u \quad \text{（公式 4-10）}$$

$$\text{或 } AR = I_u (RR - 1) \quad \text{（公式 4-11）}$$

例如，有研究资料如下：吸烟者肺癌年死亡率 I_e 为 0.96‰；非吸烟者的肺癌年死亡率 I_u 为 0.07‰。计算结果如下：

（1）$RR = I_e / I_u = 0.96‰/0.07‰ = 13.7$，说明吸烟者死于肺癌的危险性为非吸烟者的 13.7 倍。

（2）$AR = I_e - I_u = 0.96‰ - 0.07‰ = 0.89‰$，说明吸烟者中由于吸烟所致的肺癌死亡率为 0.89‰。

第五节 实验性流行病学方法

一、概 述

（一）实验性流行病学方法的概念

实验性流行病学（experimental epidemiology）是按随机化分配原则，将实验人群分为两组，人为地给一组以某种因素、措施或新药作为实验组；另一组不给该种因素、措施或仅给予安慰剂作为对照组，然后随访观察一定时间，并比较两组的发病率或死亡率。这种有计划地在现场进行的实验研究称实验性流行病学研究。目前流行病学实验性研究已广泛用于探讨疾病病因和评价防治措施效果。

（二）实验性流行病学方法的特点

1. 是实验法而非观察法，实验时必须控制研究因素和外部因素，研究对象分组要遵循随机化的原则。

2. 有设计严格的平行对照组，并要进行可比性检验。

3. 必须有对个人或群体的干预措施。

二、实验设计

（一）实验设计的基本要素

流行病学实验的目的是阐明某个或某些研究因素作用于研究对象所产生的效应或影响。因此，一个完整的流行病学实验都应有研究因素、研究对象和实验效应三个基本要素。基本要素的确定是流行病学实验设计的主要内容。

1. 研究因素 研究因素一般是指外部施加的因素，从性质上说它们是生物、化学和物理等因素，但有时研究对象本身的某些特征，如性别、年龄、某些遗传因素、心理因素等，不良的行为和生活方式，如吸烟、吸毒等也可以作为研究因素。在确定研究因素时要注意以下几个问题：①突出主要研究因素；②确定研究因素和非研究因素；③研究因素标准化。

2. 研究对象 根据研究目的确定研究对象，并制订明确的标准，包括入选标准和排除标准。例如，进行人群试验以评价疫苗预防效果，应该选择易感人群或高危人群，且近期内未接受过与本病有关的其他生物制品或药物者，必要时可事前筛查；若以临床试验评价新药或新疗法的治疗效果，应该选择经统一、公认的诊断标准确诊的病例作为研究对象，同时对患者的年龄、性别、病情及有无并发症等作出严格的规定。

3. 实验效应 实验效应主要是指标选择问题，所选指标应能充分反映实验效应。具体要求有下列几个方面：①指标的关联性：所选指标必须与研究的目的有本质联系；②指标的客观性：客观指标是通过客观测量或仪器检测获得的结果，不受主观因素的影响，在实验设计中，应尽量采用客观指标；③指标的敏感性：敏感指标比一般指标更能如实的反映轻微的效应变化，它是增强实验效应的重要手段；④指标的特异性：若某一指标只与一种对应的效应相联系，而与其他效应无关，则此指标为该效应的特异指标。

（二）实验设计的原则

1. 对照原则 设置对照（control）是科学的评价一项治疗或干预措施时必不可少的，因为有比较才有鉴别。设置对照的主要目的是排除非研究因素对实验结果的干扰。为此，应在实验组和对照组中均衡分配非研究因素，以达到充分展现实验效应的目的。根据研究目的和内容，可选择不同的对照形式：①空白对照：对照组不施加任何研究因素；②安慰剂对照：对照组施加安慰剂；③实验对照：对照组不施加研究因素，但施用研究因素相关的实验措施；④自身对照：受试对象不分组，是以研究因素治疗前后作对比。

2. 随机化原则 实验分组的随机化（randomization）就是按照机遇将研究对象分配到实验组和对照组中去，通过随机分组使实验组和对照组的基本条件均衡，两组除研究因素不同外，其他条件均齐同（如年龄、性别、病情轻重、易感因素）。随机不是随便或随意，而是使每一受试对象都有同等的机会分到试验组或对照组。

3. 重复原则 重复（replication）是指各处理组与对照组的例数和实验次数要有一定的数量，例数或实验重复的次数越多，则越能反映客观规律。例数或实验次数太少时，有可能将个别事例误认为普遍现象，把偶然性视为必然性，以至将不可靠的实验结果错误地推广到人群。因此，在实验设计中必须科学估计样本含量，在保证实验结果具有一定可靠性的前提下确定最少的样本例数，以节约人力和经费。

4. 盲法 在实验中研究者或研究对象的主观认识均可能给实验效应带来影响，造成偏倚。如研究者的心理偏于阳性结果，医生常偏重于新疗法组，患者对治疗效果常有夸大或贬低等。为消除实验中由于主观因素的作用而产生的信息偏倚，设计时应采用盲法（blind procedure）。这项原则的具体方法是研究对象、观察检查者和试验设计者中的一个、两个或三个都不知道研究对象接受什么治疗措施。在实验研究时可根据条件选用下列不同的盲法形式：①单盲法：只有研究者了解分组情况，而研究对象不知道自己属于实验组还是对照组；②双盲法：研究对象和观察检查者均不知道每个对象被分配到哪个组中，不知道接受的治疗措施的具体内容；③多盲法：即研究对象、观察检查者和资料分析者均不知道分组和处理情况。

三、实验实施与结果评价

（一）实验实施

当实验进入实施阶段时，应注意下列问题。

1. 预实验 在正式实验前，特别在大规模实验前，应先做小规模预实验，以初步评价设计构思及假设的可行性，是否值得做下去。先取得一些资料和数据，便于修订实验设计时参考。

2. 医德问题 无论是进行预防性实验、病因实验或临床实验，其实验对象都是人（患者或健康人）。一般认为，如果不能肯定某种新疗法是否比旧疗法更有效或者有害，进行临床实验验证是符合医德的；贸然给患者使用未经临床试验的新疗法则是不道德的。在实验中应该严格遵循不使用增加患者痛苦或对健康有损害的手段的原则，并尽可能使入选的研究对象从实验过程中受益。

3. 依从性 依从性是指研究对象对所施加的干预或治疗措施接受和执行的客观行为及其程度。如患者忠实地执行医嘱，接受相应的治疗措施，为依从性好；否则，就成为不依从。依从性是影响实验质量的重要因素。

4. 失访 研究对象可能因依从性或其他原因而失访。这极易造成实验结果的偏差，影响实验的准确性。在实验过程中，但尽量设法控制随访丢失的人数，保证其90%以上的研究对象坚持到实验结束。

（二）结果评价

1. 试验效果的主要评价指标 对于治疗措施效果评价，主要采用有效率、治愈率、病死率和生存率等指标；对于预防措施效果的评价主要采用保护率、效果指数、抗体阳转率、抗体几何平均滴度等指标。

2. 试验效果的主要评价标准 对流行病学实验结果的评价，主要是依据一定的标准探讨其真实性、正确性和实用性。不同实验类型对其结果的衡量标准也不同。

（周亚林）

思考题

1. 解释概念 流行病学、暴发、流行、季节性、周期性、长期变异、个案调查、现况研究、普查、抽样调查、病例对照研究、队列研究、实验性流行病学、相对危险度、归因危险度。

2. 流行病学研究的基本特点、方法和步骤各是什么？

3. 流行病学方法有哪些主要用途？
4. 描述疾病分布常用的指标有哪些？并能结合实际很好地应用。
5. 如何描述疾病的三间分布？如何开展个案调查和暴发调查？
6. 随机抽样的方法有哪些？决定样本大小的因素是什么？
7. 简述病例对照研究、队列研究、实验性流行病学。

第五章　社区健康教育

学习目标

1. 掌握健康教育和健康促进的概念。
2. 掌握社区健康教育的内容和主要形式，社区健康教育计划的制订。
3. 熟悉社区健康教育的对象、方法和技巧，社区健康教育的评估、实施。
4. 了解健康教育的意义、目的和任务、健康教育的相关理论。
5. 了解社区健康教育的原则。

社区健康教育是社区护理的重要组成部分，是社区护士的主要工作内容之一。目前，纵观世界各国社区健康教育与健康促进的发展，无论是发达国家还是发展中国家，社区健康教育与健康促进越来越显示出在社区卫生工作中的重要地位。早在20世纪20～30年代，中国在农村社区开展健康教育取得了宝贵的历史经验。70年代欧美等国家的经验也充分证实了社区健康教育是预防疾病、促进健康行之有效的措施。近十年来随着大卫生观念的确立，社区健康教育的地位与作用已越来越重要。特别是进入21世纪，开展社区健康教育将具有更为重要的意义。

第一节　健康教育概述

一、概　　念

（一）健康教育概念

1988年第13届世界健康大会提出健康教育概念：健康教育（heath education）是一门研究以传播保健知识和技术，影响个人和群体行为，消除危险因素，预防疾病，促进健康的科学。它重点研究知识传播和行为改变的理论、规律和方法，以及社区教育的组织、规划和评价的理论与实践。它的理论依据和专业技术主要来源于医学、社会学、心理学、行为科学、传播学、科普学、统计学等学科。通过传播和教育手段，向社会、家庭和个人传授卫生保健知识，提高自我保健能力，养成健康行为，纠正不良习惯，消除危险因素，防止疾病发生，促进人类健康和提高生活质量。

健康教育是一个“知、信、行”的过程。通过健康教育，首先使人们知道什么是正确的健康行为。具备了这种知识，然后开始相信它，继而有了正确的态度，才能下定决心改变不良行为，付诸行动实践，就是使教育对象知识、观念、行为改变的统一。这三者之间的关系表现为：“知”是基础，“信”是动力，“行”是目标。

健康教育的教育活动和社会活动是有计划、有组织、有系统和有评价的，它的核心是教育人们树立健康意识，养成良好的行为和生活方式，它与传统意义上的卫生宣教不同。卫生宣教是指卫生知识的单向传播，其受传对象比较泛化，不注意反馈信息和效果，它侧重于改变人们的知识结构和态度，而对行为的改变效果不明显。健康教育的实质是一种干预，它提供人们行为改变所必要的知识、技术和服务，使人们在面临促进健康、疾病的预防、治疗、康复各个层次健康问题时有能力作出行为决策。可以说，卫生宣教是健康教育的重要措施，而健康教育是整个卫生事业的组成部分。健康教育与卫生宣教是不同层次上的两个概念，从卫生宣教到健康教育不仅仅是用词的改变，更是观念和工作模式上的改变。

健康教育的研究领域非常广泛，有以下划分方法。

1. 按场所或区域分 主要分为城市社区健康教育、农村社区健康教育、学校健康教育、医院健康教育、家庭健康教育等。

2. 按目标人群分 主要分为职业人群健康教育、患者健康教育、儿童健康教育、青少年健康教育、妇女健康教育、老年人健康教育等。

3. 按教育目的和内容分 主要分为疾病防治的教育、营养健康教育、心理健康教育、生殖健康教育、环境保护健康教育、艾滋病健康教育等。

4. 按业务技术或责任分 主要分为健康教育的行政管理、健康教育的组织实施、健康教育的计划设计、健康教育的评价等。

社区健康教育（community health education）是以社区为单位，以社区人群为教育对象，以促进居民健康为目标，而开展的有组织、有计划、有评价的教育活动和社会活动。其目的是发动和引导社区居民树立健康的意识，关心自身、家庭和社区的健康问题，积极参与健康教育与健康促进规划的制订和实施，养成良好的行为和生活方式，以提高自我保健能力和群体保健水平。

（二）健康促进的概念

早在20世纪20年代，健康促进（heath promotion）一词就已见于公共卫生文献，但近十多年来才受到全球的广泛重视，并且得到了迅速发展。当今国际社会把健康促进和健康教育提到了前所未有的地位。美国教育学家格林（Lawrence. W. Green）指出：“健康促进是指一切能促使行为和环境向有利于健康改变的教育与相关政策、法规、组织的综合体。”其中，环境主要包括自然环境和社会环境。1986年世界卫生组织（WHO）对健康促进下的定义为：“健康促进是促使人们提高、维护和改善自身健康的过程，是协调人类与其环境之间的战略。”1995年WHO西太区办事处发表《健康新地平线》重要文献指出：“健康促进是指个人与家庭、社区和国家一起采取措施鼓励健康行为，增强人们改进和处理自身健康问题的能力。”

1. 健康促进的内容 健康促进包含三个方面的内容：①预防性健康保护：以政策、立法等社会措施保护个体免受环境因素伤害的措施；②预防性卫生服务：提供预防疾病、保护健康的各种支持和服务；③健康教育。

2. 健康促进的活动领域 健康促进的活动领域有：

（1）制定能促进健康的公共政策：因为健康促进的含义已经超出卫生保健的范畴，所以，各级政府、各个部门和组织的决策者要把健康问题提到议事日程上来。也就是说，要求非卫生职能部门也要实行健康促进政策。

（2）创造支持的环境：健康促进必须创造安全的、满意的、愉快的生活和工作环境，系统地评估快速变化的环境对健康的影响，以保证社会和自然环境有利于健康的发展。

（3）加强社区的行动：充分发挥社区力量，使社区人们积极有效地参与卫生保健计划的制订和执行。挖掘社区资源，帮助社区人们认识自己的健康问题，并且提出解决问题的办法。

（4）发展个人技能：提供健康信息，教育并帮助人们提高作出健康选择的技能来支持个人和社会的发展，使人们更好的控制自己的健康和环境，从生活中不断学习健康知识，能够有准备地应对人生各个阶段可能出现的健康问题，并且能很好地应付慢性病和外伤等。家庭、学校、工作单位和社区都有责任和义务帮助人们做到这一点。

（5）调整卫生服务方向：健康促进中，卫生服务的责任由个人、社会团体、卫生专业人员、卫生部门及政府其他一些职能部门共同分担，他们必须齐心协力，共同建立一个有助于健康的、广义的卫生保健系统。

知识链接

亚健康的24种症状

有资料表明，人群中符合世界卫生组织健康标准者约占15%，患有各种疾病者也约占15%，而处于亚健康状态者却占65%左右。这不能不引起我们的警惕。所谓亚健康状态，是指无器质性病变的一些功能性改变，又称第三状态或“灰色状态”，因其主诉症状多种多样，又不固定，也被称为“不定陈述综合征”。它是人体处于健康和疾病之间的过渡阶段，在身体上、心理上没有疾病，但主观上却有许多不适的症状表现和心理体验。如果你有以下症状时，要留意了：亚健康状态的24种症状：浑身无力、容易疲倦、头脑不清爽、思想涣散、头痛、面部疼痛、眼睛疲劳、视力下降、鼻塞眩晕、起立时眼前发黑、耳鸣、咽喉异物感、胃闷不适、颈肩僵硬、早晨起床有不快感、睡眠不良、手足发凉、手掌发黏、便秘、心悸气短、手足麻木感、容易晕车、坐立不安、心烦意乱。

3. 社区健康促进 社区健康促进（community health promotion）是指通过健康教育和社会支持，改变个体和群体行为、生活方式和环境，降低社区发病率和死亡率，提高社区人民的健康水平和生活质量。

综上所述，健康促进的概念比健康教育更为广泛。健康促进的基本内涵包括个人行为改变和政府行为改变（社会环境）两个方面，并重视充分发挥个人、家庭、社会的健康潜能。健康促进的目的是积极改变人群不健康行为，改进预防性卫生服务（指为健康保护与健康促进提供的支持和服务），以及创造良好的自然与社会环境。健康促进的核心是把社会的健康目标转变为社会的行动。

二、健康教育的意义、目的和任务

（一）健康教育的意义

1. 健康教育是实现初级卫生保健任务的关键　健康教育是初级卫生保健（primary health care）八大要素之首。《阿拉木图宣言》指出，健康教育是所有卫生问题、预防方法及控制措施中最为重要的，是能否实现初级卫生保健的关键。第36届世界卫生大会（1983年）和世界卫生组织委员会第68次会议根据初级卫生保健原则来重新确定健康教育的作用，提出了“初级卫生保健中的健康教育新策略”，强调健康教育是策略而不是工具。为了充分发挥健康教育的作用，应该把健康教育作为联系各部门的桥梁，以协调各部门共同参与初级卫生保健及健康教育活动。实践证明，实现初级卫生保健的目标所需的基本条件，如领导重视、群众参与及部门协作均需通过健康教育的开发、组织与协调。可以说，健康教育在实现健康目标、社会目标和经济目标中占有重要地位。

2. 健康教育是卫生保健事业发展的必然趋势　健康教育作为卫生保健的战略措施，已得到全世界公认。当今发达国家及我国疾病、死亡谱发生根本变化，其主要死因不再是传染病和营养不良，而被慢性病所取代时，这些疾病多与不良的行为和生活方式（约占50%）、职业和环境因素有关。只能通过健康教育促使人们自愿采纳健康的行为和生活方式，降低致病的危险因素、预防疾病、促进健康。近20年来发达国家冠心病下降了1/3，脑血管病下降了1/2。芬兰是全球冠心病发病率最高的国家，从1972年实施综合性健康教育和健康促进规划，20年后男性冠心病死亡率下降52%，女性下降68%。世界各地的研究和个案调查提供了令人信服的证据：健康教育、健康促进是十分有效的，健康教育是卫生保健事业发展的必然趋势。

3. 健康教育是一项低投入、高产出、高效益的保健措施　健康教育改变人们不良的行为和生活方式，减少自身制造的危险性，是一项一本万利的事业。正如美国疾病控制中心研究指出，如果美国男性公民不吸烟，不过量饮酒、采纳合理的饮食和进行经常性锻炼，其平均寿命可望延长十年，而美国用于提高临床医疗技术的投资每年数以千亿计，却难以使全国人口期望寿命增加一年。显然，只要适当的改变行为和生活方式，将会大大降低有关疾病的发病率及死亡率，并减少医疗费用。其他各国的实践也充分证明了这一点。

4. 健康教育是提高广大群众自我保健意识的重要渠道　自我保健（self-health care）是指人们为维护和增进健康、防治疾病，自己采取的卫生行为以及作出与健康有关的决定。它的保健模式从“依赖型”向“自助型”发展，充分体现了发挥自身的健康潜能（health potential）和个人主观能动性在促进人的健康中的作用。

（二）健康教育的目的和任务

1. 健康教育的目的

（1）增进人们的健康意识，使个人和群体为实现健康目标而努力。

（2）采取行动提高或维护健康。

（3）预防非正常死亡、疾病和残疾的发生。

（4）改善人际关系，预防心理疾病的发生。

2. 健康教育的任务

（1）主动争取和有效促进领导及决策层转变观念，从政策上对健康需求和有利健康的活动给予支持，并制定各项促进健康的政策。

（2）促进个人、家庭、社区对预防疾病、促进健康、提高生活质量的责任感，为人们提供信息，发展个人自控能力，改变不良行为和生活方式，使之在面临个人或群体健康相关问题时能明智、有效地作出正确决策。

（3）创造有益于健康的外部环境，建立广泛的协作和支持系统，共同努力创造良好的生活环境和工作环境。

（4）积极推动卫生服务部门转变观念与职能，从单纯的医疗服务向提供健康服务的方向发展。

（5）在全民（尤其在农民）中，深入开展健康教育，引导其破除迷信，摒弃陋习，养成良好的卫生习惯，提倡文明、健康、科学的生活方式，培养健康的心理素质，提高全民族的健康素质和科学文化水平，促进社会主义精神文明建设。

三、社区健康教育的对象

按照不同社区经济结构、人口状况、生活方式、风俗习惯等不同特点，我国现阶段主要将社区划分为城市社区和农村社区。根据我国各地经验，城市社区健康教育以街道、居民委员会为基本干预单位，在农村以行政村为基本干预单位。

社区健康教育的对象是辖区内常住居民和社区所辖企事业单位、学校、商业及其他服务行业的职业人群。社区健康教育的重点人群是妇女、儿童、青少年、老年人、残疾人和服务行业从业人员。社区居民根据性别、年龄、职业、文化、种族、民族、风俗习惯、生活方式、家庭、健康状况等主要特征可分成不同的群体。从年龄的角度看，社区居民可分为婴幼儿、青少年、中年、老年等。从居民的职业角度看，社区居民的职业有一定的类似性，如企业、机关、学校、个体经营等，具体有学生、干部、工人、农民、知识分子等。因此，社区健康教育的对象具有广泛性。为了使健康教育内容更加有针对性，可将社区居民分成以下四类：

1. 健康人群 健康人群一般在社区占的比例最大，他们由各个年龄段的健康人群组成。

2. 具有某些致病危险因素的高危人群 主要是指那些目前尚健康，但本身存在某些致病的生物遗传因素、环境职业因素或不良行为及生活习惯的人群，如有高血压、糖尿病、乳腺癌家族史的人群，有吸烟、酗酒及其他物质依赖的人群，不同职业的人群等。

3. 患病人群 包括各种急慢性疾病的患者。这类人群可根据其疾病的分期分为三种，即临床期患者、康复期患者及临终患者。如高血压、冠心病、糖尿病、脑卒中恢复期、术后恢复期及恶性肿瘤晚期的患者等。

4. 患者家属及照顾者 患者家属及照顾者与患者接触的时间最长，他们的言行对患者的身心健康起着重要的作用。然而，他们可能会因为缺乏护理的基础知识或因长期护理而产生自身心理上和躯体上的疲惫，甚至厌倦，从而影响患者的治疗、康复效果。因此，对他们进行健康教育是十分必要的。

四、社区健康教育的方法和技巧

20世纪60年代起传播学的概念引入到健康教育领域，并逐渐形成了健康传播学，极大地丰富了健康教育的理论和方法，有效地指导着健康教育工作的实践。要很好地达到疾病预防、控制和健康促进的目标，必须依赖于个体和社会的有效参与，广泛开展健康传播活动。没有健康传播活动，健康教育和健康促进就失去了重要的手段。

传播（communication）是一种社会性传递信息的行为，是个体之间、集体之间以及集体与个体之间交换、传递新闻、事实、意见的信息过程。健康传播（health communication）是健康信息传递、分享和活动的过程。社区健康传播（community health communication）是指社区居委会和社区卫生服务中心利用各种媒体，将各种健康知识、资讯、观念、行为等有计划地与居民进行交流和分享的过程。社区健康传播是社区健康教育与健康促进的重要手段和策略，它是以人群健康为出发点，运用各种传播媒介渠道和方法，为维护和促进人类健康的目的而制作、传递、分散、分享健康信息的过程。

（一）社区健康教育的方法

在社区健康教育中，常用的健康传播方法主要有人际传播、群体传播、大众传播和网络传播，其中人际传播和群体传播是开展社区健康教育的最基本方法，而大众传播和网络传播是未来健康教育发展的趋势。

1. 人际传播 人际传播（interpersonal communication）又称人际交流，是指人与人之间的一种直接信息沟通和交流活动。这种交流主要是通过语言来完成，但也可以通过非语言的方式来进行，如动作、手势、表情、信号（包括文字和符号）等。人际传播具有信息沟通、思想沟通和情感沟通三大功能。

人际传播可分为个人与个人之间、个人与群体之间、群体与群体之间三种形式。个人与个人之间的传播形式有交谈、访问、劝告、咨询等。个人与群体之间的传播形式有授课、报告、演讲、讲座等。群体与群体之间的传播形式有会谈、座谈、讨论等。

2. 群体传播 群体传播是指在一定的规章下，对临时聚合于某一场所、具有一定人数的公众进行传播。例如集会、信息发布、展览会、参观、组织社区居民收看 VCD、举办健康知识讲座、组织联谊活动等。受传者是为了共同的目的与兴趣聚集在一起的，传受双方的交流形式趋于自由、灵活。

3. 大众传播 大众传播（public communication）是指职业性信息传播机构和人员通过广播、电视、电影、报纸、期刊、书籍、互联网络等大众媒介和特定传播技术手段，向范围广泛、为数众多的社会人群传递信息的过程。

4. 网络传播 网络传播是指以现代计算机网络技术和光纤技术为基础，融合计算机网络，电话、有线电视及无线电通讯系统的所有功能，对文字、声音、图像或三者的结合进行的信息传播活动。

（二）社区健康教育的技巧

健康信息的传播是一个复杂的过程。在传播的每一个环节上都有许多因素能直接或间接地影响到传播效果，其中讲究传播技巧能在很大程度上提高传播效果。

1. 常用的沟通技巧

（1）谈话的技巧：谈话是人们通过言语活动相互交流思想、互通情感的过程。言语传播是人际交往最常见的形式之一。语言是自然赋予人类特有的传播工具，但运用的是否得体、准确、恰当、流畅，也是一个技巧的问题。因此，在谈话时应注意以下几点：①平等性原则；②使用对方理解的语言；③谈话中适当重复重要的和不易被理解的概念和问题；④语言要通俗易懂，尽量使用生动的语言和表情；⑤谈话的内容应简单明了，重点突出；

⑥要及时取得反馈信息；⑦必要时可使用辅助材料以便更好沟通。

（2）倾听的技巧：有效地听取对方讲话是人际交往的基本技能之一。倾听的意义在于首先调动自身的知识储备来完善讲话者的内容，从而使自己获得最大的信息量。倾听是对接受到的信息所做的积极能动的心理反应。在倾听时应掌握以下技巧：①专心听对方讲话，不受外界干扰；②应尽量让对方把话讲完，不轻易打断对方的讲话，如对方说话离题太远应恰当加以引导回到主题上来；③对对方的谈话要及时地用动作和表情给予响应；④充分听取对方的谈话，不放过每一个有关的信息，不要轻易作出判断和表达自己的观点或意见；⑤不论是对方没有讲清楚还是自己没有听清楚问题，都应客气地请对方重复，直到听清楚为止。

（3）提问的技巧：提问的目的是开启话题，获取信息，便于进一步沟通。提问方式有时比提问内容还要重要。同样一个问题，善于提问，就可以完整地获取信息，反之一无所获。提问时应注意：①提问时不要一个问题接着一个问题，要给对方以间隔；②注意提问时的口气，不要把提问变成质问；③应当根据不同情况及提问目的采取不同类型的提问方式。常用的提问方式有封闭式提问、开放式提问、探索式提问、倾向式提问和复合式提问，在所提的问题中包含前四种问题中的两种或两种以上类型的问题即为复合型问题。

（4）反馈的技巧：反馈是指受者接受信息后所产生的反应又回到信息发出者的现象和过程。在健康传播过程中传播者及时取得反馈，能及时了解受传者的知识、态度及行为状况，并可给予必要的激励和指导。在人际传播中，常用的反馈方式有“语言”反馈和“体语”反馈。在健康传播活动中，经常运用的反馈方式有：①用语言或动作、表情等对对方的言行表示理解、赞同或支持的反应为积极性反馈；②用语言或动作、表情等对对方的言行表示不赞同或反对的反应则为消极性反馈；③对对方的言行没有表示明确态度和立场的反应为模糊性反馈；④传者激励受者树立更高层次的目标，以促使其知、信、行达到更完善、更健康的境界为鞭策性反馈；⑤对受者的感情流露作出恰当的反应，表示对受者的理解为情感性反馈。

（5）非语言传播技巧：除语言交往手段外，尚有非语言交往手段。如人的外貌、表情、手势、交谈者双方的相互状态等。在实际交往过程中，非语言的运用往往大大超过语言的运用。人的精神风貌，对于建立人与人之间的联系，对于交往的内容和情绪，均有很大的影响。非语言传播技巧主要注重以下三个方面：

1）无声的动姿：又称动态体语，通过无声的动作来沟通思想和情感。具体是通过手势、触摸、眼神与注视方向、面部表情等传递信息。

2）无声的静姿：又称静态体语，主要通过体态、姿势、仪表、服饰等非语言形式传递信息，它能够显示人的身份、气质、文化修养及一个人的心理状态。

3）有声的类语言：口语的物质载体是声音，声音的音量、速度、语调、节奏等虽然并不是语言，但如有意识地加以控制和运用，也会产生语言效果，因此又称类语言。类语言在言语传播中能够起到制造、强化、改变气氛的作用，要使传播有感染力，就应学会类语言的合理运用。

（6）组织小组讨论技巧：在我们的健康传播活动中，根据不同的对象，可进行小组讨论的方式，大家畅所欲言，在轻松愉快的气氛中获得知、信、行的改变。组织小组讨论的基本技巧有：

1）主持人应提前到达活动场所，对前来参加小组讨论的成员热情接待，表示欢迎，以便建立良好的人际关系。

2）主持人利用开场白介绍成员相互认识打破僵局。

3）主持人用开放式提问方法提出一个有争议或大家比较关心的问题，为大家提供讨论情境和主题。

4）与会者轮流发言，人人参与，机会均等。在此过程中应注意：①发言过程中不干扰、不打断发言；②在全体人员发言结束前不作任何评论和总结；③允许不想发言的人不参加讨论，不可强迫发言。

5）分散讨论法，即将2～4人组成一个小组，经小组充分讨论后，再集中起来由每一小组派一名代表汇报。

6）无记名提案法，即让每个人在纸上写下自己的意见，集中放入纸箱中，然后每个人随机抽取一张，当众读出纸条上所写的内容，再根据发现的问题进行讨论。

7）注意适时引导，控制局面，最后主持人对讨论的问题作出小结，并对大家的参与表示感谢。

2. 常用的知识灌输技巧 知识灌输是健康教育的主要方法，知识对形成健康行为十分重要。掌握知识灌输技巧对满足人们健康知识的需求十分必要。

（1）讲授：讲授的主要技巧是讲述、讲解和讲演。①讲述是教育者用口述的方法，将教学内容传达给学习者。讲述的基本要求是重点突出，注意启发鼓励受教育者参与教学，提出问题，引导受教育者分析和思考问题，激发其学习兴趣，避免照本宣科。②讲解是对要领、原理、现象等进行解释。在讲解时应尽量使用大众语言。③讲演又称演说、演讲，是一个人在公共场合向众多人就某个问题发表意见或阐明事理的传播活动，是以讲为主、以演为辅、讲演结合的信息传播形式。

（2）阅读指导：知识的获得有赖于传播者的讲授，但要领会、消化、巩固和扩大知识还必须靠自己去阅读。这就要求健康教育的传播者要掌握阅读指导，提高受者的阅读能力：①针对受者当前的健康问题指导其有针对性地阅读相关材料；②根据受者的学习能力，在身心状态进行评估的基础上制订相应的阅读计划，注意每次阅读的内容不要太多；③帮助受者制订经济、实用的购书方案，学会利用权威性、科学性、可读性的书籍。

（3）演示：演示即通过实物、直观教具使受者获得知识或巩固知识。其特点在于加强教学的直观性，其作用是帮助受者学习自我照顾的技能。在演示时要注意：①演示者要解释操作的全过程，并示范一遍，然后再重新慢慢的示范，并解释每个步骤、原理、方法及如何与其他步骤相联系；②演示者要耐心，尽量用简单易学的步骤教学；③演示时要注意安排好场所，尽量让所有参与者都能看到示范的进行，人数较多时，可以分组示范。

3. 常用的行为干预技巧

（1）行为指导：行为指导是通过语言、文字、声像等材料和具体的示范指导，帮助教育对象形成健康态度，作出行为决策，学习和掌握新的行为方式，如对孕妇的母乳喂养的指导。行为指导中重要的技术是技能训练与示范技巧。在行为指导时要注意：①指导前做好充分的准备，选择宽敞的场所，准备好辅助材料等；②示范动作准确；③示范过程采取“整→分→合”的形式；④保证教育对象都有练习的机会。⑤行为指导后要随访，了解教育对象在实际运用中的情况。

（2）行为矫正：行为矫正是现代心理治疗的一种重要技术。国内外实践已经证明，应用行为矫正技术是快速取得健康教育干预效果的一种有效的手段，特别适合用于戒烟、减肥等一类成瘾行为及儿童的不良行为矫正。

（3）群体行为干预：群体行为干预是利用小群体开展健康教育，是行为干预的一种有效途径。群体可以是社会生活中自然存在的，如家庭、居民小组、学生班集体等，也可以是为了某一特定目标把人们组织起来的小活动集体，如新婚夫妇学习班、高血压门诊患者学习小组等。对于依靠个人努力难以实现的行为改变，如改变个人饮食习惯、戒烟、锻炼等，在有组织的集体中，在家人、同伴和朋友的帮助监督下，较容易实现。群体行为干预的方法主要有：①注意树立榜样，以带动大家；②制订群体规范；③多应用鼓励手段，对已改变的态度和行为给予支持和强化；④提倡互相帮助，增进群体的凝聚力。

五、健康教育相关理论

（一）健康相关行为改变的理论

1. 知信行模式 知信行模式（knowledge attitude belief practice model，KABP model）是行为改变的较为成熟的模式。即：

信息 → 知 → 信 → 行 → 增进健康

知（知识和信息）是建立积极、正确的信念与态度的基础，信（信念和态度）是行为改变的动力，行（促进健康行为）是目标。以吸烟有害为例，健康教育工作者通过多种方法和途径把吸烟有害健康、吸烟引发的疾病以及与吸烟有关的死亡数字等知识传授给群众；群众接受知识，通过思考，加强了保护自己和他人健康的责任，形成信念；在信念支配下，逐步建立起不吸烟的健康行为模式，其模式应该为：

知道吸烟危害健康→确信戒烟有益于健康→决心戒烟→戒烟

2. 健康信念模式 健康信念模式（health belief model，HBM）是用社会心理学方法解释健康相关行为的重要理论模式。它以心理学为基础，由刺激理论和认知理论综合而成。健康信念模式遵循认知理论原则，强调个体的心理过程（如期望、思维、推理、信念等）对行为的主导作用，认为健康信念是人们接受劝导、改变不良行为及采纳健康促进行为的关键。健康信念模式在产生促进健康行为的实践中遵循以下步骤：①充分让人们对他们目前的行为方式感到害怕（知觉到威胁和严重性）；②让人们坚信一旦改变不良行为会得到非常有价值的后果（知觉到效益）；同时清醒地认识到行为改变中可能出现的困难（知觉到障碍）；③使人们感到有信心、有能力通过努力改变不良行为。

（二）传播模式

传播模式（communicational model）是指为了研究了解传播现象，采用简化而具体的图解模式来对复杂的传播现象、传播结构和传播过程进行描述、解释和分析，以求揭示传播结构内部因素之间的相互关系。

在传播学中，传播模式种类很多，最早的传播模式是由传播学的奠基人之一，美国著名社会学家、政治学家哈罗德·拉斯韦尔（H. D. Lasswell）在1948年提出的一个被誉为传播学研究经典的传播过程的文字模式，即“一个描述传播行为的简便方法，就是回答下列5个问题：①谁（who）？②说了什么（says what）？③通过什么渠道（through what channel）？④对谁（to whom）？⑤取得什么效果（with what effect）？”称为拉斯韦尔模式或称“五W”模式（图5-1）。拉斯韦尔五因素传播模式把繁杂的传播现象用五个部分高度概括，虽然不能解释和说明一切传播现象，但抓住了问题的主要方面，不但提出了一个完整的传播结构，还进而提出了五部分的研究范围和内容，从而形成了传播学研究的五大领域，为传播学研究奠定了基础。

1. 传播者　传播者（communicator）指传播信息的人或物（机构）。

2. 信息与讯息　信息（information）泛指情报、消息、数据、信号等有关周围环境的知识；而讯息是由一组相关联的信息符号所构成的一则具体的信息，是信息内容的实体。信息必须转变为讯息才能传播出去。

3. 媒介渠道　传播途径（channel）是讯息的载体，传递信息符号的中介、渠道。

4. 受传者　受传者（audience）是指在传播过程中“受”的一端的个体或团体的谈话者、听众、观众的总称。个人或个别团体的受传者称为受者、受方，若多数则简称为受众。

5. 效果　传播效果（effect）是指受者接受信息后，在情感、思想、态度和行为等方面发生的反应。

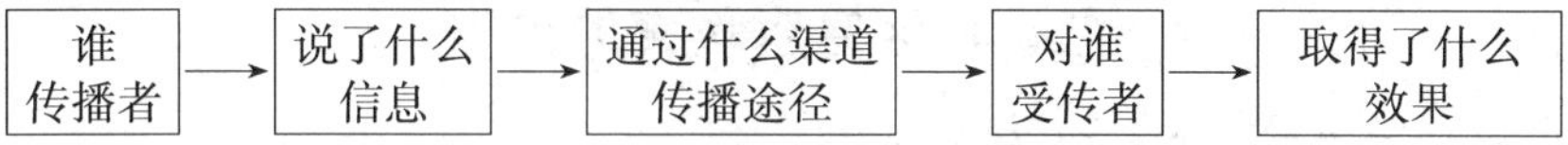

图 5-1　拉斯韦尔五因素传播模式

第二节　社区健康教育的原则、内容及形式

一、社区健康教育的原则

开展社区健康教育的原则有：

1. 健康教育的思想性　健康教育内容都要以我国社会主义建设总方针和卫生工作的方针、政策为依据。在今后一段相当长的时间里，健康教育要遵循党在社会主义初级阶段的基本路线，适应改革开放的政策和市场经济的客观需要，以及新时期卫生工作方针。要将健康教育作为社会主义精神文明建设的一部分，以提高人民群众的科学知识和道德水平。

2. 健康教育的科学性　健康教育的一个任务是向人们传播卫生科学，普及医学知识，提高卫生知识水平，认识达到健康的途径，安排好健康的生活。因此，健康教育的内容必须符合科学的原则，引导人们更新观念，做到内容正确、举例真实、数据可靠。为了使群众易于接受，健康教育要把医学科学知识通俗化，但应注意语言的通俗、形象不能违反科学原则。能否做到深入浅出，使科学性与通俗化统一，是衡量健康教育水平的重要标志。

3. 健康教育的针对性　人们总是根据自己的需要、兴趣选择各种信息，虽然健康信息是最普遍的需要，但由于每个人在经济生活和政治生活中所处的地位不同，各人的家庭情况、社会经历、受教育程度、社会职业、认识水平和心理状态不同，不同年龄阶段对卫生保健的需求也不同，因此，健康教育要按不同对象选取不同内容、形式和方法，以求收到最好效果。

4. 健康教育的群众性　健康教育的对象，是各种不同的人群。因此一定要深入到群众的生活中，了解群众的实际问题和卫生要求，使健康教育的内容及措施能结合实际。健康教育的方式方法要易于被群众接受，通俗易懂。应尽量采用群众喜闻乐见的形式和群众熟悉的语言，这样，才能把健康教育的内容变为群众的自觉行动，达到健康教育的目的。同时，健康教育本身就是群众性工作，必须充分发动群众，并取得各群众组织的密切配合才能做好。

5. 健康教育的艺术性 为了保证健康教育取得较大经济效益和社会效益，达到真正持久的效果，必须讲究方法，不但语言要简单明了、准确生动，还要根据群众爱好，通过艺术加工，做到家喻户晓，印象深刻。为此，需要争取专业的艺术人才参加健康教育工作，并积极组织业余的艺术人才在健康教育中发挥骨干作用。

6. 健康教育目标的明确性 健康教育要有明确、具体的目标，实行目标管理，不能为宣传而宣传。在一个地区、一个时期，围绕明确的目标，集中力量反复进行某项健康教育，才能使之强化到有效的程度。如控制吸烟，根据调查结果，11～15 岁这一年龄组是向吸烟或不吸烟分化的关键年龄，因此对该年龄组进行控制吸烟的教育最为有效。

二、社区健康教育的内容

（一）城市社区健康教育的基本内容

城市是一个地区的政治、经济、文化生活中心，城市居民的生活状况、健康意识及城市的卫生情况是反映一个地区文化水平和文明程度的重要方面。随着我国现代化进程，城市规模不断扩大，城市人口不断增加，也带来了许多社会卫生问题。因此，城市社区健康教育与健康促进已成为城市管理和城市文明的重要组成部分。开展城市社区健康教育的基本内容有：

1. 社区常见疾病防治的宣传教育 主要包括以下几方面：

（1）慢性非传染病的防治：慢性非传染病如高血压、冠心病、脑血管疾病、恶性肿瘤、糖尿病等，已成为城市居民重要的致死、致残原因，严重威胁人们的健康和生命。总结世界各国控制慢性非传染病的经验，社区健康教育与健康促进是最有效的控制方法。慢性非传染病健康教育的主要内容有不吸烟、限制饮酒、合理膳食、适量运动、定期体检、积极参加健康咨询、疾病普查普治，向居民宣传引起慢性非传染病的主要病因、早期症状及表现、药物的使用、遵从医嘱、坚持治疗等。

（2）新、老传染病的防治：主要内容有各种传染病的传染源、早期症状、传播途径、易感人群、治疗、预防、消毒、隔离、疫情报告等知识。

（3）常见病、多发病知识的教育：如感冒、溃疡等疾病的预防、治疗知识。

（4）急救与护理知识：主要包括冠心病、脑血管疾病急性发作的救护，触电、溺水、煤气中毒的急救，烧伤、烫伤、跌伤等意外事故的简单处理，心脏按压和人工呼吸的操作方法，血压计、温度计等的使用。

2. 生活卫生知识教育 生活卫生知识的宣传教育包括以下内容：

（1）饮食卫生与合理营养：主要包括正确选配食物，食物的科学烹调加工方法，定时定量饮食，食盐的保管与食用，餐具的消毒方法，食物的贮存，暴饮暴食、偏食、酗酒对健康的影响，以及食物中毒的防治知识等。

（2）日常生活卫生常识：如饭前便后洗手，每天早晚刷牙；勤洗澡、理发、剪指甲；不乱扔垃圾、不随地吐痰；按时作息，有规律地工作、学习、运动等。

（3）防蚊、防蝇、灭鼠知识的教育：主要包括蚊、蝇、老鼠的生活习性，对人类的危害，以及防蚊、防蝇、灭鼠的方法等。

3. 卫生保健知识教育 主要包括自我保健、家庭保健、妇女保健、儿童保健、中老年保健知识的教育以及如何充分利用社区医疗、预防、保健、康复等机构提供卫生服务等。

4. 心理卫生知识教育 主要包括心理状态与健康和疾病的关系；适当调节情绪，保持心理平衡；防止和消除紧张刺激；正确处理同志、邻里之间的关系，保持良好心理状态。

5. 生殖健康（generative health）教育 主要包括优生优育、计划生育、孕产期保健、性生活知识等。

6. 环境卫生和环境保护知识教育 主要包括环境与健康的关系，环境污染对人体健康的影响，生活“三废”、噪声对人体健康的危害及预防，以及如何绿化、美化、保护环境等。

7. 安全教育 主要包括交通事故、煤气中毒、溺水、自杀、劳动损伤等意外伤害的自我防护，安全设施的使用等，防止意外事故的发生。

8. 创建国家卫生城市的宣传与动员 创建国家卫生城市很重要的一项内容就是健康教育。只有增强社区的凝聚力和提高人民的健康意识，动员每一个人、每一个家庭和单位共同参与，并养成良好的卫生习惯和生活方式，才能为创建卫生城市作出贡献。

9. 社会卫生公德与卫生法规教育 大力宣传普及《中华人民共和国环境保护法》、《中华人民共和国食品卫生法》、《中华人民共和国传染病防治法》、《公共场所卫生管理条例》，以及各级政府颁布的城市卫生管理条例、办法、规定等，大力宣扬社会卫生公德，提倡有益于健康的生活方式，提高城市社区居民的卫生法制意识和卫生道德观念，有助于社区管理、环境管理和精神文明建设。

（二）农村社区健康教育的基本内容

新中国成立以来，我国农村的面貌发生了巨大的变化，特别是改革开放以后，农村居民的生活水平有了很大的提高，严重危害人民健康的传染病得到了有效的控制，缺医少药的问题正在逐步解决，农村居民的健康需求也在不断的变化。但是传统的不良习惯和卫生观念在农村仍普遍存在。因此，在农村开展健康教育具有很重要的意义。由于我国地域广阔，各地农村情况千差万别，疾病的流行情况和危害健康的因素也有很大差异，实施健康教育应因地制宜，根据当地的实际需要确定健康教育的内容。

1. 农村社区常见疾病防治知识的教育 农村是各种疾病的多发地区，不仅有常见病、多发病，而且有寄生虫病、地方病、人畜共患疾病，以及农业生产中易发生的疾病，如农田中暑、农药中毒、意外伤害、乡镇企业的职业性损害等，再加上农村的生活条件相对较差，群众文化水平相对较低，卫生知识缺乏，保健意识淡薄，有些疾病和传染病的发病率仍然较高。因此宣传普及农村常见疾病防治知识是农村社区健康教育的首要任务。

（1）传染病及寄生虫病防治知识：为预防传染病的发生和流行，必须针对传染病流行的三个环节（传染源、传播途径、易感人群）采取措施。因此健康教育的内容应包括：计划免疫、法定传染病的疫情报告、隔离与消毒知识、杀虫灭鼠知识、传染病患者治疗与家庭护理知识、传染病的社会预防与卫生公德教育等。

（2）慢性非传染性疾病的防治知识：包括高血压、心脑血管疾病、恶性肿瘤、呼吸系统疾病等。主要宣传与普及这些疾病的致病因素、预防知识、早期症状、及时就医与合理用药，以及家庭护理常识等。

(3) 地方病防治知识：常见的地方病主要有碘缺乏病、地方性氟中毒、克山病和大骨节病、地方性砷中毒等。主要宣传地方病的致病因素、流行特征、临床表现、预防措施等。

(4) 农业生产相关疾病防治知识：包括农药的种类、使用及保管方法、预防农药中毒的措施、急性农药中毒的临床表现及自救、互救知识，以及农田中暑、稻田性皮炎、农民肺等疾病的病因、危害、预防措施、早期症状及发病后的治疗和家庭护理等知识的教育。

(5) 安全防护知识：应着重普及有关农村常见意外伤害的原因、预防、自救及互救等知识的教育。如用电知识、农业机械安全操作规范及使用时意外伤害的预防、交通安全常识等教育。

2. 卫生行为和生活方式知识教育 普及卫生知识，指导农民科学的安排衣、食、住、行，合理膳食，坚持有益于健康的文体活动，逐步改变不良的卫生习俗和行为习惯，建立文明、科学、健康的生活方式。应做到以下几个方面：

经常洗澡；勤剪指甲；头发清洁，勤理发；一人一巾，每天洗漱；一人一刷，每天刷牙；不吸烟；不酗酒；不喝生水；生吃瓜果要洗净；不随地吐痰；不随地大小便；饭前便后要洗手；家禽（畜）圈养；禽（畜）室干净；柴草、粪土、煤块堆放整齐；居室整洁通风；卧具干净，无异味；农药化肥远离食物与水源；灶具、碗筷干净；厨房有排烟设施等。

3. 农村环境卫生与环境保护 随着农村小康建设和乡镇企业的发展，农村的环境卫生和环境保护已成为社会普遍关注的问题。在文明村镇建设中，要加强农村环境卫生知识和卫生防护技术的指导，重点要抓好村宅建设卫生、饮水卫生、食品卫生，人畜粪便垃圾的处理，消灭四害，保护环境，控制环境污染等方面的健康教育。

4. 计划生育与优生优育知识教育及技术指导 实行计划生育是我国的一项基本国策。经过几十年的不懈努力，我国的人口数量已经进入稳定的增长阶段。为保证人口的质量，应当开展优生优育知识、计划生育等方面的健康教育，禁止近亲结婚，提倡婚前体检和婚前咨询，对新婚夫妇、孕产妇和乳母进行孕产期保健和科学育儿知识教育及技术指导等。

5. 健康观念与卫生法制教育 在农村由于存在迷信思想、健康意识淡漠、卫生法规知识缺乏，所以树立健康观念、宣传卫生法规知识显得尤为重要。

(1) 破除迷信思想：科学的看待“生”、“老”、“病”、“死”，针对当地的真人真事，揭露封建迷信的危害性和封建迷信活动的欺骗性。

(2) 宣传普及新的健康观及大卫生观念：改变“没病就是健康”的传统观念，树立自我保健意识和人人为社区健康负责的观念，积极参与农村初级卫生保健，合理利用卫生服务。

(3) 宣传新时期党的方针政策，开展普法工作：如宣传《母婴保健法》、《食品卫生法》、《环境保护法》、《计划生育管理条例》等，提高农村社区居民的法制观念和守法执法的自觉性。

知识链接

世界卫生组织确定的十项健康标准

1. 有充沛精力，能从容不迫地担负日常繁重的工作。
2. 处世乐观，态度积极，乐于承担责任，事无巨细不挑剔。
3. 善于休息，睡眠良好。
4. 应变能力强，能适应环境的各种变化。
5. 能抵抗一般的感冒和传染病。
6. 体重适中，身体匀称，站立时头、肩、臂位置协调。
7. 眼睛明亮，反应敏捷，眼和眼睑不发炎。
8. 牙齿清洁，无龋齿，不疼痛，牙龈颜色正常，无出血现象。
9. 头发有光泽，无头屑。
10. 肌肉丰满，皮肤有弹性。

三、社区健康教育的主要形式

（一）城市社区健康教育的主要形式

1. 利用社区卫生服务中心（站）开展健康教育　社区卫生服务是以健康为中心，以社区为范围，以家庭为单位，以老年人、妇女、儿童和残疾人为重点人群，将居民的常见病、多发病的防治解决在社区内，为居民提供从"生"到"死"的全程医疗保健服务。社区卫生服务中心（站）（center/station of community health service）健康教育主要通过以下途径：

（1）建立健全完整的个人、家庭健康档案，包括医疗保健记录、转诊记录、健康教育培训记录等。

（2）对社区居民主要疾病、高危人群进行检测及健康教育。

（3）对社区单位进行疾病的检测及健康教育。

（4）开展家庭病床（hospital bed at home）健康教育。

2. 广泛利用各种传播渠道开展健康教育　由于城市社区的居住和活动范围相对集中，经济、文化、娱乐条件较好，社区居民文化水平较高，适合城市社区健康教育的渠道多种多样，目前广泛采用的形式有：

（1）利用传播媒介开展健康教育：传播媒介主要是指广播、电视、电影、报纸、杂志、书籍等媒介。积极争取当地电视台、广播电台、报社的大力支持和配合，充分利用报纸、广播、电视等对居民进行医学科学知识的教育。

（2）卫生宣传栏：利用街道、单位的黑板报、卫生墙报、橱窗宣传卫生知识。它是一种较好的形式，具有经济实用、简单易行、图文并茂、便于更换等特点。

（3）利用社区老年活动室、文化活动站开展健康教育：在老年文化活动室、文化活动站开展卫生科普展览、卫生科普座谈会、科普讲座，以及科普知识竞赛等。

（4）开展科普一条街活动：根据社区的工作重点，如创建卫生城、控烟活动等，组织社区和有关单位在社区繁华地段利用板报、橱窗、图片、卫生科普资料等形式开展健康教育。

（5）开办社区健康教育学校：近年来，健康教育越来越受到广大社区居民、政府和有关部门的重视，有条件的地方可以根据当地的实际情况，由政府或街道开办居民健康教育学校。学校根据健康教育部门的要求确定好使用的教材，并确定教学计划和内容等。

（6）发放卫生科普资料：将科普知识材料如小册子、报刊、传单、图片等发放到社区居民家中，这是社区健康教育常用的一种形式。

（7）全民健身行动：组织社区居民利用空闲时间，如清晨、黄昏在街头或广场开展扭秧歌、打太极拳等群众性文体活动，丰富社区文化，引导广大社区居民积极参与体育健身运动。

3. 建立健康教育示范小区 抓好典型以点带面是普遍采用的一种有效的工作方法。在城市社区健康教育的工作中，建立健康教育示范小区具有典型示范、指导全局的重要意义。示范小区的选择应注意三点：①有明确的目的性；②有代表性；③有成功的可能性。

4. 创建国家卫生城市 我国近年来开展创建国家卫生城市的活动，是具有中国特色城市管理和城市文明建设的重要内容，而城市健康教育的普及率、自我保健水平和公共卫生道德水准的高低又是衡量创建国家卫生城市的重要指标。在布置、检查、总结、评比卫生城市时，必须同时布置、检查、总结、评比社区健康教育工作；在开展社区健康教育工作时，应根据卫生城市的任务和重点，调整、部署健康教育的内容，使两者有机地结合起来，互相促进，以充分发挥其在促进城市文明建设、增进社区健康方面的协同作用。

5. 利用互联网 随着互联网的兴起和快速发展，宽带网逐步进入城市社区居民的家庭，上网查找信息既方便，又快速，在网上获得的健康教育信息既丰富，又有情趣。因此，利用互联网开展健康教育也是一种较好的方法。

（二）农村社区健康教育的主要形式

我国农村地域广阔，各种生活条件与文化习俗千差万别，应因地制宜，采取多种具有农村特色的教育形式和方法，开展农村社区健康教育工作。

1. 开展“九亿农民健康教育行动” 全国爱卫会、卫生部、广播电视部和农业部于1994年联合发起的“全国九亿农民健康教育行动”（以下简称“行动”），主要是针对农村当前存在的主要卫生问题，结合初级卫生保健各项任务，以音像传播为突破口，向广大农村居民普及卫生保健知识。“行动”是增强广大农村社区居民自我保健意识和能力，达到预防疾病，提高健康水平的农村社区健康促进活动，是目前我国覆盖面最广，工作最深入的农村社区居民健康教育活动。“行动”的实施受到党和国家的高度重视。1997年颁布的《中共中央、国务院关于卫生改革和发展的决定》中，将“行动”纳入切实做好预防保健工作，深入开展爱国卫生运动的重要内容。

“行动”的基本任务是：由中国健康教育研究所承担制作以农村社区健康教育为内容的系列专题录像片，免费提供给各农村地区的广播电视台，各地广播电视台安排专门时间、定期反复播放，让广大农民家喻户晓，真正受益。以“行动”为契机，以政府行为和多种形式的综合教育，大力开展农村社区健康教育活动，同时做好“行动”效果的评价工作。

2. 开发利用农村传播媒介和渠道 传播媒介和渠道主要有以下几种形式：

（1）有线广播：是进行社区动员、宣传卫生知识的一种经济而简便易行的方法。

（2）利用民间传播渠道：如编写顺口溜、三字经、讲故事、编演地方戏、民歌、猜谜语、绘画等。

（3）利用农民学校、文化活动站等：在这些场所里设置卫生宣传栏、卫生报刊栏，设置供人们阅读的卫生读物，播放卫生科普录像片，举办卫生科普讲座等，使之成为农村社区健康教育的活动中心。

（4）卫生科普赶集：在农村集贸市场可通过有线广播、图片展览、现场咨询、小型文艺演出活动等多种形式开展健康教育活动，还可组织商业部门向群众宣传与商品和药品有关的卫生知识。

（5）利用传统的民族节日：农村传统的节日较多，如春节、元宵节、中秋节，以及民族地区的传统习俗节日。在这些节日期间，可适当地把普及卫生知识融入喜庆活动之中，也能收到良好的效果。

（6）"卫生科普入户"活动：就是将健康教育材料如小册子、卫生报刊、卫生宣传单、卫生漫画等发放到每一农户，促使农村卫生状况逐步实现由个人、家庭、邻里到社区的改变。

（7）利用日常医疗保健活动开展健康教育：乡村医务人员利用门诊、家庭病床对就诊者、住院患者及家属进行健康教育，也可利用开展计划生育、计划免疫、疾病普查等工作机会进行健康教育活动。

第三节　社区健康教育的步骤

社区健康教育是有组织、有计划、有目的的教育干预活动，其成败取决于全过程有无周密的组织和计划。社区健康教育的程序基本与护理程序相似，其全过程可分为四个步骤，即社区健康教育评估、制订社区健康教育计划、社区健康教育的实施及社区健康教育的评价。

一、社区健康教育评估

社区健康教育评估（assessment of community health education）即是社区健康教育者或社区护士通过各种方式收集有关教育对象的资料，了解教育对象对健康教育的需求，为开展健康教育提供依据。在实际评估中，可以分三个步骤收集有关教育对象的资料。

（一）确定教育对象对健康教育的需求

教育对象对健康教育的需求受多种因素影响，教育者或社区护士可重点从以下五个方面收集资料，以确定教育对象对健康教育的需求。

1. 一般情况　包括性别、年龄、职业、经济收入、住房状况、交通设施及自然环境等情况。

2. 生理状况　包括身体状况、生物遗传因素。

3. 心理状况　包括学习的愿望、态度及心理压力等。

4. 生活方式　包括吸烟、酗酒、饮食、睡眠、性生活、锻炼等生活习惯。

5. 医疗卫生服务资源　包括医疗卫生机构的地理位置及享受基本医疗卫生服务的状况等情况。

（二）帮助教育对象排列健康教育需求的次序

教育对象对健康教育的需求可能不止一个，社区护士应与教育对象一起排列健康教育需求的先后顺序。在排列顺序时，社区护士应在尊重教育对象意愿的基础上，根据其健康教育需求的紧迫性及进行健康教育的能力和资源进行排列。

(三) 确定教育对象的学习方式

为确保社区健康教育的质量，社区护士还应系统收集有关教育对象学习能力及可能影响教育对象学习的各种资料，包括文化程度、学习经历、学习特点等，以确定教育对象的学习方式。社区健康教育的对象小至个人，大则可至整个社区，他们可以是健康人群，也可以是久病卧床的患者。因此，社区护士应针对不同的对象采取不同的评估方式。常用的评估方式可分为直接评估与间接评估两种。直接评估包括观察、面谈、问卷等方法；间接评估则多为查阅有关档案资料、询问亲朋好友等方法。

二、制订社区健康教育计划

在完成了对社区健康教育需求评估后，即可以制订社区健康教育计划（planning of community health education）。为了使社区健康教育计划能有效地实施，社区护士应与其他社区卫生服务人员、社区基层组织领导及教育对象共同磋商制订。在制订计划时，一定要以教育对象为中心。社区健康教育计划的内容主要应包括以下两个方面：

(一) 设定社区健康教育的目标

任何一个健康教育计划都必须有明确的目标，它是计划实施和效果评价的根据，如果缺乏明确的目标，整个计划将失去意义。目标有总体目标和具体目标两种，具体目标又称为分目标。

1. 计划的总体目标 总体目标（goal）又称计划的目的，是指计划理想的最终结果。它是宏观的，甚至计划者并不能亲自看到这种结果，它只是给计划提供一个总体上的努力方向。例如，青少年的控烟计划，其总目标可以提出："造就不吸烟的新一代"。

2. 计划的具体目标 具体目标（objectives）又称计划的目标，是为实现总体目标设计的、具体的、量化的指标。其要求可归纳为SMART（S，具体的；M，可测量的；A，可完成的；R，可信的；T，有时间性的）5个英文字母。具体地说，计划目标必须回答4个"W"和2个"H"。

Who——对谁？

What——实现什么变化（知识、信念、行为、发病率等）？

When——在多长时间内实现这种变化？

Where——在什么范围内实现这种变化？

How much——变化程度多大？

How to measure——如何测量这种变化？

例：某社区控烟的具体计划

通过某社区控烟计划实施1年后50%的中学，2年后80%的中学建立有关学校控烟的规章制度，使15～22岁青少年的吸烟率由计划执行前的50%，1年后下降到30%，2年后下降至20%。在本计划中具体回答了对谁？某社区中学15～22岁的青少年；什么变化？建立有关学校控烟的规章制度，吸烟率下降；在多长时间内实现变化？执行计划后1年、2年；在什么范围内实现这种变化？某社区；变化程度多大？建立有关学校控烟的规章制度第1年50%，第2年80%；吸烟率第1年下降20%，第2年下降10%。

健康教育的具体目标一般分教育目标（为实现行为改变所必须具备的知识、态度、信念、价值观及个人技巧等）、行为目标和健康目标三个方面。以控烟为题，每项举两例说明教育目标、行为目标和健康目标。

（1）教育目标：执行该计划1年后，知识方面：80%的青少年能说出三项及以上吸烟对健康的危害；60%的青少年能说出吸烟成瘾的主要原因。信念方面：50%吸烟的青少年相信自己能把烟戒掉；70%的青少年相信不吸烟的行为能得到家长的支持。态度方面：70%的青少年表示非但现在不吸烟，以后长大工作了也不吸烟；80%的青少年更喜欢与不吸烟的人交朋友。价值观方面：50%的青少年认为健康最为重要，为了健康应拒绝烟草；70%吸烟的青少年认为，即使戒烟要失去要好的朋友亦在所不惜。技巧方面：50%的青少年学会如何拒绝第一支烟的技巧；90%不吸烟的少年掌握在公共场所劝阻他人吸烟的语言技巧。

（2）行为目标：60%的青少年吸烟者戒烟；40%的青少年能劝阻家人不吸烟。

（3）健康目标：从执行健康教育与健康促进计划至目标人群健康状况的变化，往往是一个较长期的过程。因此，健康目标的选择取决于该项目计划的性质、持续时间、是否可能在执行期内产生健康效应。例如一个社区高血压干预的中、长期目标（5年，10～20年）采用诸如高血压发病率、脑卒中发病率等指标是适宜的，而对于一个短期计划来说就未必必须制订健康目标，何况短期内健康目标的变化不一定能全部归因于干预的实施。

（二）选择适当的社区健康教育方法

健康教育方法的适当与否影响健康教育目标的实现。在选择健康教育方法时，应以满足教育对象的需求、充分利用教育对象的优势为原则。针对教育对象的数量，选择个体健康教育、家庭健康教育或群体健康教育；针对教育对象的生理和心理状况、文化水平，选择文字、影像、讲座、座谈或角色扮演等不同形式的健康教育，以确保健康教育目标的实现。在社区健康教育中最常用的方法有：

1. 语言教育方法　又称口头教育法，包括口头交谈、健康咨询、专题讲座、小组座谈和大会报告、演讲等。

2. 文字教育方法　文字教育方法有卫生标语、卫生传单、卫生小册子、卫生折页、卫生报刊、卫生墙报、卫生专栏和卫生宣传画等。

3. 形象化教育　常有图片、照片、标本、模型、示范、演示等。其特点是直观性、真实性强，如身临其境，印象深刻，而加强健康教育的效果。例如通过展示畸形胎儿标本，可强烈激发人们妊娠保健及优生优育的意识。

4. 电化教育　包括利用职业性信息传播机构的广播、电视、电影等传媒手段，以及投影、幻灯、VCD、录音带、录像带等电化教材。

三、社区健康教育的实施

社区健康教育实施（implementation of community health education）即将计划中的各项措施变为实践。在制订了完善的社区健康教育计划后，即可付诸实施。然而，在具体实施社区健康教育计划的过程中应注意以下两点：

（一）实施社区健康教育计划的条件

1. 首先开发领导层，以得到社区基层领导及管理者的支持。

2. 协调社会各界力量，创造执行计划的良好内外环境。

3. 认真做好健康教育者的培训。

4. 培养典型，以点带面。

5. 不断调查研究，探讨新的教育形式和方法。

6. 及时总结工作，交流、推广好的经验。

（二）社区健康教育者应遵循的基本原则

在实施社区健康教育计划过程中，为了确保社区护理健康教育的效果和质量，社区护士或其他健康教育者应遵循以下四项原则。

1. 选择适当的教学内容、形式和时间 根据自己的需求进行学习是每一个教育对象的学习动力和愿望。因此，社区护士必须选择与教育对象需求相符合的教学内容，以提高教育对象学习的主动性和积极性。教学形式的恰当与否将直接影响教学活动的成败，社区护士应根据教育对象的学习能力选择教学形式及教学语言，以保证教学内容能准确地被教育对象理解、接受。合理安排教学时间是确保教学活动成功的另一重要因素，社区护士应根据教育对象的具体情况安排教学活动的时间并决定课程时间的长短。

2. 营造良好的学习环境 良好的学习环境将促进教学活动的质量。学习环境一般包括三个方面，即学习的条件、人际关系及学习气氛。

3. 鼓励教育对象积极参与教学活动 社区健康教育的主要目的是改变教育对象的不健康的行为和生活方式，所以教育对象的积极参与是保证社区健康教育质量的必要因素。因此，社区健康教育的每一步骤都必须鼓励教育对象积极参与。对教育对象的鼓励方式很多，比如：对于学习态度认真者给予口头表扬，对于成绩出色者给予物质奖励，对于积极参与者赠送小礼品或纪念品等。

4. 及时对教学活动进行评价 及时对教学活动进行评价是保证社区健康教育质量的另一重要因素。因此，教育者或社区护士应及时对社区健康教育活动进行评价，不断补充和完善社区健康教育计划。

四、社区健康教育的评价

社区健康教育评价（evaluation of community health education）是将客观实际与预期目标进行比较。评价是全面检测、控制、保证计划方案设计先进、实施成功，并取得应有效果的关键性措施，贯穿于整个计划实施的始终。是否执行严密的计划评价已成为衡量一项计划是否成功，是否科学的重要标志。

（一）评价种类

完整的社区健康教育评价应包括以下四个类型：

1. 形成评价 形成评价（formative evaluation）是在计划执行前或执行早期对计划内容所进行的评价。包括为制订干预计划所做的需求评估及为计划设计和执行提供所需的基础资料。

形成评价总目的是决定需求以便于制订计划的目标和干预措施；计划实施前对目标人群进行了解，以决定适用于该人群的最佳干预方法；产生新观念探索新策略。具体内容包括：

（1）了解目标人群对于各种措施的看法。

（2）选择教育信息并做好预试验。

（3）了解教育资料发放系统，包括生产、贮存、批发、零售以及免费发放渠道。

（4）通过调查获得有价值的信息（如文盲率、方言、术语用词），为制订评价问卷提供依据。

（5）问卷的项目通过预调查进行修改。

（6）提供定性资料为定量资料做解释或补充说明。

（7）计划实施早期阶段可能出现的问题。

形成评价是评估现行计划目标是否明确合理、指标是否恰当；执行人员是否具备完成该计划的能力；资料收集的可行性等。总之，形成评价是使计划更完善、更合理、更可行、更容易为群众所接受。

2. 过程评价 过程评价（process evaluation）是计划实施过程中监测计划各项工作的进展，了解并保证计划的各项活动能按计划的程序发展，即对各项活动的跟踪过程。过程评价是了解是否按计划的程序进行，计划活动中存在什么缺陷，应如何改进等。常规地监测、反馈各项活动的进展情况以期及时地调整计划的不合适部分。

过程评价包括对计划的设计、组成、实施过程、管理、工作人员工作情况等进行评价。有人也把形成评价列入过程评价。过程评价是评估项目活动的质量与效率，而不是评估计划的结果和行为效应，目的在于控制计划的质量，因此，又称为质量控制或计划质量保证审查。过程评价的内容包括：

（1）评估计划实施情况并随时了解现场反应：教育干预是否适合于教育对象，并为他们所接受；教育干预是否按既定程序得以实施（时间、频率），干预实施质量如何，是否出现敷衍了事、不负责任的工作作风；教育材料是否全部发放给目标人群，教育干预的覆盖率是多少，是否覆盖全部目标人群；目标人群参与情况如何，是否愿意或有可能参与计划，原因何在；干预方法是否有效，何种方法为佳，针对教育对象，应如何调整干预方法；教育服务利用情况，如设立各类展览、咨询等服务项目，应了解其利用情况、利用率低的原因；信息反馈系统是否健全，是否建立完整的信息反馈体系，及时有效地反映计划情况，是否建立必要的记录保存制度，记录的完整性和质量如何。评估计划的现场反应，目的在于及时了解计划实施情况，适时作出调整。因此应准备详细的计划任务书、进度表和各项工作的完成标准，以便对照检查。

（2）评估工作人员工作情况：工作人员的工作情况不仅是指工作人员的责任心与热情，还包括工作人员之间、与教育对象之间的配合团结情况。应了解各有关部门是否能良好协作、高效工作；工作人员对教育对象是否热情、耐心、以诚相待；工作人员的职业技能如何等。可通过内部、同行、领导、教育对象等各种形式进行评估。

（3）项目预试验：对教育材料（文字和形象教育资料）、传播媒介、资料收集表（调查表）等进行预试验。

3. 效果评价 效果评价（effectiveness evaluation）的目的是确定干预的效果，包括近期、中期和远期效果评价，其中远期效果评价又称为结局评价。由于时间和资源有限，有些计划主要侧重于过程评价，评估干预措施进行的力度。实施时间较长和实施范围较广的计划，应该进行较完整的效果评价。

（1）近期和中期效果评价：近期和中期效果评价又称效应评价（impact evaluation），评价的重点在于计划或计划的某方面对参与者的知识、态度、行为的直接影响。①那些影响有关健康行为的倾向因素（包括知识、态度、信念等）、促成因素（资源、技术）及强化因素改变的程度；②有无行为改变情况，有益健康的行为有无增加，有损健康的行为是否得到控制，如人群的吸烟率下降了多少，疾病是否较早得到诊断，暴露于危险环境的机会是否减少，环境状况是否得以改善；③政策、法规制定情况，领导及关键人物的思想观念是否得到转变，是否制定有利于健康的政策、法律，行政对健康教育的干预程度、效果。

由于健康教育的最终效果是建立在知识、信念、行为的转变上，且其最终效果往往要几年、十几年甚至几十年才能表现出来，因此效应评价是健康教育计划评价的重要内容。

（2）结局评价：结局评价（outcome evaluation）也称远期效果评价，是评价健康教育计划的最终目的是否实现。它着眼于评价人群健康状况甚至生活质量的变化。结局评价分为两个方法，一是效果评价，二是效益评价。

4. 总结评价 总结评价（summative evaluation）是综合形成评价、过程评价、效果评价以及各方面资料作出总结性的概括。综合性指标更能全面地反映计划的成败，总结评价从计划的成本-效益、各项活动的完成情况作出判断，以及作出该计划是否有必要重复或扩大或终止的决定。

（二）评价指标

在进行健康教育评价时，应注意使用恰当的评价指标。常用的评价指标如下：

1. 反映个体或人群卫生知识水平的指标

$$\text{卫生知识普及率（\%）}=\frac{\text{社区内已达卫生知识普及要求人数}}{\text{社区总人数}}\times 100\%$$

$$\text{知识知晓率（\%）}=\frac{\text{调查中对某种卫生知识回答正确人数}}{\text{调查总人数}}\times 100\%$$

2. 反映社区健康教育工作的指标

$$\text{社区健康教育覆盖率（\%）}=\frac{\text{社区内接受健康教育的人数}}{\text{社区内总人数}}\times 100\%$$

3. 反映个体或人群卫生习惯或卫生行为形成情况的指标

$$\text{健康行为形成率（\%）}=\frac{\text{调查中形成某种健康行为的人数}}{\text{调查总人数}}\times 100\%$$

$$\text{不良行为或习惯转变率（\%）}=\frac{\text{某范围内已改变或纠正某种不良行为或习惯人数}}{\text{该范围内原有某种不良行为或习惯人数}}\times 100\%$$

4. 反映人群健康状况的指标 发病率、患病率、死亡率、人均期望寿命及少年儿童的生长发育指标等。

（三）评价方法

评价健康教育活动的方法多种多样，常用的方法有座谈会、家庭访问、直接观察、问卷调查、卫生学调查、卫生知识小测验以及卫生统计方法等。在实际工作中应根据社区护理健康教育的对象及客观条件采取适当的评价方法，以达到良好的效果。

（周亚林）

思考题

1. 社区健康教育的对象主要分哪几类？
2. 社区健康教育的方法和技巧是什么？

3. 农村和城市社区健康教育有哪些主要内容和形式？
4. 社区健康教育计划的内容主要应包括哪些？
5. 健康教育的意义、目的和任务是什么？
6. 开展社区健康教育应遵循哪些基本原则？社区健康教育常用评价指标有哪些？

第六章　社区常见疾病的预防与管理

学习目标

1. 掌握初级卫生保健的概念、主要内容，并熟悉三级预防的策略。
2. 掌握传染源、传播途径、计划免疫的概念，并熟悉传染病流行的环节。
3. 熟悉心血管疾病的危险因素，并掌握心血管疾病的一级预防措施。
4. 熟悉恶性肿瘤的危险因素，并掌握恶性肿瘤的保健方法。
5. 熟悉糖尿病的危险因素，并掌握糖尿病的保健方法。
6. 熟悉慢性阻塞性肺疾病的危险因素与保健方法。
7. 熟悉伤害的概念及非故意伤害的常见类型。

第一节　疾病预防策略和措施

一、疾病预防策略

（一）全球性预防保健策略

1. “2000年人人享有卫生保健”的全球策略　1948年世界卫生组织（WHO）成立后，国际的卫生合作与交流得到很大发展，人类健康问题得到各国政府的普遍重视。WHO的宗旨是使全世界人民达到尽可能高的健康水平，并在其宪章中宣言：“享受最高标准的健康是每个人的基本权利之一”。但是，各国的发展相差甚远，贫富差距不断扩大，世界人口的大多数尚未从现有的卫生服务和医学科学中受益。WHO从20世纪70年代开始对世界卫生状况及发展趋势进行了广泛的调查研究，逐步明确了以下观点：应从治疗疾病为主转移到预防疾病为主；应从为少数人服务转移到为多数人服务。因此，在1977年第30届世界卫生大会上，WHO提出了各成员国政府主要卫生目标是：到2000年使全世界的公民都具有过富裕的社会生活与经济生活所需要的健康水平，即“2000年人人享有卫生保健（health for all by year 2000，HFA/2000）”的全球战略目标，并于1978年在哈萨克斯坦的阿拉木图世界卫生组织和联合国儿童基金会举行的国际初级卫生保健会议上明确指出，在全球范围内推行“初级卫生保健（primary health care，PHC）”是实现“2000年人人享有卫生保健”战略目标的根本途径，并发表了《阿拉木图宣言》。1979年第32届世界卫生大会批准了阿拉木图宣言，开始制订全球卫生策略。1981年第34届世界卫生大会通过了“2000年人人享有卫生保健”的全球策略规划，并要求各成员国自愿参加这一卫生协议，制订相应的策略和指标。我国政府不久就对这一全球卫生策略作出承诺。

初级卫生保健，又称基层卫生保健，是指最基本的、人人都能得到的、充分体现社会平等权利，个人、家庭和社会广泛参与，人民群众和国家都能负担得起的一种保健服务。初级卫生保健是以全社会广泛动员为基础，以社区人群积极参与为前提，通过一系列措施达到预防疾病、促进健康的目的的具体卫生策略。初级卫生保健的基本内容包括以下4个方面：

（1）预防性卫生服务：包括计划免疫、计划生育、妇幼保健、中老年保健等。

（2）健康保护：环境保护、疾病防制、职业安全与卫生、急诊服务等。

（3）健康促进：健康促进（health promotion）主要包括健康教育、自我保健、合理营养、体育锻炼、改变有害健康的不良卫生行为等。

（4）卫生管理与研究：生命统计资料的收集、整理、分析和利用，卫生服务研究的技术及管理、卫生法规和卫生标准的制订、医学教育的改革及卫生人员的继续教育等。

WHO提出的这一全球卫生策略，极大地促进了全世界婴儿死亡率、儿童死亡率下降，平均期望寿命明显提高。

2. 全球卫生政策 卫生政策是卫生策略与卫生行动之间的枢纽，是为实现卫生策略目标所制定的主要行动纲领，体现改善卫生状况的目标及其重点，以及实现这些目标的方针。WHO和各成员国共同提出的全球卫生政策如下：

（1）健康是一项基本人权，是全世界的一项共同目标。

（2）人民健康状况方面存在巨大差距为所有国家共同关注，这些差距必须逐渐缩小。要求各国内部和各国之间平均分配卫生资源，以便人人都能得到初级卫生保健。

（3）人民有权力也有义务单独的、集体的参加他们的保健计划和实施工作。

（4）政府对其人民健康负有责任，这种责任只能通过采取适当的卫生措施和其他社会措施来实现。实现“人人享有卫生保健”不单是卫生部门所承担的政治任务，整个国家的力量和重视才是实现这个目标的必要保证。

（5）各国要使自己的全体人民健康，就必须在卫生事业中自力更生。国家的自力更生是指国家发挥自己的积极性，而不是不与其他国家联合与协作，因为卫生工作没有一个国家能独立完成。

（6）实现人人享有卫生保健的目标，不能单独依靠卫生部门的努力，更需要社会、经济部门的协作，特别是需要农业、畜牧业、工业、粮食、教育、住房、公共工程、交通等部门的协作。卫生部门在促进和协调这种卫生协同行动中起重要的作用。

（7）必须充分利用世界的资源来促进卫生事业的发展。

3. 全球卫生目标 即到2000年预期达到的目标和要求：

（1）每个国家的所有人至少已经享有初级卫生保健和第一级转诊设施。

（2）所有的人在其可能的范围内积极参加对他们自己及其家庭的保健工作，并且积极参加社区的卫生活动。

（3）所有政府对其人民的健康负起全部责任。

（4）全世界的社区都能同政府共同承担对其人民的卫生保健责任。

（5）全体人民都享有安全的饮水和环境卫生设施。

（6）全体人民都能得到足够的营养。

（7）所有的儿童都能接受儿童主要传染病的预防接种。

（8）发展中国家的传染病发病率到2000年不超过发达国家1980年的水平。

（9）采取一些可能的措施，通过改变生活方式和改善自然和社会、心理环境来预防和控制非传染性疾病，促进精神卫生。

4. 20世纪全球卫生策略取得的成绩和存在的问题

（1）20世纪全球卫生策略取得的成绩：自20世纪70年代以来，各国政府和非政府组织日益接受WHO提出的“人人享有卫生保健”策略，并作为努力改善社会健康状况的总目标，大多数国家采纳了初级卫生保健，全球卫生策略在人民生活中发挥着比以往任何时候具有更大和更多影响力的作用。世界平均期望寿命已从1950年的48岁上升到1999年的66岁；2000年多数国家的卫生保健总支出已占GDP的5%以上；许多国家传染病发病率已经下降，并降低了婴儿和儿童死亡率。

（2）20世纪全球卫生策略存在的问题：在20世纪末对“HFA/2000”的评估后发现，由于各国经济发展的不平衡性，原定目标在2000年时无法在全球范围内如期实现。如占全球人口13%的53个国家平均期望寿命低于60岁；不发达国家婴儿死亡率仍高于50‰；传染病、围生期疾病和营养缺乏性疾病的死亡人数仍占总死亡人数的42.8%；不少国家卫生保健总的支出仍占GDP的5%以下。不少国家对实施人人享有卫生保健的政治承诺不足，在获得初级卫生保健服务方面未能实现公平，妇女地位继续低微；社会经济发展缓慢，许多国家政府在部门间协调卫生行动方面尚有困难，人力资源分布不均衡及其支持的力度薄弱；健康促进的普遍不足，卫生信息系统薄弱和缺乏基线数据；环境污染、食品安全性差，缺乏安全饮用水供应和环境卫生设施；人口老龄化和疾病流行模式迅速变化；自然和人为灾害仍对健康构成威胁等。

5. “21世纪人人享有卫生保健”的全球策略　面对新世纪政治、经济、社会和环境状况的变化，1998年5月在日内瓦召开的第51届世界卫生大会，审议通过了WHO提出的“21世纪人人享有卫生保健”的全球策略。

（1）21世纪人人享有卫生保健的总目标

1）使全体人民增加期望寿命和提高生活质量。

2）在国家之间和国家内部改进健康的公平程度。

3）使全体人民能利用可持续发展的卫生系统提供的服务。

（2）2020年全球人人享有卫生保健的具体目标

1）增进卫生服务公平性：到2005年，将国家内和国家间使用健康公平指数作为和监测健康公平的基础。最初将以测定儿童发育为基础来评价公平。

2）生存指标：到2020年将实现孕产妇死亡率100/10万以下，5岁以下儿童死亡率45‰以下，所有国家的出生期望寿命达到70岁以上。

3）主要流行病的全球流行趋势：到2020年全球结核、艾滋病、疟疾、烟草所致相关疾病和由暴力或意外损伤等引起的疾病发病率和残疾上升趋势得到控制。

4）根除和消灭某些疾病：到2010年恰加斯病（Chagas' disease）的传播将被阻断，

麻风病将被消灭；到 2020 年麻疹将被根除，淋巴丝虫病和沙眼将被消灭；此外，维生素 A 缺乏症和碘缺乏病在 2020 年前也将被消灭。

5）水、食品、环境卫生和住房得到改善：到 2020 年所有国家将通过部门间行动，在提供安全饮用水、适当的环境卫生、数量充足和质量良好的食物和住房方面取得重大进展。

6）健康促进措施：到 2020 年所有国家将通过管理、经济、教育、组织和以社区为基础的综合规划，推行并积极管理和监测能巩固促进健康的生活方式和减少有损健康的生活方式的战略。

知识链接

恰加斯病

恰加斯病也称南美锥虫病，是原生动物寄生虫克氏锥虫引起的一种可威胁生命的疾病，恰加斯病以 1909 年第一个发现该病的巴西医生 Carlos Ribeiro Justiniano Chagas 的名字命名。该病曾经完全局限于美洲区域——主要是拉丁美洲，但现在已传播到其他各大洲。多数通过锥蝽臭虫的粪便传播给人类。这类臭虫亦称吸血猎蝽，并根据地理区域还有其他名称。

全世界估计有 1000 万人感染，该病高危人群多达 2500 万以上。据估计，恰加斯病在 2008 年造成 1 万多人死亡。感染分急性期和慢性期两个阶段，如果在急性期开始治疗，恰加斯病是可治愈的，但在慢性感染患者中有多达 30%形成心脏病变，多达 10%形成消化道、神经或混合病变，可能需要进行专门治疗。

7）国家政策：到 2005 年所有会员国将有制定、实施和监测与“人人享有卫生保健”政策相一致的各项具体政策的运行机制。

8）卫生保健服务：到 2010 年全体人民将在其整个一生获得由基本卫生职能支持的综合、基本、优质的卫生保健服务。

9）信息监测：到 2010 年将建立起适宜的全球和国家卫生信息、监测和警报系统。

10）支持卫生研究：到 2010 年研究政策和体制的机制将在全球、区域和国家各级予以实施。

（3）21 世纪人人享有卫生保健的实施策略：21 世纪人人享有卫生保健是 2000 年人人享有卫生保健的继续与发展，各国政府、相关组织机构和全体人民应共同采取行动。现阶段的四项战略行动是：

1）将与贫困作斗争作为工作重点：在全球范围内采取行动，包括增加对贫困国家及人民的支持、改善公共卫生基础设施和基本卫生服务、控制阻碍经济发展的疾病等，是实现总目标的基础。

2）全方位促进健康：在包括家庭、学校、工厂在内的各种场所采取干预措施，促进健康的生活方式和创造健康的生活环境，是实现总目标的关键。

3）动员各部门合作：影响健康的因素具有多元性和复杂性特点，有些因素单独依靠卫生部门无力控制。因此，所有部门都应积极协调和参与，共同为健康服务，是实现总目标的保障。

4）卫生工作的可持续性：将卫生列入可持续发展计划，使健康成为人类持续发展的中心和优先考虑的问题，是实现总目标的动力。

（二）我国卫生发展的总目标与主要任务

全球卫生战略提出后，我国政府于 1986 年明确作出了对实现 HFA/2000 目标的承诺，1988 年又进一步指出，我国有 8 亿农村人口，发展农村医疗卫生事业一向是我国卫生工作的重点，也是实现 FHA/2000 的关键。为了实现全球卫生战略，我国制订了 FHA/2000 规划目标。

1. 卫生工作方针与卫生发展的总目标

（1）卫生工作方针：1991 年第 7 届全国人民代表大会第 9 次会议审议通过了“贯彻预防为主，中西医并重，为人民群众健康服务”的新时期卫生工作方针。1996 年中共中央国务院，召开全国卫生工作大会，对这一方针又作了补充和完善，新时期的卫生工作指导方针是：“以农村为重点，预防为主，中西医并重，依靠科技与教育，动员全社会参与，为人民健康服务，为社会主义现代化服务”。

（2）卫生发展的总目标：根据《国民经济和社会发展“九五”计划和 2010 年远景目标纲要》提出的国民经济和社会发展总目标，2010 年卫生发展的总目标是：到 2010 年，在全国建立适应社会主义市场经济体制和人民健康需求的比较完善的卫生体系，国民健康的主要指标在经济较发达地区，达到或接近世界中等发达国家的平均水平，在欠发达地区达到发展中国家的先进水平。

2. 主要健康指标

（1）平均期望寿命：到 2010 年平均期望寿命达到 73～74 岁，任何地区不低于 68 岁，并延长人们的健康生活时间。

（2）婴儿及 5 岁以下儿童死亡率：到 2010 年，婴儿死亡率在 2000 年基础上降低1/4，任何地区不高于 50‰，5 岁以下儿童死亡率在 2000 年基础上降低 1/40。

（3）孕产妇死亡率：到 2010 年孕产妇死亡率在 2000 年的基础上降低 1/30。

3. 卫生工作的基本任务 为达到上述卫生发展的总目标及主要健康指标，卫生工作需要完成的基本任务是：

（1）积极推行区域卫生规划，改革城市卫生服务体系，发展社区卫生服务，深入开展农村初级卫生保健，逐步形成不同层次、布局合理、具有综合功能的卫生服务网络，缩小地区之间卫生服务的差异。

（2）建立和完善适合我国国情的、多种形式的医疗保险制度。加快公费、劳保医疗制度改革，建立城镇职工基本医疗保险制度；扩大合作医疗和健康保险等多种形式的农村医疗保障制度覆盖面，使绝大多数居民都能得到基本的卫生服务。

（3）基本控制已有有效预防和治疗手段的疾病。进一步降低传染病、寄生虫病、地方病对人民健康的威胁。对慢性非传染性疾病开展针对危险因素的综合防治。

（4）加强妇幼保健工作，提高妇幼保健工作水平，做好婚前保健服务，基本普及妇女和儿童系统保健管理。

（5）建立和完善包括食品、饮用水、化妆品、儿童用品、生活日用化学品、消毒器械、置入人体内的特殊装置等制品以及生产、生活、学习、娱乐等场所和医疗服务等的综合卫生执法监督体系，保障人民的健康权利。

(6) 大力开展健康教育，普及基本卫生知识，使城乡居民逐步养成良好的卫生习惯；继续改善饮用水卫生和环卫设备。

(7) 积极推进医疗机构的配套改革，严格管理，促进医疗服务质量与效率的提高。

(8) 建立起以政府负责、群众参与、部门协调、法制保障为基本特征的卫生工作体系，建立与社会主义市场经济体制相适应的筹资和运行机制。

二、三级预防措施

三级预防（three levels of prevention）是针对健康与疾病的全过程，以全体居民为对象，以健康为目标，以预防疾病为中心的预防保健原则，目的是促进健康、预防疾病的发生和控制疾病的发展。三级预防是实施初级卫生保健的基本措施，是整体健康观的具体体现。预防工作可以根据疾病自然史的不同阶段，相应地采取不同的措施。

（一）疾病的自然史

疾病的自然史是指在未经治疗干预下的疾病自然演变过程。各类疾病均有它的自然史，只有对疾病的自然发展过程完全了解后，才能针对每一阶段进行预防与控制。疾病的自然史包括以下 4 期：

1. 发病前期　指疾病尚未发生，但与该疾病相关的危险因子已存在于体内或环境之中，形成了疾病发生的可能性。认识疾病的危险因子对于疾病的预防、特别是慢性病的防治十分重要。如子宫颈癌的危险因子包括性生活开始早、性对象复杂、生育过多、年龄大等。

2. 临床前期　是指致病因子已使人体内发生病理变化，但尚未达到临床诊断水平且尚无临床症状出现。

3. 临床期　此阶段患者体内的结构或功能已有明显变化，在临床上已出现疾病的临床症状和体征。

4. 转归期　有些疾病完成其周期后自然复原，转为康复；但也有些疾病造成患者不同程度的残障，表现为暂时或长期的机体结构和功能受损，即便如此，患者仍有康复的机会及可能；如果疾病恶化也可出现死亡的结局，但死亡并非疾病发展的必然结果。

（二）疾病的预防机会

1. 健康与疾病的关系为疾病预防提供了理论基础　健康与疾病既存在对立的关系，也存在统一的关系。对立的关系反映的是：健康是机体在某一段时期最佳的一种状态，而疾病则是机体在另一段时期最差的一种状态，这是处在两个不同时期内的两种对立状态；统一关系反映的是：健康与疾病两种状态可以在同一时期同一机体内和平共处，这个时期就是所谓的“亚健康”状态，或称为“第三种状态”，“第三种状态”就是界于健康与疾病之间的“灰色地带”。当机体在健康状态时，就有所谓“上医医未病”、“未病先防”的机会，即病因预防；当机体处在“亚健康”状态时，就有“中医医欲病”的机遇，就是所谓的临床前期预防；当机体处在“疾病”状态时，就有“下医医已病”之说，也就是所谓的临床预防。

2. 疾病的自然史为疾病预防提供了“机会窗”　从未经治疗干预下的疾病自然演变

过程可以发现，不论是急性疾病、亚急性疾病，还是慢性疾病，其发生发展都可分为发病前期、临床前期、临床期、转归期。在人的一生中，整个宏观的社会和物质环境，父母的基因、母亲怀孕以及婴幼儿时期的营养状况，家庭环境和社会关系的影响，个人的生活习惯和成年期的工作环境等对人一生的生理功能和精神心理等健康状况都有长期的影响。这些致病因素长期作用于机体，使机体的组织和细胞发生病理改变，这种改变在致病因素的持续、协同作用下，使致病效应累积并超过机体的再生或修复能力，终于从代偿发展为失代偿，造成组织器官功能失调，产生病理或临床症状，甚至死亡。由此可以看出：从健康到亚健康，再到疾病是一个连续的过程，从危险因素作用于机体到疾病临床症状的出现，这期间有一个过程。这个过程根据危险因素的性质和接触的量，其导致疾病发生的时间有长有短，这个“期间”就为我们在疾病的预防上提供了机会，称为预防的“机会窗”。疾病三级预防策略以及预防策略的实施原则就是基于预防的机会窗理论，前者探讨在疾病自然史不同时期的预防问题，后者探讨对不同类型的疾病采取不同措施来开展预防工作。

（三）三级预防策略

1. 第一级预防 第一级预防（primary prevention）也称病因预防，即针对致病因素所采取的预防措施。它主要包括健康促进和健康保护两方面措施，前者是通过创造促进健康的环境，使人群避免或减少机体对致病因素的暴露，改变机体的易感性，以保护健康人免于发病，降低发病率。后者则是对易感人群实行特殊保护措施，以避免疾病发生。具体措施主要包括以下 3 个方面：

（1）政策与组织措施：为了保障人民的健康，从国家角度以法令或规程的形式颁布了一系列的法律或条例，预防有害健康的因素进入国民的生活环境。它包括各种与卫生保健事业相关的策略、方针、法律、规章以及相配套的卫生组织和措施等。

（2）对环境的措施：指直接消除和控制环境危险因素的措施，这是预防疾病发生最积极的措施。主要是改善生活环境和生产环境，防止和减少环境中生物、化学和物理致病因素对人体的危害，包括保护空气、水、食物和土壤免受环境污染物污染的具体措施，如提供清洁安全饮用水、食品安全、公共场所禁止吸烟等。

（3）保护机体的措施：①开展健康教育，增强自我保健意识，注意合理营养和体格锻炼，提高抗病能力，并培养良好的行为与生活方式；②有组织地进行预防接种，提高人群对传染病的免疫水平，预防疾病；③做好婚前检查和禁止近亲结婚，这是优生优育、减少和避免遗传病发生的重要措施；④重点人群的保护，如妇女、儿童、老年人、职业人群等，由于其所处的环境和生理、心理特点，较常人更容易受到危险因素的侵袭，应给予重点保护；⑤某些疾病的高危个体服用药物来预防疾病的发生，即化学预防；⑥慎用医学检查和药物，以防医源性疾病的发生等。

2. 第二级预防 第二级预防（secondary prevention）也称临床前期预防，即在疾病的临床前期做好早期发现、早期诊断和早期治疗的“三早”预防工作，以控制疾病的发展和恶化，其对象是尚无自觉症状或仅有不典型症状的患者。第二级预防的有效措施包括疾病普查、筛检、定期健康体检，特别是对高危人群（high risk group）实行定期健康体检，具有普遍而重要的意义；第二级预防也包括在健康咨询、家庭访视中随时发现健康损害问题，社区护士与居民接触的机会较多，有条件在第二级预防中发挥重要的作用。对于传染病，早期发现和诊断有助于患者及时得到隔离、治疗，防止和减少周围人群受感染的可能性。所以传染病除了要做好“三早”，尚需做到疫情早报告及患者早隔离。

3. 第三级预防　第三级预防（tertiary prevention）也称临床期预防，是对患者采取及时、有效的治疗措施，防止病情恶化、预防并发症和后遗症的发生和防止伤残；对已丧失劳动能力者或残疾者，施以适宜康复措施。具体措施有专科治疗或由社区建立家庭病床，加强心理咨询和指导。当疾病进入临床期就应开始实施第三级预防，但对一些慢性病患者而言，第三级预防不是孤立存在的，这时除了采取第三级预防外，第一级预防和第二级预防同样重要，如高血压患者，除了保证药物治疗等治疗措施（第三级预防）外，同样应重视纠正患者的不良生活方式（第一级预防），如高盐、高热量、高脂饮食，以及吸烟、酗酒等；也应尽早发现严重并发症出现的前兆（第二级预防），如冠心病、脑卒中等发生的征兆。

（四）三级预防策略的实施原则

对不同类型的疾病有不同的三级预防策略。

1. 根据疾病类型实施不同的三级预防策略　疾病类型不同，三级预防策略不同，但对任何疾病或大多数疾病，不论其致病因子是否明确，只要其危险因素明确，都应倡导采取包括第一级预防在内的综合性预防措施，实践证明是有效的。如大骨节病、克山病等，病因尚未肯定，但采取包括第一级预防在内的综合性预防措施还是有效的。对病因或致病因子及致病条件明确的疾病，如某些地方病、医源性疾病、传染病和职业病等应以第一级预防为重点，如接种相关疫苗是某些传染病第一级预防的有效手段。有些疾病的病因是多因素的，缺乏特异性致病因子，则要按其疾病的特点，通过筛检，及早诊断和治疗，会使预后较好，如心脑血管疾病、代谢性疾病，除针对其危险因素，致力于第一级预防，如改变生活方式、加强体育锻炼外，还应兼顾第二和第三级预防。对于那些病因和危险因素都未明，又难以觉察预料的疾病，也只有实行第三级预防这一途径。对有些危险因素的控制既可能是第一级预防，也可能是第二级预防或第三级预防。例如，由于高血压、脑卒中和冠心病之间存在因果关系，高血压自身作为一种疾病，同时，又是冠心病与脑卒中的危险因素，对高血压采取的“三早”措施及临床期预防措施对高血压本身而言，分别是第二级预防与第三级预防，但对冠心病与脑卒中而言，则是第一级预防。

2. 对多数慢性疾病实施连续性预防服务措施　对于许多慢性疾病来讲，健康危险因素的作用往往是长期累积的结果。健康生命全程路径就是基于上述的理论基础，研究孕期、婴幼儿期、青少年期以及成年期接触各种危险因素对健康的长期影响。健康生命全程路径对人群健康的实践意义是：采用预防措施越早，其保护和促进人群的健康效益就越大。可以把人生划分为围生和婴幼儿期、青少年期、成年期和晚年期四个阶段，针对不同阶段的人群在不同的场所（家庭、学校、社区等）实施连续性预防服务措施，积极、有针对性地开展预防，就可以有效避免那些有累积作用的因素对健康的危害，充分发挥人的生命潜能，保护劳动力，延长生命期限和改善生活质量；并且也能保证人生的不同阶段既能有效地获得有针对性的卫生服务，也不会造成不必要的重复或遗漏，达到促进人群健康既高效又节省的目的。所以，它被认为是保证整个人群健康，促进健康老龄化的最佳途径。

第二节 传染病防制

传染病（communicable disease）指由病原体感染所引起的，能在人间、动物间或人与动物之间相互传播的感染性疾病。历史上，天花、鼠疫、霍乱、白喉等烈性传染病都曾猖獗流行，严重危害人类的健康和生命。由于政府重视、及时防控、疫苗与抗生素的广泛应用等，我国在预防控制传染病的工作中取得了巨大的成绩，不仅成功地消灭了天花，还有效控制了鼠疫、白喉、伤寒、麻疹等传染病。20 世纪 80 年代后，我国传染病死亡率在城乡居民死因构成中已降至第 8 位。但传染病仍广泛存在，属常见病、多发病，防制形势依然严峻，表现为艾滋病、淋病、梅毒等性病发病率逐年上升；由于耐药株和变异株病原体的出现，一些被控制的传染病死灰复燃，导致了这些传染病的再度暴发流行，如抗药株引起结核的发病以及变异株引起的霍乱流行；一系列新传染病如传染性非典型肺炎、人感染高致病性禽流感的相继发生，都严重威胁着人群的健康。因此，传染病的预防与控制在相当长一段时间内仍然是疾病控制工作的重点。

一、传染病的流行过程及影响因素

（一）传染病的流行过程

传染病的流行过程是传染病在人群中发生、发展和转归的过程，即传染病的特异病原体从感染者体内排出，经过一定传播途径，再侵入易感者，并不断发生、发展的过程。传染病的流行过程必须具备三个基本环节，即传染源（source of infection）、传播途径（route of transmission）和易感人群（susceptible population），只有当三个环节同时存在并相互联系时，才能形成传染病的发生、传播与蔓延。假如缺少任何一个环节，新的传染就不可能发生，也就不可能引起传染病在人群中的传播和流行。流行过程的形成并非一个单纯生物学现象，而是受到自然因素和社会因素的影响，使得这一过程表现出不同的强度和性质。

1. 传染源 是指体内有病原体生长、繁殖，并能排出病原体的人和动物。包括患者、病原携带者和受感染的动物。人类传染病的病原体不能在外界长期存在或繁殖，它必须在宿主体内寄生、繁殖。传染源有人和动物两大类。

（1）患者作为传染源：传染病患者（patient）是重要传染源。患者体内存在大量病原体，又具备某些利于病原体排出的症状，如肺结核、麻疹、白喉等一些呼吸道传染病的咳嗽、打喷嚏，霍乱、痢疾等一些肠道传染病的腹泻，均可大量排出病原体，增加了易感者受感染的机会。某些传染病，如麻疹、水痘，没有病原携带者和动物宿主，患者是唯一的传染源。

根据疾病的自然史，传染病的病程一般分为潜伏期、临床症状期和恢复期。各期作为传染源的意义取决于传染源排出病原体的数量和频度。

1）潜伏期：潜伏期（incubation period）指自病原体侵入机体至最早临床症状出现之前的一段时间。不同传染病的潜伏期长短不一，短至数小时，长至数月，甚至数年，潜伏期的长短可影响传染病的流行特征。一般潜伏期短的传染病一旦发生流行，来势猛、传播快，常呈现暴发；潜伏期长的传染病流行时，一般比较平缓，持续较久。另外，根据潜伏期确定对接触者的留验、检疫或医学观察的时间，一般是平均潜伏期增加1～2天；根据潜伏期判断受感染时间，并以此寻找传染源及确定传播途径；根据潜伏期评价预防措施效果；确定预防接种时间，如麻疹只在潜伏期最初5天内施行被动免疫才有效。

2）临床症状期：临床症状期（clinical stage）指出现某种疾病的临床特异症状和体征的时期。病原体在患者体内大量繁殖并因临床症状而有利于病原体大量排出。如痢疾的腹泻，流感和麻疹的咳嗽、打喷嚏等，故此期是传染性最强的时期，临床症状期患者作为传染源的意义最大。但重症或典型患者由于具有典型的临床症状和体征，尽管排出的病原体数量较大，但易于诊断而多住院隔离治疗，其传染源的作用受到限制。轻型或非典型患者由于其临床表现或病程经过与典型患者不同，容易被忽视、误诊，而未进行及时隔离，其作为传染源的意义常比典型患者更重要。有些疾病临床症状迁延不愈，呈慢性或迁延性疾病，持续排出病原体，对周围健康人群的威胁时间长，其传染源意义亦大，如慢性活动性乙型肝炎、肺结核等。

3）恢复期：恢复期（convalescent stage）指机体遭受的各种损害逐渐恢复到正常状态时期。有些传染病患者在临床症状消失后，不再排出病原体，一般不再起传染源作用。但也有些传染病，如白喉、伤寒、流行性脑脊髓膜炎、痢疾、乙型病毒性肝炎等，在恢复期仍可排出病原体，继续作为传染源。恢复期携带病原体多数持续时间较短，但有些传染病其恢复期患者排出病原体的时间很长，可超过3个月，甚至终生处在恢复期而不能完全康复，成为终身传染源。

（2）病原携带者作为传染源：病原携带者（carrier）是指没有任何临床症状而能排出病原体的人。病原携带者作为传染源意义的大小，不仅取决于排出病原体数量和携带时间长短，更重要的是取决于病原携带者的职业、个人卫生习惯以及卫生防疫措施等。病原携带者由于只能通过病原学检查发现，而且其活动如常，常成为某些传染病的重要传染源。按照病原携带状态与临床分期，将其分为潜伏期病原携带者、恢复期病原携带者和健康病原携带者三类。

1）潜伏期病原携带者：指在潜伏期内携带病原体的人，多在潜伏期后期排出病原体，由于尚未出现任何症状，作为传染源不易被发现。只有少数传染病存在这种病原携带者，如麻疹、白喉、痢疾、水痘、甲型病毒性肝炎等。

2）恢复期病原携带者：恢复期病原携带者（incubatory carrier）指临床症状消失后，仍能持续排出病原体的人。某些传染病，如伤寒、霍乱、白喉、乙肝、流脑等的部分患者可有这种病原携带现象。一般情况下，恢复期病原携带状态持续时间较短，但也有少数人持续时间较长，甚至可持续终生。凡临床症状消失后，3个月内仍有病原体排出的人称为暂时病原携带者，超过3个月者称为慢性病原携带者。慢性病原携带者易引起传染病的暴发或流行，必须加强管理。

3）健康病原携带者：健康病原携带者（healthy carrier）指既往未曾出现明显临床症状和患病史，以后一般也不会出现，但却能排出病原体的人。

（3）受感染的动物作为传染源：许多动物的传染病都可以传播给人，由动物传给人的传染性疾病称为“动物源性传染病”，又称人畜共患疾病。作为传染源的动物，通常以鼠类等啮齿类动物最为重要，与其有关的传染病有鼠疫、钩端螺旋体病、肾综合征出血热等20余种。其次是家畜和家养动物，包括牛、羊、马、猪、狗、猫等，与其有关的传染病有布鲁菌病、狂犬病、炭疽、流行性乙型脑炎、肺结核、弓形体病等。根据动物与人类受累及的程度，可将人畜共患疾病分为四种类型。

1）以动物为主的人畜共患疾病：病原体在动物间传播并世代延续，在一定条件下才能传播给人，但在人与人之间不会引起传播，如狂犬病、钩端螺旋体病、森林脑炎等。

2）以人类为主的人畜共患疾病：其病原体主要是靠人世代延续，如人型结核、阿米巴痢疾等。

3）人畜并重的人畜共患疾病：是以人畜作为传染源，在人群之间和动物之间都可以独立地保持病原体的延续，如血吸虫病。

4）真性人畜共患疾病：病原体必须以人和动物作为终末宿主和中间宿主，如猪、牛绦虫病等。动物性传染病患者作为传染源的意义一般取决人与受感染的动物接触的机会和密切程度，动物传染源的种类和密度以及环境中是否有适宜该疾病传播的条件等。

2. 传播途径 是指病原体从传染源排出后，侵入宿主之前，在外环境中停留和转移所经历的全过程，称为传播途径。病原体从传染源经过外界环境而达到另一个易感个体，需借助于外界环境中一定的媒介，如空气、食物、手、日常用品等，这些参与传播病原体的媒介物称为传播因素或传播媒介。传播途径可分为水平传播、垂直传播和“Z”字形传播，常见的水平传播方式如下：

（1）经空气传播：经空气传播（air-borne of transmission）包括下列三种方式：

1）飞沫传播：呼吸道传染病的病原体存在于呼吸道黏膜表面的黏液中或纤毛上皮细胞的碎片中，当感染者咳嗽、打喷嚏、大声讲话，甚至呼气时，可将含有病原体的飞沫经口、鼻咽部喷出体外而传播。飞沫大小不均，大的飞沫迅速落在地面，较小的飞沫在空气中悬浮，但停留时间短，传播范围仅限于周围大约2m以内的密切接触者。对外环境抵抗力较弱的病原体常经此方式传播，如脑膜炎双球菌、流行性感冒病毒、百日咳杆菌等。

2）飞沫核传播：由传染源排出的含有病原体的飞沫悬浮在空气中，由于表面水分蒸发丢失，剩下蛋白质外壳的微小颗粒，内含病原体，称为飞沫核。直径在1μm的飞沫核在空气中形成气溶胶，这种含有病原体的气溶胶称为微生物气溶胶，可以在空气中悬浮数小时甚至更长时间，随风飘至较远的地方，造成远距离的传播。吸入带病原体的飞沫核引起感染，称为飞沫核传播。病原体抵抗力较强的传染病，如白喉、猩红热、结核病等，可经飞沫核传播。

3）尘埃传播：含有病原体的分泌物或较大的飞沫落在地面，干燥后形成尘埃，由于人们的活动，使尘埃重新悬浮于空气中而造成传播，主要见于对外界抵抗力较强的病原体，如结核杆菌、炭疽杆菌芽胞等。

经空气传播的传染病流行特征有：①传播广泛，发病率高，传播易于实现，如麻疹在大规模使用疫苗之前，几乎人人在儿童期都受到感染；②发病有明显的季节性，一般多见于冬春季节；③经空气传播传染病的发生常与居住条件和人口密度有关；④人群的特异性免疫水平与呼吸道传染病的流行关系很大，在缺乏有效的控制措施的情况下，由于居民特异性免疫水平的变化，此类病发病率多有周期性增高，如麻疹有周期性流行的特点。

（2）经水传播：许多传染病都可经水传播（water-borne infection），主要有下列两种方式：

1）经污染的饮用水传播：由于饮用水被粪便、污物、污水等污染而引起疾病的流行，如细菌性痢疾、伤寒、霍乱、甲肝等。经饮用水传播的传染病有以下流行特征：①病例的分布与供水范围一致；②除哺乳婴儿外发病没有年龄、性别、职业的差异；③停用被污染的水源或采取净化水源、饮用水消毒措施后，暴发或流行即告平息。

2）经疫水传播：由于水体被病原体污染，患者有接触疫水的病史，病原体主要是经皮肤、黏膜进入体内。如伤寒、霍乱、血吸虫病、钩端螺旋体病等。其流行特征如下：①患者有接触疫水的既往史；②发病有季节性和地区性的特点；③大量易感人群进入流行区与疫水接触后，可呈暴发或流行；④对疫水采取措施或加强个人防护措施后，可以控制新病例发生。如钩端螺旋体病、血吸虫病等。

（3）经食物传播：经食物传播（food-borne infection）主要有下列两种方式：

1）食物本身含有病原体：如来自受感染的家畜、家禽的肉、内脏及水生物等，未经煮熟或未消毒即食用可引起感染。

2）食物被污染：食物在加工、运输、储存、烹调和销售过程中可被污染。经食物传播的传染病流行病学特征：①患者都有吃某一种食物的病史，而不吃者不发病；②疾病突然发生，易形成暴发流行；③停止使用污染食品后，暴发即可平息；④暴发持续时间较短，一般不会形成慢性流行。

（4）经接触传播：接触传播（contact infection）主要有下列传播方式：

1）直接接触传播：即传染源与易感者不经任何传播媒介直接接触所造成的传播，如狂犬病、性接触传播疾病等。

2）间接接触传播：指易感者接触了被传染源的排泄物或分泌物污染的日常生活用品而造成的传播，又称日常生活接触传播，如污染的毛巾可传播沙眼、急性出血性结膜炎等，污染的儿童玩具、食具可传播甲型病毒性肝炎、流行性感冒、白喉、猩红热等。间接接触传播传染病的流行特征：①病例多呈散发，但可在家庭及同室成员之间造成传播；②发病与个人不良卫生习惯及卫生条件差有关；③流行过程缓慢，无明显的季节性。加强传染源管理，严格消毒制度，注意个人卫生，是控制这类疾病传播的主要措施。

（5）经媒介节肢动物传播：经媒介节肢动物传播（arthropod/vector-borne infection）主要有下列方式：

1）机械性传播：即节肢动物只是机械地携带病原体，病原体在其体内或体表并不发育繁殖，在它们觅食时接触并污染食物使人患病，如苍蝇、蟑螂等携带肠道传染病病原体，可传播细菌性痢疾、伤寒等。

2）生物性传播：仅由吸血节肢动物引起。即病原体必须在节肢动物体内经过一段时间（外潜伏期）的发育繁殖后才具有传染性。如蚊、蚤、蜱、螨等传播疟疾、丝虫病、登革热、流行性乙型脑炎、回归热、基萨那森林热等。

知识链接

基萨那森林热

基萨那森林热是由病毒引起的急性传染病，属虫媒病毒病，由蜱传播。1957 年首次发现于印度的密苏里邦，并在该邦流行，目前在印度广泛存在。潜伏期约 3～8 天。起病多急骤，常呈双相热型。有发热、头痛及较严重的肌痛、关节痛。其后有恶心、呕吐、腹泻等胃肠道症状，并有烦躁、谵语。体征有结膜、咽及软腭充血，并有淤点状内疹，淋巴结肿大，可有支气管炎、轻至中度鼻出血、呕血、便血、子宫出血以及牙龈出血等。发热持续 5～12 天。有时可有第二次发热，伴有明显的中枢神经系统症状。治疗以对症治疗为主。病死率为 3%～10%。除防蜱灭蜱外，可用疫苗预防注射，有一定保护作用。

（6）经土壤传播：土壤可被传染源的排泄物、分泌物直接或间接污染，也可因传染源的尸体埋葬不当等而被污染，从而造成疾病传播。经土壤传播（soil-borne infection）的疾病很多，如蛔虫病、钩虫病、破伤风、炭疽等。蛔虫、钩虫等虫卵在人体内不发育，只有随粪便排到土壤中经发育后才具有传染性；破伤风、炭疽等芽胞在土壤中可长期生存，可经破损的皮肤引起感染。

（7）医源性传播：医源性传播（iatrogenic infection）指在医疗、预防工作中，由于未能严格执行规章制度和操作规程，而人为地造成某些传染病的传播，如医疗器械被病原体污染后而消毒不严格，药品或生物制剂被污染，患者在输血时感染艾滋病、丙型肝炎等。

除水平传播外，孕妇将病原体传给胎儿，这种两代之间的传播称为垂直传播，如妊娠 3 个月内孕妇感染风疹病毒即可通过胎盘传给胎儿，使胎儿发生先天畸形；乙肝表面抗原阳性的孕妇在分娩过程中，因产道损伤、胎儿皮肤破损、羊水吸入等原因使新生儿感染也属于垂直传播。

水平传播与垂直传播交叉或交替出现的传播方式称“Z”字形传播。例如，病毒性乙型肝炎，既可通过水平传播，也可通过垂直传播。

3. 易感人群 易感人群是指有可能发生传染病感染的人群。人群作为一个整体对传染病病原体的易感程度称为人群易感性（herd susceptibility），以人群中非免疫人口占全部人口的百分比表示，人群易感性受诸多因素影响。

（1）人群易感性升高的主要因素：当人群中非免疫人口增多、免疫人口减少时，人群易感性升高，主要因素有：

1）新生儿的增加。

2）易感人口的迁入。

3）免疫人口免疫力的自然消退。

4）免疫人口的迁出或死亡。

5）病原体发生变异。

（2）人群易感性降低的主要因素：当群体免疫水平高，即人群中免疫人口比例增大，则人群易感性降低，可抑制传染病流行，主要因素有：

1）计划免疫。

2）传染病流行后免疫人口的增加。

3）隐性感染后免疫人口增加。

（二）传染病流行过程的影响因素

流行过程的三个基本环节包括传染源、传播途径和易感人群，能否相互连接形成流行，是一个复杂的生物和社会现象，往往受自然因素和社会因素的影响。

1. 自然因素的影响　自然因素包括人们生活环境中的气候、地理、土壤、动植物，它们通过影响传染源、传播途径与易感人群，从而影响传染病的流行过程。其中对流行过程影响最明显的是气候因素和地理因素。

（1）对传染源的影响：自然因素能直接影响传染源，尤其是动物传染源，如地理环境、地貌、气候条件等可影响动物传染源的地区分布。某些类型的地理环境适合某些种类的动物传染源的生存而成为相应疾病的自然疫源地，如疟疾、乙脑等节肢动物媒介传播的传染病有明显的地区性和季节性。

（2）对传播途径的影响：自然因素对传播途径有较大的影响，因为传播媒介直接受自然因素的作用，尤其是生物性传播途径。气候因素中的温度、湿度与雨量影响节肢动物的滋生、繁殖和生长，从而影响其作为传播媒介作用的大小，如夏季高温、多雨、潮湿等有利于蚊子的滋生、繁殖和生长，有利于疟疾的传播。

（3）对易感人群的影响：自然因素对易感人群也有一定的影响，如夏季气候炎热，利于微生物繁殖，同时，因天气炎热而食用生冷食品机会增多，易发生肠道传染病；冬季寒冷，出于保暖的需要而打开门窗通风换气的机会减少，造成室内通风不良，空气中病原密度增大，而室内活动居多，增加了飞沫传播传染病的机会，因此，寒冷季节易患上呼吸道感染、肺炎等。

2. 社会因素的影响　社会因素极其广泛而复杂，主要包括社会制度、经济、文化、人口密度、风俗习惯、宗教信仰、居住条件、营养条件、卫生设施及卫生习惯、医疗卫生状况、人口流动、社会安定等。由于社会因素的复杂性，它对流行过程的影响也相当复杂。

我国颁布了传染病防治法，并建立了传染病报告制度，同时实行新型农村合作医疗制度，改善了居民的就医条件，使传染病患者能及时得到诊断、隔离与治疗，极大地控制了传染病的传播。按照国境卫生检疫条例，通过严格执行国境检疫防止传染病的传入与传出。

在流行过程的三个基本环节中，以传播途径受社会因素影响最为明显。如饮用水的质量可影响肠道传染病的传播，人口密度也可影响某些传染病的流行过程；经飞沫传播的传染病，往往由于密切接触而感染；城市人口多、密度大，所以呼吸系统传染病容易暴发流行。此外，开展预防接种是社会因素影响人群易感性最明显的一个例证，通过预防接种可提高人群免疫力，以控制传染病的传播和流行。

二、传染病防制策略

（一）预防为主

预防为主是我国的基本卫生工作方针。传染病的预防就是在疫情尚未出现，针对可能接触病原体并发生传染病的易感人群采取保护性措施或切断传播途径，防止传染病的传播。

1. 加强人群免疫 预防接种是控制具有有效疫苗免疫的传染病发生的重要策略。全球消灭天花、脊髓灰质炎活动的基础是开展全面、有效的人群免疫。实践证明，许多传染病如麻疹、结核、白喉、百日咳、破伤风、乙型肝炎等都可通过人群大规模免疫接种来控制流行，或将发病率降到相当低的水平。预防接种是保护易感人群的最有效的措施之一。

2. 改善卫生条件 保护水源、提供安全的饮用水，保证食品安全，改善居民的居住条件，加强粪便管理与无害化处理，加强食品卫生监督与管理等，都有助于从根本上杜绝传染病的发生和流行。

3. 开展健康教育 健康教育可通过改变人们的不良行为和卫生习惯，切断传染病的传播途径。健康教育的形式多种多样，可通过大众传媒、专业讲座和各种针对性手段来使居民获得有关传染病预防的知识，其效果取决于健康教育的方式与受众的匹配性。健康教育对传染病预防的成效显著，如安全性行为知识与艾滋病预防，饭前便后洗手与肠道传染病预防等，是一种成本低、效果好的传染病防制方法。

（二）加强传染病监测

传染病监测是疾病监测的一种，其监测内容包括传染病发病、死亡；病原体型别、特性；媒介昆虫和动物宿主种类、分布和病原体携带状况；人群免疫水平及人口资料等。必要时还开展对流行因素和流行规律的研究，并评价预防措施的效果。

我国的传染病监测包括常规报告和哨点监测。常规报告覆盖了甲、乙、丙三类法定报告传染病。国家还在全国各地设立了上百个艾滋病等监测哨点。

（三）加强传染病预防控制管理

①通过制订严格的标准和管理规范，对从事病原生物研究的实验室、传染病菌种和毒种库等进行监督管理。②加强血液及血液制品、生物制品、病原生物有关的生物标本等的管理。③加强对从事传染病相关工作人员的培训。

（四）建立传染病预警制度

国家建立传染病预警制度。国务院卫生行政部门和省、自治区、直辖市人民政府根据传染病发生、流行趋势的预测，及时发出传染病预警，根据情况予以公布。县级以上地方人民政府应当制定传染病预防控制预案，报上一级人民政府备案。

（五）开展全球化控制

传染病的全球化流行趋势日益体现了传染病的全球化控制策略的重要性。通过开展全球化控制，1980年全球消灭了天花。自1988年WHO启动了全球消灭脊髓灰质炎行动以来，消灭脊髓灰质炎的工作已取得了很大的进展。美洲区、西太平洋区和欧洲区分别宣布实现了无脊髓灰质炎目标。全球目前只有非洲区、东地中海区和东南亚区的极少数国家仍有脊髓灰质炎流行。我国在2000年也正式被WHO列入无脊髓灰质炎野毒株感染的国家。

此外，针对结核病、艾滋病、疟疾和麻风的全球性策略也在世界各国不同程度地展开。全球化预防传染病策略的效果正日益展现，在2003年“非典”流行期间，全世界的密切合作对人类战胜“非典”起到了至关重要的作用。

三、传染病防制措施

传染病一直是人类健康的主要杀手，自新中国成立后，政府把传染病控制作为我国公共卫生工作的主要内容，并取得了可喜的成绩。自20世纪50年代以来，通过大力开展爱国卫生运动，实施预防接种，推行计划免疫，尤其是做好了儿童基础免疫工作，使我国甲、乙类传染病的总发病率一直平稳下降，死亡率也逐年减少，人均期望寿命不断提高。但传染病的控制仍是一项长期、复杂和艰巨的任务。传染病的防制应遵循三级预防原则，将经常性预防措施和防疫措施相结合，针对流行过程的三个基本环节，抓住各种传染病的流行特点，采用综合性防制措施和方法，才能迅速有效地对传染病加以控制。

（一）针对传染源的措施

1. 对患者的措施　疫情出现以后，应加强对患者的管理，防止传染病扩散并争取尽快将疫情平息。针对传染病患者的措施应做到早期发现、早期诊断、早期报告、早期隔离、早期治疗。

（1）早期发现：传染病患者是传染病的主要传染源，早期发现不仅有利于患者本身的及时诊治和康复，而且可以及时控制病原体的继续传播。早期发现的关键是做好社区人群卫生常识的普及，让社区居民了解法定传染病的症状，以便早期发现，及时就诊。

（2）早期诊断：早期诊断不仅有利于对传染源进行控制，而且可使患者有机会得到早期治疗与隔离。医务人员要提高自身的业务水平及责任感，采取早期特异诊断方法，提高鉴别诊断水平。

（3）早期报告：传染病报告是传染病监测手段之一，也是控制和消除传染源的重要前提，早期报告有利于疾病预防控制机构及时掌握疫情的发生发展。按照《中华人民共和国传染病防治法》规定报告的病种分为甲、乙、丙三类，共39种。

1）甲类传染病：鼠疫、霍乱。

2）乙类传染病：甲型H1N1流感、传染性非典型肺炎、艾滋病、病毒性肝炎、脊髓灰质炎、人感染高致病性禽流感、麻疹、流行性出血热、狂犬病、流行性乙型脑炎、登革热、炭疽、细菌性和阿米巴性痢疾、肺结核、伤寒和副伤寒、流行性脑脊髓膜炎、百日咳、白喉、新生儿破伤风、猩红热、布鲁菌病、淋病、梅毒、钩端螺旋体病、血吸虫病、疟疾。

3）丙类传染病：手足口病、流行性感冒、流行性腮腺炎、风疹、急性出血性结膜炎、麻风病、流行性和地方性斑疹伤寒、黑热病、包虫病、丝虫病，除霍乱、细菌性和阿米巴性痢疾、伤寒和副伤寒以外的感染性腹泻病。

由于甲类及部分乙类传染病的传染性强、病死率高，如不及时采取措施，容易引起大流行并影响经济发展、生活秩序及社会稳定。因此，对甲类传染病及部分乙类传染病，应采取强制管理措施，力求迅速控制和扑灭疫情。要求责任报告单位对甲类传染病和乙类传染病中的传染性非典型肺炎、人感染高致病性禽流感、甲型H1N1流感、肺炭疽、脊髓灰质炎的患者、病原携带者或疑似患者，城镇应于2小时内、农村应于6小时内，通过传染病疫情监测信息系统进行报告；对其他乙类传染病患者、疑似患者、伤寒和副伤寒、痢疾、梅毒、淋病、乙型肝炎、白喉、疟疾的病原携带者，城镇应于6小时内、农村应于12小时内，通过传染病疫情监测信息系统进行报告；对丙类传染病，应当在24小时内通过传染病疫情监测信息系统进行报告。

（4）早期隔离：隔离是将传染期患者置于不再传染健康人群的医疗监护环境中，切断传播过程，防止病原体向外扩散，便于管理和消毒。同时，有利于患者的治疗、休息和康复，起到控制传染源的作用。对患者的隔离期长短依据该病的传染期而定。

（5）早期治疗：患者一经确诊或诊断为疑似病例，应尽快实施正确而彻底的治疗，不仅可及时消除患者的传染源作用，而且可防止某些传染病患者转变成慢性病原携带者，如伤寒、菌痢等疾病不及时、正确、彻底治疗，易形成慢性病原携带者，可以长期作为传染源。

2. 对病原携带者的措施

（1）发现：对接触者、恢复期患者、某些特殊人群，如从事饮食、托幼和服务行业人员等进行病原学检查以发现病原携带者。

（2）管理：针对不同疾病的病原携带者采取不同的管理措施。

1）霍乱病原携带者必须强制隔离治疗，直至病原学检查阴性；细菌性和阿米巴性痢疾、伤寒与副伤寒、病毒性肝炎的病原携带者不得从事饮食行业、宾馆、托幼机构等工作，直至病原学检查转为阴性方可恢复工作。

2）治疗无效的伤寒、病毒性肝炎和菌痢病原携带者，应调换其他非限制性行业或岗位工作。

3）艾滋病、乙型肝炎、疟疾的病原携带者不准做献血员；艾滋病的病原携带者不准从事生物制品、血站、托幼机构等工作。

4）对病原携带者应进行健康教育，使其自觉养成良好的卫生习惯，并应定期到指定医疗或检验机构复查。

3. 对接触者的措施 凡与传染源有过接触并有可能受感染者都应接受检疫，检疫期为最后接触日至该病的最长潜伏期。

（1）留验：即隔离观察。对于甲类传染病的接触者都应设留验站进行集中留验。即在指定场所进行观察，限制活动范围，实施诊查、检验和治疗，时间为该病的最长潜伏期。

（2）医学观察：甲类以外的其他传染病的接触者，应在不影响工作和学习的情况下，接受体检、测量体温、病原学检查和必要的卫生处理等医学保护措施。

（3）应急接种和药物预防：对潜伏期较长的传染病，可对接触者施行预防接种。此外，还可服药预防。

4. 对动物传染源的措施 对危害大且经济价值不大的动物传染源，如病畜或野生动物应予捕杀、焚烧或深埋；对危害不大且经济价值较大的病畜可予以隔离治疗。此外，还要做好家畜和宠物的预防接种和检疫。

（二）针对传播途径的措施

切断传播途径主要是指对疫源地和污染环境采取的措施，因传染病传播途径不同，所采取的措施也不相同。如呼吸道传染病通过空气污染环境，因此应重点做好通风和空气消毒；肠道传染病主要由粪便、垃圾、污水等污染环境，重点应放在污染物品、粪便、垃圾、污水的卫生处理以及饮水消毒等方面；而杀虫则是防止虫媒传染病传播的有效措施。

（三）针对易感人群的措施

1. 预防接种 预防接种可提高人群的免疫力，是预防、控制、消灭传染病最重要、最有效的措施，而对某些潜伏期较长且有相应疫苗的传染病，当发生流行或暴发时，可对易感人群进行应急预防接种。应急预防接种应该在短时间内快速完成，以尽快形成新的免疫屏障，阻止新病例发生，控制流行范围。

（1）预防接种的种类：包括以下三类。

1）人工自动免疫：是指通过接种免疫原性物质，使人体产生特异性免疫。免疫原性物质包括减毒或灭活的病原体或其提炼成分及类毒素等，如活菌（疫）苗、死菌（疫）苗、类毒素。

2）人工被动免疫：将含有抗体的血清或其制剂注入人体内，使人体直接获得抗体而受到保护。人工被动免疫的保护时间较短，主要在有疫情时使用。常用的制剂有免疫血清、免疫球蛋白，而用毒素免疫动物取得的含有特异抗体的血清称抗毒素。

3）被动自动免疫：是在有疫情时用于保护易感接触者的一种免疫方法。例如，给接触过白喉传染源的易感者注射白喉抗毒素，使其立即得到抗毒素被动免疫的保护，同时接种白喉类毒素刺激机体产生特异性抗体而得到自动免疫保护。

（2）计划免疫：根据传染病疫情的监测结果和人群免疫水平的分析，按照科学的免疫程序，有计划地使用疫苗对特定人群进行预防接种称为计划免疫。目的在于提高整个人群免疫水平，预防、控制并最终消灭传染病。

1）免疫制品及预防病种：我国计划免疫接种的主要内容是“五苗防七病”，即对7周岁以下儿童进行卡介苗、乙肝疫苗、脊髓灰质炎三价糖丸疫苗、百白破三联混合制剂和麻疹疫苗的基础免疫和以后适时地加强免疫，使儿童获得对结核、乙肝、脊髓灰质炎、百日咳、白喉、破伤风和麻疹的免疫。

1992年卫生部将乙肝疫苗的接种纳入计划免疫的管理，并颁布了《全国乙肝疫苗免疫接种实施方案》，对所有新生儿接种乙肝疫苗，但疫苗及其接种费用需家长支付。自2002年起经国务院批准正式纳入计划免疫程序，对所有新生儿免费接种乙肝疫苗，但需要支付接种费用。自2005年6月10日起改为全部免费。

2）计划免疫的程序：免疫程序是根据有关传染病的流行特征、免疫效果、卫生设施等条件而制订的，免疫程序的内容包括初种或初服的起始月龄、接种免疫制品的间隔时间、加强免疫时间和年龄范围等。目前，我国实施的儿童基础免疫程序见表6-1。另外，有些地区还把流行性乙型脑炎、流行性脑脊髓膜炎的免疫接种纳入计划免疫范畴。

（3）预防接种注意事项

1）正确掌握接种禁忌证：尤其是对各种传染病患者、各种器质性疾病患者、有过敏史者、孕妇及哺乳期的母亲、年老及过度体弱者要特别注意。

表6-1　我国儿童基础免疫程序

疫苗名称	卡介苗	脊髓灰质炎疫苗	百白破混合制剂	麻疹疫苗	乙肝疫苗
新生儿	初种				1次
1月龄					2次
2月龄		1次			
3月龄		2次	1次		
4月龄		3次	2次		
5月龄			3次		
6月龄					3次
8月龄				初种	
1.5～2周岁		*	加强		
4岁		复服			
7岁	复种		白破二联加强	加强	加强
12岁	复种（农村）				

注：* 部分地区对18～24月龄儿童进行第1次复服，4岁第2次复服

2）各类生物制品的接种对象、剂量、次数、间隔时间、接种途径及保存条件均应严

格按说明书要求执行。

3）预防接种制剂保藏条件，活菌（疫）苗及个别死疫苗一般需保存在2～8℃，不可冻结且要在较短时间内用完，否则，免疫效果将会降低。自20世纪90年代，在全国建立了冷链系统，即疫苗从生产单位到使用单位的一系列运输、贮存过程，直到使用的每一个环节，都要按照生物制品保存的要求在适当的冷藏条件下进行，以保证其免疫效果。

4）预防接种器材要做到“一人一针一管”，避免发生医源性感染。

2. 药物预防 对某些有特效药物防治的传染病发生流行时，为了防止受到威胁的易感人群发病，必要时可给予药物预防。但药物预防作用时间短，效果不巩固，易产生耐药性，因此只能是有限度地对可能受到感染的密切接触者所采取的应急措施。例如，使用抗疟疾药物氯喹等预防疟疾。

3. 个人防护 接触传染病的医务人员和实验室工作人员应严格遵守操作规程，配置和使用必要的个人防护用品，如戴口罩、手套、鞋套等都可以起到一定的个人防护作用。

第三节 心血管疾病防制

心血管疾病包括高血压（hypertension）和冠心病、肺心病、风湿性心脏病等各型心脏病，具有“发病率高、死亡率高、致残率高、复发率高”以及“并发症多”的特点。世界心脏联合会宣布，目前全世界每死亡3人中就有1人的死因是心血管疾病；据WHO预测，至2020年，非传染性疾病将占我国死亡原因的79%，其中心血管疾病占首位。因此，心血管疾病的预防与控制工作十分重要。

一、心血管疾病的危险因素

心血管疾病的危险因素包括生活行为因素、机体因素、疾病因素、社会心理因素和气象因素，而且，这些因素多具有联合作用，最终导致心血管疾病的发生。

（一）生活行为因素

1. 吸烟 吸烟与心血管疾病的发生存在剂量-反应关系。烟草中所含烟碱和尼古丁会导致交感神经兴奋，血压升高。吸烟是冠心病的重要危险因素之一，吸烟者的冠心病发病率比不吸烟者高2倍以上。吸烟已被公认为是发生心血管疾病的危险因素。

2. 饮酒过量 过量饮酒能引起高血压并加重高血压，损害心脑血管。中美心血管病流行病学合作研究表明男性持续饮酒与不饮酒者比较，4年内发生高血压的危险增高40%。

3. 饮食 冠心病的死亡率与饮用水的硬度呈负相关关系，而食盐摄入量与血压水平间存在着正相关关系，研究表明高盐膳食是中国人群高血压发病的重要危险因素。蔬菜和水果摄入量少，则钾、镁离子摄入少，而以动物性食品为主的膳食，可摄入较多的脂肪与胆固醇，其血清胆固醇含量升高，引起动脉粥样硬化，诱发冠心病，故冠心病的患病率也呈梯度特征。例如，新疆地区牧民饮食中动物脂肪占膳食能量的1/3，人群中冠心病的患病率高于其他人群。

4. 运动 体力活动减少，静坐生活方式使心血管代偿功能减退，能量消耗减少，脂肪过剩，从而促进动脉粥样硬化，易发生冠心病。

（二）机体因素

1. 年龄与性别　动脉硬化是导致心血管疾病的病理基础，而它的形成是逐渐进展的过程。在一般情况下，冠心病的患病率随年龄增加而增高，每增加 10 岁，发病率可递增一倍。女性因雌激素水平的保护作用，其冠心病的发病年龄平均较男性晚 10 年左右，到更年期后则逐渐接近男性，一般认为与女性更年期后雌激素水平降低有关。

2. 超重和肥胖　肥胖对全身各个系统都能产生影响，对心血管的损害最为常见。超重和肥胖是高血压发病的危险因素，同时也是冠心病发病的重要危险因素之一，肥胖者高血压患病率是体重正常者的 2～6 倍。

3. 遗传　高血压、冠心病均与遗传因素有密切关系。调查发现，高血压患者的子女患高血压的概率明显高于父母血压正常者。冠心病则具有明显的遗传倾向，有患冠心病家族史的人群，其冠心病死亡率为一般人群的 2.4 倍。近年来证实，遗传性高胆固醇血症患者的血清胆固醇过高，是导致冠心病发生的一个重要因素。

（三）疾病因素

1. 高血压　高血压是心血管疾病的主要危险因素之一。患高血压的年龄越早，得冠心病的危险性越高。1981 年 WHO 已明确提出，降低血压以减少冠心病的发病率。

2. 高脂蛋白血症　高脂蛋白血症是指血清中某一种或几种脂蛋白的增多。低密度脂蛋白能促进动脉粥样硬化病变的形成，因此，低密度脂蛋白增高与冠心病发生有关。

3. 糖尿病　冠心病是糖尿病患者最常见和危险的并发症。据流行病学调查显示，糖尿病患者发生冠心病的概率不仅较正常人高 2 倍，且发病早、病变范围广。在 40 岁以上的糖尿病患者中 50%有冠心病，冠心病患者中有 40%的患者糖耐量减退。

（四）社会心理因素

1. 职业　工作中需注意力高度集中的职业，或对视觉、听觉造成慢性刺激的职业，均能使血压升高，从而导致冠心病的发生率增高。例如，司机等长期精神紧张，纺织女工长期受噪声刺激等均为血压升高的因素，使冠心病发病率增加。多数调查结果表明，长期从事以脑力劳动为主的职业人群，心血管疾病患病率最高。

2. 性格　有研究指出，A 型性格是冠心病的易患因素。一般认为，A 型性格的个性特征能影响血液中甘油三酯的浓度，从而促进动脉粥样硬化而发生心血管疾病。

（五）气象因素

寒冷是心血管疾病的一个重要危险因素。寒冷季节或气温急剧下降时心血管疾病发病率明显增高。一般认为，心血管疾病死亡率与平均气温呈明显的负相关关系。

（六）综合影响

心血管疾病的影响因素是多方面的，而当多种因素同时存在时，可产生联合作用，使致病作用增强。国外队列研究的结果表明，具有以下 4 项条件者，其冠心病的发病率比 4 项条件不存在者高 40 倍。这 4 项条件为：血清胆固醇超过 6.5mmol/L；舒张压大于或等于 90mmHg（12kPa）；体重为一般人的 1.21 倍以上；每天吸烟 20 支以上。另据 Stamler 报道，肥胖、高胆固醇、高血压及吸烟有一项时，冠心病危险性为 9‰，两项为 25‰，三项为 77‰，四项为 143‰。同样，我国的研究结果也表明，危险因素越多，发生心血管疾病的危险性越高。

二、心血管疾病的预防保健方法

高血压既是一种最常见的心血管疾病，又是心血管疾病独立、持续的危险因素，降低人群血压水平，对预防心血管疾病具有重要意义。心血管疾病的危险因素除高血压之外，还受生活行为因素、机体因素、社会心理因素、气象因素等综合影响。因此，心血管疾病的预防保健应采取综合性的措施。

（一）第一级预防

心血管疾病的危险因素除年龄、性别与家族史外，其他危险因素都可以预防或治疗。心血管疾病的预防就是以健康生活方式为主要内容的一级预防。它旨在减少人群总体的行为危险因素，降低人群的发病率，积极治疗高危个体，防止其发展为疾病。

1. 降低血压 血压升高、高胆固醇血症和吸烟被认为是冠心病最主要的三个危险因素。目前强调在抗高血压治疗的同时注意控制其他危险因素。

2. 合理膳食 膳食不平衡是心血管疾病的一个可以纠正的主要危险因素。因此，矫正饮食生活方式，合理膳食是临床治疗的前提，是药物发挥作用的基础。

（1）控制总能量：超重者和肥胖者要限制总能量供给，以降低体重，维持理想体重。从超重或肥胖恢复到理想体重是一个渐近过程，同时处理好与运动的关系，切忌采取通过极低能量的摄入或完全饥饿以达到迅速减重的方法。

（2）限制食盐的摄入：流行病学研究结果证明，钠盐摄入量和血压水平显著相关，钠盐摄入过多主要通过提高血容量，加重动脉硬化，从而使血压升高，并增加心脏负担，尤其是发生心力衰竭时，更应限制食盐的摄入，限制钠盐的摄入量具有明显的降压作用。研究表明，每人每天钠盐摄入量减少 4.6g 可使收缩压降低 4.8mmHg、舒张压降低 2.5mmHg。我国居民食盐摄入量北方高于南方，与高血压的分布北方高于南方相一致，因此，高血压的患病率与饮食中食盐的摄入量密切相关，但应该注意的是对部分个体而言，钠盐摄入量对血压的影响有明显的个体差异。WHO 建议每人每天钠盐的摄入量应在 6g 以下，限制食盐摄入也是一个渐近的过程，少吃直至不吃较咸食品，改变烹调方法，减少用盐和少用含盐的调料，养成喝茶、喝粥的习惯，逐渐减少喝咸汤的次数。

（3）限制脂肪与胆固醇的摄入：脂肪摄入量应占总能量的 20%左右，不应超过 25%，有高胆固醇血症者，脂肪摄入量可降低至总能量的 16%。应选用植物油，禁用动物脂肪高的食物。长时间维持理想胆固醇水平能达到预防或不加重冠心病的目的，血清总胆固醇水平与冠心病有极显著的相关性，当总胆固醇较低时，可采取非药物的干预，当总胆固醇 $\geqslant$6.24mmol/L 时，应在医生指导下采取药物和改善生活方式两种降脂措施。作为预防膳食时，食物胆固醇供给应限制在 300mg/d 以下，治疗性膳食$<$200mg/d，禁用动物内脏、蛋黄等高胆固醇食物。

（4）增加新鲜蔬菜、瓜果的摄入：通过新鲜蔬菜、瓜果供应充足的维生素与矿物质，补充钾、镁离子。据报道，素食者的血压通常比一般人低。国外大规模随机对照试验结果（8 周收缩压降低 7mmHg）也表明富含蔬菜和水果的膳食有明显的降压作用。新鲜蔬菜、瓜果富含钾、镁离子，在限制钠盐的同时，适量增加钾、镁离子的摄入量，能促进肾脏排钠，减少钠水潴留，起到降低血压的作用。另外，钾离子的降压作用还与其交感神经抑制作用、血管扩张作用有关。

（5）碳水化合物选用：碳水化合物占总能量的 65%为宜，高甘油三酯血症者，碳水化合物应控制在总能量的 55%左右。宜选用多糖类碳水化合物，因纤维素、谷固醇、果胶等可降低胆固醇，故多选粗粮、蔬菜、水果等富含纤维素的食物，对防治高脂血症有益。

3. 禁烟限酒或戒酒　吸烟能引起微血管收缩，诱发心绞痛、心肌梗死和猝死；饮酒过多可使动脉粥样硬化加重，大量饮酒者高血压的发病率是非饮酒者的5～7倍，而且大量饮酒还可减弱降压药的降压效果。因此，避免长期大量饮酒是预防高血压的有效措施，而且如果已经患有高血压，减少患者的饮酒量，还可减缓高血压心脏病的发生和发展。一般建议，健康者将饮酒量控制在每日啤酒1瓶或白酒2两以内，有心血管疾病者一定要戒酒。

4. 适量运动　适量而有规律的运动可增加能量的消耗，减少体内脂肪蓄积，使体重降低，缓解精神紧张，减少高血压发病机会，改善心血管系统的功能状态。有报道称，每天30分钟快走，坚持10周，可使收缩压降低10mmHg。此外，由于冠状动脉粥样硬化始于儿童及青少年时期，故冠心病的预防应从儿童开始，重点应注意不使儿童过胖，预防血压升高及阻止儿童吸烟。

（二）第二级预防

以早期发现、早期诊断、早期治疗为原则，通过普查、筛检、定期健康检查、高危人群重点项目检查以及设立专科门诊等途径，尽早检出并诊断心血管病患者及具有心血管病危险因素的高危个体，并采用药物或非药物等措施，预防病情发展或复发，同时防止并发症的发生。

美国心脏学会和心脏病学会专家工作组于2006年更新了关于冠心病和其他粥样硬化性血管疾病的第二级预防的临床指南建议，现总结如下：

1. 吸烟　彻底戒烟，强调避免在工作时间和在家中暴露于烟草环境。

2. 血压控制　血压＜140/90mmHg，若为糖尿病或慢性肾病者，则血压＜130/80mmHg。

3. 血脂控制　LDL-C＜2.6mmol/L。

4. 体力活动　每天30分钟，每周5～7天，每周不少于5天。

5. 体重控制　BMI为18.5～24.9kg/m^2，腰围男性＜90cm，女性＜80cm。

6. 糖尿病控制　糖化血红蛋白（HbA_{1C}）＜7%，开始改变生活方式和药物治疗使HbA_{1C}接近正常。

7. 抗血小板及抗凝治疗。

8. 应用肾素-血管紧张素-醛固酮系统阻滞剂。

9. 应用β受体阻滞剂。

10. 流感疫苗接种　心血管病患者应进行流感疫苗接种。

此外，在心血管疾病防治中，还要重视社会心理因素对心血管系统的危害，强调心理平衡对保护心脏健康的重要性。

（三）第三级预防

第三级预防主要是指针对中晚期患者进行合理、适当的康复治疗，防止病情恶化，预防并发症及伤残的发生，尽量延长患者的生命。

第四节　恶性肿瘤防制

随着社会经济的发展，工业化、城市化进程不断加快，环境污染日趋严重，各种致癌因素不断增多，同时，受不良行为及生活方式影响，恶性肿瘤已成为威胁人类健康最为严重的疾病之一。恶性肿瘤造成大量劳动力的丧失，卫生资源的大量消耗，给患者及其家庭带来不可估量的精神损失，因此，恶性肿瘤在世界各国都是一个严重的公共卫生问题，并成为全人类共同关注的重大健康问题。

一、恶性肿瘤的危险因素

肿瘤的病因至今尚未最终阐明。人类基因组图谱的绘制，也只是为肿瘤的遗传因素研究打下基础。目前的研究认为肿瘤为一种“多基因遗传易感性疾病”，其发生涉及众多基因，其中与“原癌基因”被激活、“抗癌基因”丢失有关，其机制尚无定论。传统的肿瘤病因有生物因素说、化学致癌说、物理因素说等，相对比较直观，有的尚可在动物实验中证实，但也远非全面。不过，这些并不妨碍开展肿瘤的预防工作，毫无疑问，环境中存在着一些致癌因素。WHO 认为，恶性肿瘤 80%～90%与环境因素有关，这些环境致癌因素多通过行为生活方式进入人体，而心理因素也是导致恶性肿瘤发生的危险因素之一。

（一）环境因素

1. 化学因素 自 1775 年发现化学物质与癌症有关以来，化学致癌物问题已为人们所重视，据美国《化学文摘》登记的化学物品种已达 50 多万，进入人类环境的有 96 000 多种，每年新增化学物还有近千种，目前已证实可对动物致癌的有 100 多种，通过流行病学调查证实对人类有致癌作用的达 30 多种。

2. 物理因素 目前，比较肯定的物理性致癌因素主要有电离辐射、紫外线、慢性灼伤、机械性与外伤性刺激等，其中电离辐射最为重要。紫外线长期照射可引起皮肤癌，多次机械刺激和创伤可引起皮肤癌或骨肉瘤。1925～1943 年美国放射科医生白血病死亡率比一般医生高 10 倍。1945 年 8 月原子弹在日本广岛、长崎爆炸，在爆炸后的幸存者中，白血病的发病率明显上升，1950～1954 年达到高峰，而且距爆炸中心越近，接受辐射剂量越大者，白血病发病率越高。放射性氡是导致肺癌的因素之一。

3. 生物因素 病原微生物及毒素作用可引起多种肿瘤，尤其是病毒的致癌作用日益受到重视，一般认为约有 15%～20%的肿瘤与病毒有关。现已证实 EB 病毒与鼻咽癌和非洲淋巴瘤，单纯疱疹Ⅱ型病毒和人乳头瘤病毒与宫颈癌，乙肝病毒与原发性肝癌均密切相关。近年来还发现幽门螺杆菌、埃及血吸虫和日本血吸虫分别与胃癌、膀胱癌和直肠癌有关。

（二）行为生活方式

1. 吸烟 吸烟与肿瘤关系研究已有近 50 年历史，早已确认肺癌发病与吸烟有关，且吸烟已被公认为肺癌最重要的危险因素。吸烟者肺癌死亡率为 85.2/10 万，不吸烟者仅为 14.7/10 万。我国癌症死亡约 1/3 与吸烟有关，吸烟与肺癌有剂量-反应关系，吸烟越早，数量越多，发生肺癌的风险越大，戒烟后发生肺癌的危险度可逐渐下降。此外，吸烟与某些职业性致癌物，如石棉、镍、铬等有较强的协同致肺癌效应。吸烟除导致肺癌外，还可导致口腔、咽、喉、食管、膀胱等多种器官的癌症。

2. 饮酒 饮酒与恶性肿瘤的关系虽没有得到证实，但国内外文献报道饮酒与口腔癌、咽癌、喉癌、食管癌、直肠癌有一定联系，长期饮酒可导致肝硬化，继而与肝癌的发生有关。

3. 饮食 据估计，发达国家男性癌症的 30%～40%，女性癌症的 60%可能与饮食有关，天然食物或食物添加剂中存在致癌物，如亚硝胺有强致癌作用；食物受致癌物污染，如黄曲霉菌污染农作物产生的黄曲霉毒素已证实是一种可疑致癌物；食物在煎炸、烟熏、烘烤等烹调加工过程中可产生如苯并（a）芘、焦谷氨酸等致癌物；一般认为，食物粗糙、营养素摄入不足者发生食管癌与胃癌的危险度增加；膳食结构不合理，尤其是长期摄入高脂、高能量、低纤维素的食物可增加乳腺癌、结肠癌的发病率。

4. 饮水　饮水可能同样与某些癌症的发生有关。江苏省启东县南面 40 多个乡肝癌死亡率高达 80/10 万，而北面的 3 个乡肝癌死亡率约为 20/10 万；同样，南汇县沿海 6 个乡的肝癌死亡率远高于非沿海的其他乡镇，这种差异主要由饮水造成。肝癌高发区居民大多饮用沟塘水，而相对低发区居民饮用河水或深井水，其相对危险性为 3 倍左右。

（三）遗传因素

暴露于环境致癌因素的人群是否罹患癌症，不仅取决于致癌因素的作用，还在很大程度上取决于机体的遗传易感性。例如，机体代谢和转化外源性化学致癌物质的能力、修复 DNA 损伤的能力、免疫系统的状况，以及是否存在某种特定的遗传缺陷等。另外，肿瘤的家庭聚集性、肿瘤发病率的种族差异等现象也提示肿瘤的发病与遗传因素有关，如鼻咽癌、食管癌、结肠癌等有遗传倾向，其患者的家庭成员发病率高于一般家庭人群。

（四）社会心理因素

心理创伤及生活意外事件均可导致癌症的发生。美国学者劳伦斯·莱什研究了 500 名癌症患者，发现 76%的患者在发病前有心理创伤史，我国学者研究也发现家庭的意外事件、工作学习过度紧张、人际关系不协调等社会心理因素作为激活剂，可导致癌症的发生，并在很大程度上影响或决定了患者以后的精神状态及生存期限。

（五）其他

个体的年龄、性别、免疫和内分泌功能在癌症的发生中都有一定作用。随着年龄增长，免疫监测功能降低，致癌因素作用时间又同步增加，恶性肿瘤的发病率也随之增高，而内分泌异常与女性乳腺癌关系密切。

二、恶性肿瘤的预防保健方法

世界卫生组织癌症专家咨询委员会的报告认为：1/3 癌症是可以预防的，1/3 癌症是可以通过早诊早治而痊愈的，另外 1/3 癌症可以通过治疗减轻痛苦，延长生命。因此，恶性肿瘤的防治工作必须依靠社会力量，充分利用现有的初级卫生保健网络与资源，结合社区保健的实际，采取综合性的三级预防措施。

（一）第一级预防

第一级预防的重点是减少或消除环境中的致癌因素，加强防癌健康教育，提高人群的识癌防癌能力，改变不良的生活行为方式，阻断致癌因素作用于人体的途径，培养科学、健康的生活方式，预防致癌因素作用于人体，防止恶性肿瘤的发生。在生活行为中，饮食因素与不良嗜好又占大半，如长期摄入富含亚硝胺类致癌物质的腌制食品，而又缺少蛋白质与新鲜蔬菜者，易患食管癌与胃癌；过多的脂肪膳食、缺少纤维素类食品则可使大肠癌的发病率增加；乙型肝炎病毒的慢性感染者，长期饮酒，将使原发性肝癌的发病率明显增高。有调查显示，吸烟是最重要的致癌因素，吸烟者与不吸烟者相比，肺癌的相对危险度高 8～12 倍，喉癌高 8 倍，食管癌高 6 倍，膀胱癌高 4 倍，均有统计学意义。所以，一些肿瘤学家把这些与生活行为有关的肿瘤称为“生活方式癌”。这些“生活方式癌”完全可以通过纠正人们的不良行为生活方式而代之以健康的行为生活方式加以预防，被视为肿瘤的一级预防。

（二）第二级预防

肿瘤的病因不像传染病那样明确，从已知的发病因素来看，它们无所不在，甚至随时可能侵入人体，故完全预防致癌因素入侵人体十分困难。肿瘤的第二级预防是指致癌因素虽已侵入人体，但采取措施使其失去活性，丧失致癌作用，从而阻断肿瘤的发生，可称为发病学预防。国内外都有一些大型的干预试验，如我国在食管癌高发区给居民服用维生素C，以阻断亚硝胺合成的干预性研究，但尚无确定结论。由于此种干预多采用化学物质，故亦称为化学预防。随着临床诊断技术的进步，肿瘤一旦形成，乘其尚未临床发作，将其发现并进一步确诊和治疗，以阻断其进展，可能取得良好的效果，甚至可望治愈。此种预防称为临床早期预防，也属于肿瘤二级预防之列。故肿瘤的二级预防通常是指此类临床早期预防，亦即早发现、早诊断、早治疗，被称为“三早”措施。“三早”就是二级预防的重点，因为恶性肿瘤的晚期疗效较差，因此加强对无症状及有症状人群的监测，开展“三早”工作，有利于将恶性肿瘤控制在早期，以达到较好的疗效。

以下症状或体征可用来初步筛检肿瘤：①身体任何部位的肿块，尤其是逐渐增大的肿块；②身体任何部位的非外伤性溃疡，特别是经久不愈的；③不正常的出血或分泌物，如中年以上妇女出现阴道不规则流血或分泌物增多；④进食时胸骨后闷胀、灼痛、异物感和进行性吞咽困难；⑤久治不愈的干咳、声音嘶哑和痰中带血；⑥长期消化不良、进行性食欲减退、消瘦而原因不明；⑦大便习惯改变或有便血；⑧鼻塞、鼻出血，单侧头痛或伴有复视；⑨黑痣突然增大或有破溃出血；⑩无痛性血尿。这些症状或体征对于早期发现肿瘤有一定的意义。

但二级预防的关键是“早发现”，即要在貌似正常的人群中筛检出事实上已患上恶性肿瘤的患者。一般认为，符合筛检条件的肿瘤应具备如下特征：①发病率较高而且预后严重的恶性肿瘤，有较高的筛检价值；②有发病时间窗口，有能被筛检出的临床前期，最好是有能被检出的扩散前期；③有简便、经济、准确及可接受性强的早期发现的方法；④早期发现，及时诊断、治疗，有治愈的可能。目前，被确认有价值的筛查是用宫颈脱落细胞涂片法筛查子宫颈癌及用体检法辅以钼靶X线摄影筛查乳腺癌。此外，用检测甲胎蛋白（AFP）与超声波检查筛查肝癌，直肠指检筛查直肠癌、纤维结肠镜检查筛查大肠癌，食管镜检查筛查食管癌等皆有一定的价值。为提高筛检阳性率，接受筛检的人群应该是易患该病的高危对象，如长期吸烟的人作为肺癌的高危对象，40岁以上的乙肝或丙肝病毒感染者作为肝癌的高危对象。

（三）第三级预防

第三级预防的重点是防止肿瘤复发和转移，提高患者的治愈率、生存率和生存质量，对早期恶性肿瘤应积极确定诊治方案，施行根治手术，对中期恶性肿瘤应加强综合治疗，提高生存率，对晚期癌症患者应采取姑息止痛治疗，解除疼痛，提高生存质量。治疗后还应定期随访观察，采取各种措施促进康复，同时在患者的整个病程中应加强生理、心理、营养、合理锻炼等康复指导。

第五节　糖尿病防制

糖尿病（diabetes mellitus，DM），古称消渴病，是一种多病因的代谢疾病，特点是慢性高血糖，伴随胰岛素分泌不足和（或）作用缺陷引起的糖、脂肪和蛋白质代谢紊乱，是一种终生疾病。据病因可分为 1 型糖尿病、2 型糖尿病、妊娠糖尿病及其他特殊类型糖尿病。其中，2 型糖尿病占糖尿病患者的 90%以上，是预防与健康教育的重点。随着社会经济的发展，生活方式、饮食结构的改变及老龄化程度加速，人均寿命的延长，糖尿病的发病率和死亡率逐年增加。WHO 资料表明，目前全球有糖尿病患者 1.35 亿，预计 2025 年将猛增至 3 亿。我国患者约 3000 万人，每年以新增病例近 100 万的速度增长，其发病率仅次于心血管疾病、恶性肿瘤，已列为第三大疾病，是严重威胁人类健康的公共卫生问题。因此，普及糖尿病教育，建立、健全糖尿病防治网络，实施糖尿病三级预防，从根本上实现糖尿病的防治十分重要。

一、糖尿病的危险因素

（一）遗传

2 型糖尿病的发生既受遗传因素影响，又与环境因素有关，是二者长期相互作用的结果。关于遗传因素，一些家系调查和双生子研究表明，有家族史的人 2 型糖尿病患病率要高于没有家族史的人，同卵双生子的糖尿病的同病率高于异卵双生子，这说明 2 型糖尿病的发生受遗传因素的影响。家系研究亦显示当母亲患有糖尿病时，后代的发病危险为 2%～3%，当父亲患有糖尿病时，后代的发病危险为 5%～6%。不同种族糖尿病发病率有一定差异，如美国的比马印第安人发病率为世界首位，高达 30%～50%，而美国白种人为 6%～8%，且糖尿病的家族聚集性非常明显。但目前又找不到特定的遗传规律或易感基因，因此，它是一种在多个易感基因的遗传背景下由环境因素和生活方式的负荷而引起，其中，个人生活方式起主要作用。

（二）生活方式

1. 膳食结构不合理　长期摄入高糖、高脂肪、高能量的膳食以及长期过量进食，均可增加糖尿病的危险性。

2. 缺乏体力活动　都市化、自动化等现代生活方式与工作方式，尤其是计算机、电视和汽车普及，使人群的体力活动减少，肥胖增加，患糖尿病的危险性也越来越大。许多研究发现缺少体力活动是引起胰岛素抵抗（敏感性降低）的主要因素，这些因素又进一步增加胰岛素分泌的负担，可增加糖尿病发病的危险。

3. 体重超重与肥胖　肥胖是 2 型糖尿病最重要的易患因素之一，大量的横断面研究和纵向研究都表明体质指数（BMI）与发生 2 型糖尿病的危险性呈正相关关系，在不同性别和不同种族间均保持一致性。

4. 其他　如吸烟、饮酒也被认为与糖尿病的发生有一定关系。

（三）病毒感染

病毒一直被认为是有可能引发糖尿病的启动因子，病毒感染后主要造成自身免疫性胰岛 β 细胞损害。其中柯萨奇病毒与人类 1 型糖尿病的关系比较肯定，其他病毒如腮腺炎病毒、巨细胞病毒及风疹病毒也可能与糖尿病有关。

（四）机体因素

1. 糖耐量低减　糖耐量低减（IGT）系指血糖水平介于正常血糖值与糖尿病血糖值之间的一种中间状态，目前已公认 IGT 者是 2 型糖尿病的高危人群。研究发现，IGT 诊断后 5～10 年进行复查时，大约有 1/3 的人发展为糖尿病。

2. 年龄 糖尿病的发病率随年龄增长而增加，40 岁以上的糖尿病患者占总数的 87%。

3. 其他 自身免疫缺陷、妊娠、高血压、高血脂、精神紧张等可能是糖尿病的条件病因。

二、糖尿病的预防保健方法

糖尿病是 21 世纪全球面临的重大公共卫生问题，一旦发病，就是终生疾病。所谓“治愈”，不是真正的治愈，只是依靠生活调节、饮食控制、药物治疗，才能使血糖下降到正常水平，其中，2 型糖尿病是可以通过矫正生活方式而预防、改善的疾病。因此，糖尿病的防制工作十分重要，应从健康生活方式入手，做好三级预防工作。

（一）第一级预防

糖尿病的一级预防旨在从糖尿病的危险因素入手，预防或减少糖尿病的发生，可通过人群策略和高危策略得以实现。人群策略主要为改变现有的糖尿病危险因素，提倡健康的生活方式，高危策略主要为对具有糖尿病危险因素的高危个体或人群采取针对性的预防措施。

1. 普及糖尿病教育 针对一般人群的教育，突出宣传糖尿病发病的危险因素，以此提高人群对糖尿病危害的认知，指导自我保健；针对糖尿病患者的教育，主要由糖尿病专科医生或护士加强对患者的指导，使其学会记录血糖测定结果及测定血糖时的注意事项，学会饮食疗法、运动疗法，掌握一定的糖尿病知识和技能，学会自我注射胰岛素等；针对患者家属的教育，主要内容包括如何长期坚持饮食治疗、糖尿病的急救知识、糖尿病的护理等。

2. 指导科学、健康的生活方式 科学的生活方式能控制并降低糖尿病的危险因素。指导人群合理膳食、定期监测体重并使体重长期维持在正常水平、参加适当的体育锻炼、改变不良的生活方式。

（1）合理营养与膳食指导：糖尿病的发生与摄入能量过多、动物性脂肪摄入量过多等营养不平衡因素有密切关系，因此，科学合理的营养与膳食指导是糖尿病预防及健康管理的基本手段。营养与膳食指导应遵循控制总能量、控制三大物质的供能比例与三餐能量分配、低盐、限酒、增加富含膳食纤维的食物等原则。

（2）减肥：超重与肥胖是糖尿病最重要的危险因素。国内外各种大型研究都证明，超重和肥胖人群糖尿病发病风险高于一般人群，而且，糖尿病的相对危险性随肥胖的程度而增长，呈明显的正相关关系，尤其是中心性肥胖更容易引起胰岛素抵抗以及代谢紊乱，被认为是代谢综合征的基础病变，因此，控制体重是糖尿病预防及健康管理的关键。此外，肥胖也是引起高血压和血脂升高的重要危险因素。中心性肥胖（腹型肥胖）的标准是：腰围男性大于或等于 90cm，女性大于或等于 80cm。近年来，我国超重和肥胖者的比例增长很快，超重率为 22.8%，肥胖率达 7.1%，两者合并达 30%，比例相当高，因此，开展全民控制体重的健康教育是慢性病预防的关键之一。饮食过量和缺乏体力活动是造成肥胖的主要原因，因此，减轻体重的方法是减少能量的摄入和积极参加体育锻炼及适当的体力劳动等。

（3）体力活动：体力活动可以消耗血糖、减少体内脂肪蓄积，增加全身肌肉组织和肝脏对胰岛素的敏感性，改善机体总的代谢功能，不仅是预防糖尿病的有效措施，而且对控制血糖、血脂、血压及体重均有诸多益处，因此，运动对全面降低心血管疾病的综合风险非常重要。进行体育锻炼时，运动量要循序渐进，从轻度运动开始，渐渐加大运动量。可进行有氧运动，但运动不拘泥形式，任何引起体力消耗的活动均有健康效应，如散步、上下楼梯、打太极拳等。

（二）第二级预防

从流行病学调查入手，早期发现糖尿病疑似病例，重点做好早期诊断、早期治疗，提倡把早期识别1型、2型糖尿病，把早诊、早治建立在其病程发展的“糖尿病前期”阶段，大力开展群防群治糖尿病活动。

1. 及时、早期发现糖尿病患者　加强高危人群监测，定期检查血糖，及时、早期发现糖尿病患者，一旦确诊，应综合饮食、运动、药物、健康教育等手段，将血糖长期平稳地控制在正常水平。

2. 正确运用“五类基本疗法”为主的糖尿病综合治疗　“五类基本疗法”包括饮食治疗、运动疗法、糖尿病自我监测、糖尿病教育和糖尿病药物治疗。饮食治疗是糖尿病所有治疗的基础。

（1）合理控制全日总能量，使体重保持在正常标准范围之内。

（2）调整饮食，要节制饮食，禁止大吃大喝，禁酒，忌食葡萄糖、蜜糖及其制品，忌食动物脂肪，少食胆固醇含量高的食品，如动物内脏、蛋黄等，胆固醇摄入量低于每日300mg。主食尽量选用粗制米面、杂粮，膳食纤维含量应不少于40g，多食新鲜蔬菜，适量进食水果和甜食。

（3）糖尿病患者饮食中三大营养素所占全日总能量的比例为：蛋白质15％，脂肪20％～25％，碳水化合物50％～60％。

（4）一日三餐能量分配：早餐、中餐、晚餐分别占全天能量的30％、40％、30％。

（三）第三级预防

1. 管理糖尿病患者　对已诊断的糖尿病患者，除了控制血糖，还应同时控制其他心血管病的危险因素。

2. 防治糖尿病慢性并发症　要贯穿防治糖尿病的始末。总原则是：在无并发症阶段，以控制达标，预防并发症发生为目标；处于并发症初期可逆阶段时，积极给予治疗，力争使病变尽早逆转；如已处于不可逆阶段，则应积极去除加重因子，延缓或阻止并发症的进展和恶化，争取较长期维持其残余功能，通过健康教育等方式提高糖尿病患者的自我保健、自我护理能力，以控制并发症的发生。

第六节　慢性阻塞性肺疾病防制

慢性阻塞性肺疾病（chronic obstructive pulmonary disease，COPD），是以气流受限为特征，气流受限不能完全逆转的一类疾病。气流受限常常渐近发展并伴有气道对毒性颗粒或气体有异常的炎症反应。COPD主要包括慢性阻塞性支气管炎和慢性阻塞性肺气肿两种疾病，支气管哮喘发展到晚期因为支气管壁结构重构而出现不完全可逆的气流受阻也属于COPD。COPD是呼吸系统常见的疾病，发病率逐年增高，主要症状为长时间咳嗽、咳痰以及气短。据世界卫生组织估计，慢性阻塞性肺疾病在全球疾病死亡原因当中仅次于心脏病、脑血管病和急性肺部感染，与艾滋病一起并列第4位。目前，全球每年有6亿人受到慢性阻塞性肺疾病的折磨，中国约有2500万患者，每年有100万人死于该病，占农村居民死因的第1位，但有50%的患者不知道自己患有此病。此病只能通过药物缓解而不能根治，因此，必须重视预防和控制。

一、慢性阻塞性肺疾病的危险因素

引起慢性阻塞性肺疾病的危险因素包括个体易感因素和环境因素两个方面，两者相互影响。

（一）个体因素

个体的某些遗传因素可增加COPD发病的危险性。α1-抗胰蛋白酶缺乏者以及先天对哮喘易感者，可增加COPD发病的危险性，而重度α1-抗胰蛋白酶缺乏与非吸烟患者的肺气肿形成有关。

（二）环境因素

1. 吸烟 吸烟能使支气管上皮纤毛变短，纤毛运动发生障碍，降低局部抵抗力，削弱肺泡吞噬细胞的吞噬作用，又能引起支气管痉挛，增加气道阻力。主动与被动吸烟均可能导致慢性阻塞性肺疾病的发生。一般认为，其中80%～90%因吸烟所致，因此，吸烟是引起COPD的最主要因素。

2. 职业性粉尘和化学物质 当职业性粉尘及化学物质的浓度过高或接触时间过久，均可导致与吸烟无关的COPD。

3. 空气污染 化学气体，如氯、氧化氮、二氧化硫等，对支气管黏膜有刺激和细胞毒性作用；空气中的烟尘或二氧化硫明显增加时，COPD急性发作显著增多。COPD的危险因素还可能与烹调时产生的大量油烟和燃料产生的烟尘有关。

4. 感染 童年时期频发的呼吸道感染是COPD发病的一个重要因素，肺炎链球菌和流感嗜血杆菌可能为COPD急性发作的主要病原菌。病毒也对COPD的发生和发展起重要作用，肺炎衣原体和肺炎支原体与COPD的直接关系仍有待进一步阐明。此外，呼吸系统感染也是COPD加剧的一个重要因素。

二、慢性阻塞性肺疾病的预防保健方法

（一）第一级预防

1. 开展健康教育 对COPD的高危人群开展健康教育，通过健康教育传播健康知识、保健技能，提高高危人群的自我保健能力。吸烟是COPD的最主要发病因素，而戒烟则是防止其发生和病情进一步发展的最有效措施，也是最经济的措施，因此主要围绕劝阻吸烟等开展一系列的健康干预活动。

2. 控制职业性或环境污染 空气污染是COPD的重要诱发因素，因此要加强工业企业的管理，全面规划、合理布局，使人群远离污染区。同时也要加强生产环境的劳动保护，避免或防止粉尘、烟雾及有害气体的吸入。

（二）第二级预防

COPD的第二级预防主要是做好“三早”工作，即早发现、早诊断、早治疗。重点是通过肺功能测定的检查，做好人群的筛查工作，凡从事粉尘或烟尘职业接触或生活环境者、5年以上慢性咳嗽和慢性支气管炎病史者、曾有过敏性哮喘病史者及连续吸烟超过10年者均应作为COPD的筛查对象，及早发现并诊断患者，并给予相应的治疗。

（三）第三级预防

COPD的第三级预防重点是防止病情恶化、缓解症状、增加运动耐力、改善健康状况及避免并发症。在稳定期，采取药物治疗和肺的手术治疗等措施改善症状和减少并发症，对于有症状的患者支气管扩张剂是中心治疗药物，包括口服或吸入β受体激动剂和M受体阻断剂、茶碱类口服药以及β受体激动剂与糖皮质激素的联合吸入治疗；冬天外出戴口罩和围巾，预防冷空气刺激及伤风感冒，预防复发。进入急性加重期及呼吸衰竭时，应根据急性加重程度，结合患者COPD的严重程度、并发症情况和以往加重频度与严重程度，对患者进行针对性的治疗，并以控制感染和祛痰、镇咳为主，伴发喘息时，加用解痉平喘药物。

社区医护人员应指导患者进行呼吸训练、戒烟，开展家庭氧治疗，进行医生指导下的健身活动，动员患者积极参加社区健康活动，重建生活、释放患者的心理压力。

第七节　非故意伤害防制

所谓伤害，是指由于物理或化学因素的作用超出了机体的耐受力或维持生命的必需要素缺乏，如热能、氧的缺乏，致使机体发生损伤。按其发生意图，常分为非故意伤害(unintentional accident)和故意伤害两大类。按WHO《国际疾病分类》(ICD-10)，非故意伤害系指各种物理、化学、生物性因素而导致的人体暂时性或永久性的损伤、伤残和死亡，也可能造成精神创伤或心理障碍。我国自20世纪90年代起，伤害取代疾病已居我国死因顺位第四位，并成为中小学生的首位死因。21世纪初我国项目县抽样调查结果显示，非故意伤害死亡占12～18岁青少年死因顺位之首。其中，仅车祸、溺水、中毒三项就占我国12～18岁青少年总死亡人数的50%左右。

伤害除表现为惨重的生命损失之外，还严重影响国民平均寿命，经济损失惊人，并给家庭带来难以愈合的精神创伤。

一、几种常见的非故意伤害

（一）车祸

车祸是指机动车在运行过程中，因驾驶员违章行为或过失、机动车故障以及行人原因造成的伤害。由于经济发展，生活节奏加快，机动车辆增加迅速，随之而来的车祸每时每刻都有发生，是一种常见的伤害。车祸是我国男性居民和城市人群首位伤害死因，在15～59岁男性中，近1/3伤害死亡是由车祸造成的，给群众生命和经济带来巨大的损失。车祸是由人、车、路三者在自然与社会环境因素的综合作用下形成的。在人、车、路三者中，人与车处于核心地位，其中起主导作用的始终是人的因素。人的因素有驾驶员的业务素质、心理素质和技术素质不良，经验不足，行为不当，酒后驾驶；骑自行车不遵守交通规则、行人随意横穿马路等，都易招致车祸。道路因素有车道设计不合理、交通拥挤、道路质量差、路面有障碍物等。车辆因素有车况不佳、刹车不灵等。自然因素与社会因素有大雾、雨雪天气的影响及交通管理松懈等，均是车祸发生的重要原因。

（二）溺水

溺水是1～14岁儿童非故意伤害死亡的首要原因，溺水死亡约占该年龄组死亡总数的一半。在我国，农村儿童溺水死亡明显高于城市，男童高于女童，高发于夏季6、7、8三个月。在发达国家，儿童溺水多发生在游泳池，发展中国家则以江、河、湖、塘及水井中多见。儿童溺水多发生在私自游泳、误入深水区，在岸边玩耍时，主要见于农村儿童，国内一项调查显示，儿童溺水原因中，岸边行走或岸边玩耍不慎溺水占73.8%。其主要原因是儿童对环境中危险因素识别能力差，再加上家长监护松懈，儿童疏于看护，不慎发生溺水。成人溺水常与饮酒、服药以及不会游泳、误入深水区等有关。

（三）中毒

意外中毒是常见的非故意伤害之一，在伤害死因中位列第四位。儿童意外中毒的主要原因是儿童对有毒物质缺乏辨别能力，又充满好奇心，如果家庭药物、农药、洗涤剂等存放不当，很易发生儿童误食，尤其是5岁以下儿童因误食而中毒。在成人意外中毒中，我国城市和农村煤气中毒发生率均较高，其原因与煤气使用不当、冬天取暖等有关。农药中毒主要发生在农村，夏季因喷洒农药中毒是常见的致伤和致死原因。此外，在工矿企业也常有急性职业中毒的报道。

（四）跌落

在各种伤害中，意外跌落较为常见，各年龄组均可发生跌落，但以老年人和儿童高发，是老年人最常见、最严重的家庭伤害。有资料报道，65岁以上老年人约有1/3以上曾因跌落而致伤，甚至发生骨折。有1/3的高龄老人每年曾有一次跌落发生。儿童和青少年的意外跌落以10～17岁高发，多发生在参加运动和娱乐活动时。

二、非故意伤害的预防保健方法

大量研究证明，伤害是可以预防的，而且很多预防措施已被证实是有效的。伤害预防保健包括伤害的三级预防原则、伤害预防理论和措施。

（一）伤害的三级预防原则

在预防工作中，伤害与其他疾病相似，仍需遵循三级预防的原则。伤害的发生可分为三个阶段：伤害前阶段、伤害阶段、伤害后阶段，相应的伤害预防措施包括第一级预防（预防伤害发生）、第二级预防（院前急救与医院治疗）、第三级预防（受伤者的康复与照料）。

（二）伤害预防的理论与措施

1. 伤害预防理论 目前比较成熟的干预理论为“四项干预”，即工程干预、经济干预、强制干预、教育干预。工程干预是指通过对产品的设计和革新，使其伤害风险减少或无风险，如汽车安全气囊减少碰撞引起的伤亡；经济干预是指通过经济鼓励手段或罚款来影响人们的行为；强制干预是指国家通过法律措施对增加伤害危险的行为进行干预，如美国的《摩托车安全帽法》；教育干预是指通过健康教育增强人们对伤害危险的认识，改变人们的行为方式，是一种十分有效的干预手段。

2. 伤害预防措施 依据四项伤害干预理论，伤害干预策略的实施相应也从4个方面开展，即教育与个体行为的转变，完成教育干预的任务，增强对伤害的认识，改变不良行为；对危险产品实施高税收及其他经济奖罚措施，实施经济干预，防止伤害的发生；制定伤害防制法规，对伤害的危险行为进行强制干预；保证产品设计的安全性与改善易发生伤害的环境，实行工程干预，预防伤害或减少伤害的程度。

（姜新峰）

思考题

1. 解释初级卫生保健、疾病自然史、传染源、传播途径、计划免疫的概念。
2. 简述三级预防策略。
3. 说出传染病流行的基本环节及影响因素。
4. 说出心血管疾病的危险因素，并叙述心血管疾病的一级预防措施。
5. 简述恶性肿瘤的危险因素与保健方法。
6. 简述糖尿病危险因素与保健方法有哪些？
7. 简述慢性阻塞性肺疾病的危险因素与保健方法。
8. 简述车祸发生的主要影响因素，并说出常见非故意伤害的类别？

第七章　社区人群保健

学习目标

1. 了解儿童、妇女、老年人的生理及心理特点。
2. 熟悉社区儿童、妇女及中年人保健的基本任务。
3. 熟悉家庭护理的目的。
4. 熟悉社区护士在家庭护理中的作用、家庭访视的目的和意义。
5. 掌握各年龄阶段儿童、妇女各期及老年人的保健重点。
6. 掌握家庭和家庭病床的概念及家庭的类型和功能。
7. 掌握家庭护理的程序、家庭访视的种类和程序、家庭访视的注意事项。

社区保健是以保护和促进社区人群健康为目的，研究社区自然环境、社会环境对健康的影响，进而实施保健措施。社区保健工作是对社区全人口进行的保健工作，这项工作是不断发展周而复始的。从一个婴儿出生至生命的终止，社区保健工作涉及增进健康的各个方面。此外，社区保健工作还涉及传染病控制工作，预防在工作中和家庭中发生的各种健康问题，如交通事故、酒精中毒、吸毒、吸烟、精神抑郁等。

因此，社区卫生服务不再局限在医院，而是把重点转移到社区，转移到社区保健和社区护理工作服务及系统管理上，了解社区人群的需求，应用社区诊断方法确定社区健康问题，确定优先重点解决的问题，充分利用有限的资源，最大限度促进社区人群健康。

第一节　社 区 保 健

一、社区保健的概念

社区保健（community health）是以社区为基础，以社区人群的卫生服务需求为导向，综合经济、方便、可及的，融预防、医疗、保健、康复、健康教育、计划生育技术服务为一体的基层卫生保健服务。通过社区卫生保健改善群众的健康问题，并且对实施的健康计划进行评估，不断增强人们的保健意识，强调自我保健，以达到提高社区文明程度，提高社区人群健康素质的目的。

二、社区保健的内容

（一）做好疾病的预防工作

如传染病的计划免疫工作、开展疾病监测，落实防治措施，控制和消灭影响居民健康的主要传染病、地方病、慢性病，降低发病率。

（二）特殊人群的保健和康复

做好孕产期、围生期保健，定期普查和治疗妇女、婴儿、儿童、老年人的各种疾病，降低婴幼儿和孕产妇死亡率。搞好计划生育技术指导，落实优生优育措施。

（三）改善居民的营养

防止营养不良或营养过剩，不断改善居民的营养状况。提倡膳食搭配科学化，注意各营养素的量和比例。严禁食用腐败、霉烂和变质食品，预防食物中毒的发生。

（四）加强健康教育和健康促进

普及防病治病、家庭保健和自我保健的科学知识和方法。使居民养成良好的卫生习惯。消除环境、生物与遗传、精神、心理、生活方式和行为等因素对人群健康的不良影响，增进居民身心健康。

（五）掌握常见疾病发病规律

做好当地常见病和创伤的治疗及基本的药物供应。对重危病患者经初步抢救后及时转送上级医院。

三、社区保健的实施和评价

（一）社区保健实施

1. 社区卫生调查 根据调查目的，采取全面调查和随机抽样等形式，对本社区政治、经济、文化教育、卫生需求等历史和现状进行系统的调查，分析居民的健康状况、特征及变化规律，分析影响居民健康的社会、自然和遗传因素。并应了解：①不同人群存在的主要健康问题；②居民发病、患病情况；③主要疾病谱、死因谱；④居民的门诊、住院情况；⑤社区卫生资源，卫生机构设施，医务人员数量、比例，卫生保健经费提供、利用、服务模式、服务质量等；⑥不同人群、高危人群的特殊卫生保健需求。

2. 社区诊断 在社区调查的基础上发现社区卫生问题，确定优先解决的卫生问题。需优先解决健康问题的确定是根据卫生服务需求、供给、资源、医疗技术发展的现状以及社区背景特征等因素综合分析的结果。专业人员必须根据以下几个原则，从中决定优先解决的问题：①重要性：需优先解决健康问题应该是在社区居民中普遍存在的，较为严重的，花费较高的、急需解决的问题，如排在死因顺位前面的问题和导致死因的因素是需要优先解决的；②可干预性：即问题能够通过某些特定的措施、活动加以解决；③效益性：确定优先解决的问题所需的费用低，并能获得明确的健康效益。

3. 制订工作计划 即为实现既定卫生工作目标所采取的方法、手段和具体措施。如工作部署、资源使用方法、卫生服务的组织等。计划要有：①明确的目标；②明确的起点与终点；③资源（人力、财力、物力）的筹集；④评价规划实施的环境。

4. 计划实施的三个阶段 ①准备阶段：包括建立组织管理机构及信息系统、人员配备和专业培训，试点工作、资源、经费及后勤工作等；②实施阶段：按已定的计划和目标进行；③检查和调整阶段：应及时检查工作进度和质量，并根据实际情况进行必要的调整，以保证总体目标的实现。

5. 计划的监测 监测是指根据预先设定的工作目标和操作标准等观察计划执行的情况，可以随时了解工作最新进展，为评价收集材料，提供依据，如出现偏差可对工作作出适当的调整，计划一旦开始实施，监测工作就开始启动。

（二）社区卫生保健工作评价

评价贯穿工作的整个过程，通过收集信息、采取客观可行的方法科学地说明计划和实施的价值。这有助于获得支持、推广经验、弥补不足，不断完善计划。评价一般包括形成性评价、过程评价和总结性评价。

1. 形成性评价 是指保健工作开始时和保健工作过程中对保健工作的评价，主要用于了解居民的需求及对卫生保健工作的反馈。同时对发现的问题、存在的矛盾以及失误、遗漏和不完善、不切实际的内容随时予以修订和调整。

2. 过程评价 主要了解保健工作是否按照计划操作和按标准开展。

3. 总结性评价 是对整体卫生保健工作的回顾和总结。不仅评价了保健计划完成后所取得的技术效益、经济效益和社会效益，而且对制订下一步保健计划提供了有益的经验，有利于长远目标的实现。

（三）社区卫生保健常用指标

1. 卫生保健指标 反映社区提供和接受卫生保健的程度。具体指标有：①健康教育覆盖率；②安全供水普及率；③计划免疫覆盖率；④妇幼保健；⑤卫生人力指标等。

2. 健康状况指标 反映社区人群健康状况。包括：①营养状况指标，如身高、体重等；②低出生体重儿发生率；③婴儿死亡率；④儿童死亡率指标；⑤平均期望寿命。

3. 其他指标 ①孕产妇死亡率；②出生率；③死亡率；④人口自然增长率；⑤发病率；⑥患病率；⑦伤残率等。

（徐幼坤）

第二节 社区儿童保健

社区儿童保健是根据儿童不同时期的生长发育特点，采取医疗和预防手段，提高儿童生命、生存质量，保护和促进其身心健康全面发展的健康保健和护理工作。其工作重点是通过健康教育、咨询、预防接种及儿童生长发育的筛查等措施，促进儿童的生长发育及健康人格的形成，增强儿童体质，降低婴幼儿的死亡率，减少儿童常见病及多发病的患病率，提高儿童的整体健康水平。

一、概　　述

（一）社区儿童保健的重要意义

儿童是祖国的未来，家庭的希望，儿童的生长发育决定了一个国家未来人口的素质。在人的生命周期中，儿童期的身心发展速度最快，出现的环境适应问题最多。一般根据儿童身心成长发育特点，按年龄将出生后儿童期划分为：新生儿期、婴儿期、幼儿期、学龄前期和学龄期。儿童保健的对象是0～6岁的儿童，尤以3岁内婴幼儿为重点对象。通过儿童保健可促进其身心、智力、行为全面发展；不断增加有利刺激，促进自我保健意识的建立；降低儿童的发病率和死亡率；建立良好的家庭、学校和社会生活屏障。

（二）社区儿童保健的基本任务

1. 增强体质，促进儿童正常的生长发育 定期健康检查，利用儿童的生长发育评估方法，定期对儿童进行生长发育的评估；对儿童及家长进行体格锻炼、营养等保健指导，及时督促父母对生长发育障碍的儿童进行矫正和治疗。加强对儿童的心理健康指导，增加儿童与家长的接触和交流机会，根据婴幼儿的年龄，指导父母亲子关系建立的方法及技巧。

2. 做好儿童的健康教育、预防保健 利用各种机会宣传、普及儿童保健知识，包括儿童的生长发育规律、营养及喂养知识；各种常见病、多发病的发生及预防知识；常见意外的预防知识，儿童心理卫生保健知识等。做好常见病、多发病的预防，要早期发现，及时治疗。对患有慢性病、发生意外事故、先天性畸形等原因导致的儿童器官结构及功能异常者，做好居家护理，制订康复计划，促进早日康复，或在功能受限的情况下保持良好的生活质量。

3. 建立儿童健康档案 通过健康档案的建立，及时了解每位儿童健康成长资料及疾病状况并给予科学的分析，针对主要危险因素，提出具体的护理和预防保健措施。通过收集儿童生长发育及健康状况指标，进行流行病学调查资料的收集、整理和分析，找出危害社区儿童健康的主要致病因素，发现问题及时处理，采取必要的预防控制措施，提高社区儿童的健康水平。

总之，社区护士在儿童预防保健中起着非常重要的作用，是社区儿童的健康使者，既要做好儿童的预防保健工作，也要指导父母来维护儿童的健康。

二、儿童各期保健

（一）新生儿期保健

新生儿期（neonatal period）是从出生到满28天。由于新生儿各器官的生理功能尚不完善，对外界的适应能力较差，免疫功能低下，发病率和死亡率都较高。

1. 新生儿的主要生理特点

（1）新生儿外貌：哭声响亮，皮肤红润。新生儿刚出生时，因胎头在产道里受到挤压导致头部呈椭圆形，头部占身长的1/4，前额大而且突出。前囟门呈菱形，大约3～4cm长，2～3cm宽；后囟门呈三角形，约1cm长。指（趾）甲达到或超过指（趾）尖，足纹遍及整个足底，男婴睾丸已降入阴囊，女婴大阴唇覆盖小阴唇。

（2）体温调节：新生儿体温调节中枢功能不成熟，皮下脂肪较薄，出生后易受环境温度影响出现体温波动，环境温度过低易发生体温明显下降；环境温度过高、进食少及散热不足可使体温升高，发生脱水热。

（3）呼吸系统：新生儿出生后即开始啼哭，呼吸建立。但呼吸系统尚不完善，呼吸功能较弱，以腹式呼吸为主。呼吸表浅、频率较快，可在40～60次/分。

（4）循环系统：新生儿呼吸功能建立后，胎盘血液循环中断，建立新生儿血液循环。新生儿心率较快，可在90～160次/分，血流多集中于躯干及内脏，故四肢易发冷出现青紫。

（5）消化系统：新生儿胃呈水平位，容量小，食管下部括约肌松弛，幽门括约肌较发达，很容易发生吐奶、溢奶，这是正常的生理现象。出生后12小时左右，新生儿开始排出无臭的黑色黏稠状胎便，主要成分是胆色素。用母乳喂养的新生儿，3～4 天后排出的粪便呈金黄色。排便次数不定，每天 3～4 次。出生 24 小时后的新生儿若无粪便排出，应检查有无肠道畸形。

（6）特殊生理现象：包括：①生理性体重下降：出生后 2～4 天由于摄入少，经皮肤、呼吸、大小便排出水分相对较多，可出现生理性体重下降，体重会比刚出生时减轻 200～300g，下降范围一般不超过 10%，4 天后体重开始回升，7～10 天后恢复到刚出生时的体重，以后持续增长。②新生儿黄疸：由于新生儿肝酶系统发育尚未成熟，生后 3～4 天左右，皮肤、巩膜会出现不同程度的黄染，至 7～10 天自然消失。若黄疸出现过早或消退过晚，有可能是病理性黄疸，应及时送医院诊治。③乳腺肿大及假月经：由于受胎盘分泌的激素影响，新生儿出生后 3～4 天可发生乳腺肿大，2～3 周后自然消退。女婴出生 1 周内，阴道可有白带及少量血性分泌物，1～2 日后自然消失。属正常生理现象。

2. 新生儿的主要神经心理特点 新生儿的大脑发育领先于其他器官，但功能却不成熟，存在泛化的不随意运动。睡眠中会不自觉地手足运动、皱眉或是微笑。新生儿具备了觅食、吸吮、吞咽、拥抱、手握持、踏步等原始反射。其皮肤触觉、温度觉及味觉很灵敏，口周、足底等部位触之即有反应，能分辨母体的气味，会以啼哭表示不适或需要。

3. 新生儿的保健要点

（1）观察体温：新生儿居室温度应保持在 20～26℃，湿度保持在 50%～60%，体温应保持稳定在 36～37℃。社区护士在访视时，冬季室温过低，应指导家长掌握正确使用热水袋或保温代用品的方法，防止烫伤；夏季应避免室温过高，新生儿衣被不宜过厚。

（2）母乳喂养：母乳是婴儿最理想的食物，营养成分与热量适宜，易消化吸收，母乳的质和量随着婴儿的生长发育不断变化以适应婴儿的需要，而且母乳中含有大量抗体及其他抗感染因子。及早进行母乳喂养，有助于儿童的生长发育和抗病能力，亦可促进母乳分泌和产后康复，还可以同时建立良好的母子感情。因此应鼓励母乳喂养，并按需哺乳，指导正确的哺乳方法和技巧，评估母亲乳汁分泌及乳房、乳头保护情况。

（3）保持清洁、预防感染：①指导母亲在哺乳前清洁乳房和手，婴儿的用具要专用，食具每次用后要消毒；保持室内清洁；重点预防呼吸道、皮肤和口腔感染。②新生儿皮肤娇嫩，且排泄次数多，应经常给新生儿洗澡，保持皮肤清洁，减少病菌的繁殖。指导家长掌握适宜的水温、正确的沐浴方法。③做好脐部护理，新生儿出生后 3～7 天内脐带会自动脱落。脐带脱落前要保持脐部干燥。如脐部有分泌物则用 75%酒精消毒后涂 1%甲紫使其干燥，如脐周皮肤红肿、有脓性分泌物，应立即去医院就诊。

（4）亲子抚摸：应指导和鼓励家长拥抱和抚摸婴儿，促进父母与婴儿间的情感交流，并能促进婴儿的健康发育。

（5）计划免疫和预防接种：建立个体计划免疫卡（证），由于新生儿机体免疫抗病能力差，容易发生感染，应避免接触各种感染者。

（6）早期教育：新生儿的视、听、触觉已初步发展，母亲可通过哺乳、怀抱、抚触、多与婴儿说话及用色彩鲜、摇曳发声的玩具刺激其视、听觉等方式促进婴儿神经心理发育，增进母子间的情感交流，从而促进婴儿智力发育。

（二）婴儿期保健

自出生 28 天至 1 周岁之前为婴儿期（infancy）。婴儿期生长发育迅速，是小儿出生后生长发育最快的时期。婴儿期感知觉相继出现并不断发展，有初步的记忆能力和明显的注意力，开始了最初的语言表达活动。

1. 婴儿期的主要生理特点

（1）婴儿期是人一生中生长发育最迅速的阶段，此期孩子的新陈代谢旺盛，6～8月开始长出乳牙，满周岁时体重为出生时的3倍，身高为1.5倍。对能量和蛋白质的需求量高，但消化吸收功能尚不完善。在此期间需经历从乳食逐渐过渡到普通膳食的过程，如喂养不当，易发生消化紊乱或营养不良。

（2）婴儿期抗病能力较弱，从母体获得的抗体逐渐消失，而自身免疫功能尚不成熟，易受病原侵袭而发生感染。

（3）婴儿的自主运动能力发育很快，逐渐能爬、站、握持和行走，一般规律是"二抬四翻六会坐，七滚八爬周会走"。但平衡能力较差，容易出现意外。

（4）婴儿2个月时已有光觉反应，长至4～5个月大时，开始认识自己的母亲，眼睛可以追寻活动着的物体、玩具。6～7个月时，能分辨悦耳的声音和不高兴时发出的声音，当有人叫其名字时能作出反应，开始发出"爸爸"、"妈妈"等无意识复音，能听懂自己的名字。接近周岁的小儿能对应别人的语言指出相应的东西，表明有了记忆。

2. 婴儿期的主要心理、社会适应特点 婴儿的感知觉发育很快，逐渐具备接受学习的能力，表现出对陌生世界的了解欲望，是进行早期教育的适宜时机。与母亲或照顾者之间正在建立良好的依赖性和信任感。6个月以后开始认生，不愿与母亲分离。对人、环境和事物的识别与定向能力逐渐加强，能从不同玩具中挑出其喜爱的玩具。认知、情感、意志活动逐渐协调，可表现特征明确的喜怒哀乐，用行为或简单的语音表达亲近或拒绝的态度。注意力容易随新奇的事物出现而转移，有一定程度的对本能需要的自控能力，可出现及时表达进食、排泄以及躯体不适等基本生理需求的能力。

意识支配的自主活动开始出现。此时的儿童缺乏躲避危险的能力，但有强烈的试图摆脱约束的行为倾向，出现第一个心理危险期。其特征是很容易出现意外，若家长不能合理应对，如迁就或限制不当，可能导致儿童成人后的人格缺陷。

3. 婴儿期的保健要点

（1）生长发育监测：定期测量婴幼儿体重、身高、头围、胸围等，动态观察其生长发育趋势，早期发现生长迟缓现象，及早干预。我国卫生部规定：生后1年内监测5次（第1、3、5、8、12个月），第2年3次（第15、20、24个月），第3年2次（第30、36个月）。内容包括体格测量评价、健康喂养情况询问和医学检查，在此基础上实施婴幼儿的系统管理。

（2）合理喂养：婴儿期膳食以高能量、高蛋白的乳类为主，注意维生素D的补充。4个月以内婴儿提倡纯母乳喂养，4个月以后，无论采用何种方法喂养，必须注意合理添加辅食，原则是由少到多、由稀到稠、由细到粗、由一种到多种逐渐添加，以补充营养。并为过渡到断奶后的饮食做准备。同时注意训练婴儿的咀嚼功能。添加辅食后应注意观察婴儿的粪便，以判断辅食增加是否过量、婴儿胃肠道是否适应。如发现消化不良或腹泻，应暂停添加辅食。

（3）防治常见病：加强识别婴儿"四病"（营养性缺铁性贫血、维生素D缺乏性佝偻病、小儿肺炎和小儿腹泻）的早期预兆。通过加强营养、增强体格锻炼、培养良好卫生习惯、加强护理等，增强体质，提高防病能力。加强看管以杜绝婴儿意外事故发生的机会。

（4）婴儿健康行为培养：适时培养婴儿良好的生活习惯，如睡眠、进食、大小便、清洁等。①饮食习惯：添加辅食时用小匙喂养，种类丰富多样。过分单调易造成偏食。②睡眠：婴儿睡眠时间每日在13～14小时以上，日间睡眠2～3次，夜间任其熟睡，勿因喂奶将其惹醒。③大小便习惯：排尿习惯从2～3个月开始训练，在睡前、睡后或喂奶后排尿，将排尿时间、姿势及声音联系起来，形成条件反射。

（5）体格锻炼：婴儿户外活动，开始每日5～10分钟，逐渐延长到1～2小时，进行空气、日光、水“三浴”锻炼。以增强体质，提高对外界环境的适应能力和抗病能力。但要避免阳光直射面部。

（6）早期教育：及时挖掘小儿的智慧潜力。安排婴儿多接触各种实物、玩具、图片、音乐、听故事、启发孩子用语言表达思想等，促进感知觉和智能的发育。幼儿期是语言形成的关键时期，应经常与他交谈，鼓励其多说话，锻炼幼儿丰富的语言表达能力。动作是心理的外部表现，动作的发展促进儿童心理发展。指导家长按月龄生长发育的特征并结合婴儿的实际能力适时训练其动作。有计划地锻炼孩子的运动能力，从早期的被动体操逐渐过渡到训练其翻身、爬、坐、站立、握持、扶持行走等。在陪孩子玩耍中鼓励其主动与他人接触，耐心限制其危险行为，以培养良好的环境适应能力。

（7）预防意外伤害：意外事故是婴儿期第一死亡原因。包括气管异物、烧伤和烫伤、中毒、窒息、跌倒和坠落伤等。

（8）计划免疫：婴儿期是计划免疫实施的重要时期。按照计划，所有相关的疫苗初种均应在1周岁以内实施完毕。指导家长按时完成计划免疫，预防急性传染病的发生。婴儿期的计划免疫程序参见表6-1。

（三）幼儿期保健

幼儿期（toddler）是指1～3岁的时期，该期是儿童各种生理、心理、社会适应能力发育完善的重要时期。幼儿期儿童的保健工作特点是孩子从居家生活逐步过渡到托幼机构的集体生活。托幼园（所）的老师成了儿童生活、教育和保健的另一主要照护者。因此社区保健的重点亦转为对托幼机构的专业人员的培训、指导，相关卫生保健制度的建立与管理。

1. 幼儿期的主要生理特点

（1）幼儿期体格生长速度较婴儿期减慢，但机体各个系统功能进一步趋于完善。语言动作能力明显发展，活动增多，但识别危险的能力不足，易发生意外损伤。

（2）正常发育的儿童约在1～1.5岁囟门闭合，2岁左右乳牙出齐。逐渐过渡到成人饮食，注意防止营养缺乏和消化功能紊乱。

（3）2岁的儿童免疫系统发育已相当完善，抗病能力有所提高，感染性疾病的发生机会已呈逐渐下降趋势。

（4）中枢神经系统迅速分化发育，促进了语言、思维、运动能力和学习能力。已经具有使用语言表达个人要求和与人交往的初步能力，能完成较精细的协调动作，会走、跑、跳、攀高、握笔、持勺、搭积木等，与周围环境接触的机会大大增加、更快地促进了心理发展。

2. 幼儿期的主要心理、社会适应特点 人的心理社会发展在很大程度上受性格影响。性格的形成固然有生理基础，但其生活环境以及生长经历，在性格形成过程中起着至关重要的作用。幼儿的家庭、幼儿在家中的地位、家长的处世方式，无不对儿童产生很大影响。此期儿童经历了从家庭环境到托幼园（所）集体生活环境的转变，逐步适应了怎样与他人相处，养成了生活和卫生习惯，初步有了是非观念，个性特征已经基本形成。

3. 幼儿期的保健要点

（1）合理安排饮食：此期儿童饮食正从乳类向以谷类食物为主，鱼、肉、蛋、蔬菜为副食的饮食结构转化，混合摄入以满足生长发育所需。饮食安排应保证充足热能，适当添加动物瘦肉、鸡蛋、豆制品，保证动物蛋白质和植物蛋白质的摄入量，蛋白质、脂肪、糖的比例为1∶1.2∶4。食物应多样且易消化，每日三次正餐，其间可加1～2次点心、水果。每日还需摄入300～500ml乳品。多食用新鲜蔬菜、水果，提供维生素和多种无机盐。

（2）培养良好的生活及卫生习惯：社区护士要指导家长，有意识地训练和培养幼儿的一些基本的生活技能。2岁开始培养幼儿于饭前便后洗手及独立进餐的能力，逐渐养成睡前漱口及早晨刷牙的习惯。定时独立睡眠，形成良好睡眠姿势；逐渐培养生活自理及危险规避能力。通过儿童易于接受的具体形象，如看动画片、讲故事或示范等方式，反复训练并监督检查，逐渐养成儿童良好习惯。

（3）加强早期教育：促进智力和动作发育，利用做游戏、寓言故事、教具、儿歌及自然环境等方式，加强儿童感知觉、语言、思维、观察力以及精细动作等能力的培养；培养社会适应能力，注重培养集体观念、道德观念，懂得礼貌谦让等。

（4）预防意外事故：幼儿由于识别能力差或成人疏忽而发生意外，常见的意外有烫伤、外伤、异物吸入、中毒、溺水等，应指导父母树立安全意识，在儿童活动的场所采取预防措施，避免让幼儿单独行动；药品和各种日常化学制剂要放置于幼儿拿不到的地方；远离热源、火源和电源。

（5）定期进行生长发育监测及健康检查：对儿童进行全面和持续的健康评估，并建立健康档案。包括：入托幼机构体检和定期体检、身心发育监测、喂养与营养评估、疾病筛查等，同时结合个体实际情况进行保健指导。

（6）实行托幼园（所）《卫生保健合格证》制度：包括托幼园（所）场地、设施和卫生条件、工作人员定期健康检查等。同时建立完整的、行之有效的卫生保健制度。按年龄组合理安排生活内容，培养儿童良好的作息和生活习惯；加强食品卫生管理，科学制订膳食计划，定期进行营养评价；定期对环境、空气、餐具、玩具、物品等进行清洁和消毒工作；按程序继续完成计划免疫，重视对传染病、儿童“四病”、肠道寄生虫病、龋齿、沙眼等常见病的查治工作；应配备专职安保人员定期检查维修园（所）内设施和场地，消除事故隐患；根据幼儿发育的身心特点，科学地安排各种学习和体育活动，每天保证足够的户外活动。

（四）学龄前期保健

4～6岁为学龄前期（preschool age）。学龄前期儿童保健工作是幼儿期各项保健内容的延续，儿童体格发育速度减慢，智力发展增快，求知欲强，好奇心重，爱发问，喜模仿，易发生意外事故。集体儿童在托幼机构内的学习生活、作息安排也从相对自由化逐渐过渡到规律化，为学龄期的学校生活做好准备。

1. 学龄前期儿童的生理、心理特点

（1）生理发育：学龄前期儿童身高、体重增长稳定，运动功能发育趋于成熟，绘画能力增强，有整体概念。跑、跳、攀登等动作比较灵活自如。6岁的儿童肌肉逐渐发达，手眼合作完善，能熟练地用筷子吃饭，按音乐节奏跳舞和演奏简单乐器。

（2）感知觉发展：学龄前期，儿童各种感觉都在迅速完善，特别是一些复杂的感觉都有了进一步的发展。语言和思维能力进一步发展，学会讲故事、背诵儿歌、跳舞等。开始有初步抽象思维，想象的萌芽，记忆力好，好发问。对周围人和环境的反应能力更趋于完善。

（3）心理发展：学龄前儿童由于言语词汇的增多和动作的发展，对周围的一切产生了强烈的兴趣，易萌发各种思想、行为、好奇和幻想。会渴望独立，并初步形成参与社会实践活动的愿望和能力，具体表现在愿意帮助父母做某些事情，但由于缺乏知识、经验和能力，常常事与愿违。随着心理过程的不断发展，学龄前期即可具有最初的对事物的分析、综合与抽象概括的能力，这使他们在游戏等活动中初步学习运用逻辑思维。儿童的个性倾向在幼儿期萌芽，在学龄前期就可形成较为明显的个性倾向。

2. 学龄前期儿童的保健要点

（1）营养与饮食：学龄前期儿童的膳食结构接近成人，与成人共进主餐，另加一餐点心即可。每天饮牛奶200ml左右，以保证优质蛋白的摄入。避免食入过于油腻、辛辣、刺激性较大的食品。膳食安排要求多样化、粗细搭配、荤素搭配，以提供儿童生长发育所需的平衡营养。切忌养成挑食的习惯。

（2）提高基本生活能力：家长要有意识地让儿童做些力所能及的家务，锻炼儿童的独立性，培养儿童动手操作能力。促进儿童细微动作的发展，从而促进脑的发育，家长让儿童使用筷子、小剪刀，做小手工、折纸、玩积木等，锻炼手指的活动。

（3）定期健康检查：每年进行一次体格检查，了解其生长发育状况。定期检查视力，有异常早矫治。加强口腔卫生，预防龋齿等各种疾病。指导其保护牙齿，培养早晚刷牙、饭后漱口的良好卫生习惯。

（4）培养健康心理和社会适应能力：注意智力开发和启迪儿童的求知欲，培养乐观互助、爱生活、爱物品、爱劳动、爱集体等优良品德；注意培养儿童的自信心、是非观念、自制能力等。家长也要尊重其人格和自尊心，不可当众斥责、挖苦，甚至体罚，以免造成心灵创伤。

（5）安全教育：学龄前儿童活泼好动，但机体发育尚不完善，动作协调性不好，且缺乏实践经验，易发生意外伤害。要注意培养自我保护的意识和能力，让儿童学会自我保护。

（6）加强传染病和常见病的防治：该年龄组儿童易患各种传染性疾病，如水痘、腮腺炎等，应及时发现，及时治疗。

（7）完成加强免疫：定期进行加强免疫接种，按免疫程序执行。

（五）学龄期保健

1. 学龄期（school age）**儿童生理、心理特点**

（1）小儿体格仍稳步增长，除生殖系统外其他器官发育到该阶段已接近成人水平，脑的形成已基本和成人相同，智能发育趋向成熟，是接受教育的重要时期。

（2）感知觉发展：学龄期儿童视、听觉感受性、视力调节能力不断发展，辨别音调的能力逐渐提高。知觉的目的性和持续性逐步加强，能辨认自己的左右方向。

（3）学龄期儿童思维特征：是从以具体形象思维为主要形式过渡到以抽象逻辑思维为主要形式，并以具体直观的形式理解概念、事物。

（4）学龄期儿童个性特征越来越固定，个性倾向也越发明显。性格逐渐形成，良好的教育可能形成诚实、勤奋、责任心强等优良品质；相反，可能形成任性、懒惰、蛮横等不良性格。

2. 学龄期儿童的保健要点

（1）营养与饮食：合理安排进餐时间和营养分配，尤其保证早餐质量，增加上午课间餐；培养良好的饮食卫生习惯，纠正偏食、吃零食及暴饮暴食等坏习惯。

（2）制订合理的生活制度：合理安排课内外学习、活动，保证充足的休息和睡眠，避免疲劳，培养良好的学习习惯，提高学习效率。

（3）加强心理保健：学龄期儿童不适应学校生活时，常表现为焦虑、恐惧或拒绝上学。一旦出现问题，学校与家长应相互配合，循循诱导，帮助儿童适应学校生活，而不应采用简单粗暴的方法和生硬的语言对待儿童，否则会造成心理压力，严重时可导致心理障碍。

（4）安全教育：学龄期常发生的意外伤害是车祸、溺水、运动外伤等，应加强儿童安全教育，学习交通规则和意外事故的防范知识，减少伤残发生。

（5）常见健康问题的预防及护理：加强免疫工作，预防常见传染病；定期进行全面体格检查，筛检肠道寄生虫病，预防和矫治龋齿、近视、沙眼、脊柱弯曲等常见病。加强体育锻炼，增强抗病能力。

第三节　社区妇女保健

妇女占人口数量的一半，做好妇女保健工作，保护和促进妇女身心健康，直接关系到子孙后代的健康、民族素质的提高和计划生育基本国策的贯彻和落实。因此，妇女保健是我国卫生保健事业的重要组成部分。社区护理人员要根据妇女生理特点，运用多学科知识，为妇女进行预防保健和护理工作。

一、概　　述

（一）社区妇女保健的意义

社区妇女保健以预防为主，以保健为中心，面向基层和社区妇女群体，防治结合，以生殖健康为核心。因此，社区妇女保健的重要意义在于以下几方面；

1. 妇女特殊生理、生殖功能　女性一生要经历新生儿期、幼年期、青春期、性成熟期、围绝经期和老年期。而且要经历怀孕、分娩、产褥和哺乳等特殊过程，它直接关系到胚胎和婴儿的健康。

2. 妇女在人类社会的特殊地位和作用　因为妇女占人口数量的一半，她们是家庭和社会的核心，肩负着建设国家和孕育后代的双重任务。

3. 妇女健康保建意识　妇女的身心健康将直接影响下一代的健康。妇女的卫生保健意识直接影响家庭与社会的卫生水平。

4. 影响妇女的社会因素　因受社会、环境、文化、经济等诸多方面的影响，妇女的作用和身心健康尚未得到足够的重视，加之妇女在体质和体格发育上与男性的差异和不同，妇女受教育及就业的机会均较男性少。

（二）社区妇女保健工作任务

社区妇女保健工作要以预防为主，保健为中心，提高管理水平、工作质量和社会效益，以保障妇女的健康。在现阶段，重点需要贯彻下列工作：

1. 定期进行妇女常见病、多发病的普查普治。

2. 做好妇女各期保健 妇女保健工作可分为青春期保健、围婚期保健、围生期保健、围绝经期和老年期保健。妊娠期、围生期和哺乳期保健被列入了系统保健管理，工作目标是促进母子身心健康。本节重点介绍经期、孕期、产褥期、围绝经期保健。

3. 进行计划生育指导。

4. 做好妇女劳动保护 根据妇女生理特点，协助有关主管部门制订劳保条例及规定，例如产假制度、孕晚期及哺乳期免夜班制度等。

二、妇女各期保健

（一）经期保健

月经是女性性功能成熟的一项指标。在内分泌激素调节下，子宫内膜周期性的脱落及出血，称为月经。第一次月经来潮称为初潮，一般为 11～18 岁，多数为 13～15 岁。两次月经第一天的间隔时间称月经周期，一般为 28～30 天。经期一般为 3～7 天，正常月经的经血量约 30～50ml。月经来潮一般情况下不影响妇女的工作和生活，有时可引起下腹部的酸胀或下坠感。正常月经有赖于大脑皮质-下丘脑-垂体-卵巢之间的功能协调，其中任何一个环节发生异常，都会导致月经失调。

1. 经期常见的生理问题

（1）功能失调性子宫出血（function malajustment uterus hemorrhage）：简称功血，是由于调节生殖的神经内分泌失调引起的异常子宫出血。表现为月经紊乱、月经周期的不规则或经期长短不一、经量多少不定，而全身及内外生殖器官无器质性病变。无排卵性功血多见于青春期和围绝经期妇女，有排卵性功血则多见于育龄期妇女。机体可受各种因素干扰，如精神刺激、环境变化、代谢紊乱等导致月经紊乱。

（2）闭经（amenorrhea）：闭经是妇科常见症状。分为原发性和继发性两类。原发性闭经指妇女年龄超过 16 周岁、女性第二性征已发育、月经未来潮或年龄超过 14 周岁，第二性征尚未发育；继发性闭经指正常月经建立后月经停止 6 个月。根据发生的原因，又分为两大类：一类是生理性闭经，即妇女因某种生理原因而出现一定时期的月经不来潮，例如初潮前、妊娠期、产后哺乳期、绝经后等。另一类是病理性闭经，是指因某些病理性原因而月经不来潮。青春期少女闭经，多见于精神创伤、紧张忧虑、环境改变，也可因体重下降、神经性厌食导致重度营养不良而闭经。

（3）痛经：痛经（dysmenorrhea）是月经期和月经期前后出现的下腹疼痛或其他不适，严重影响生活和工作质量。临床上可分为原发性痛经和继发性痛经，前者为功能性，后者则由生殖器官器质性病变所致。青春期痛经多为原发性，一般月经来潮前数小时即感疼痛，月经开始时加剧。下腹痛呈痉挛痛和胀痛，可放射至腰骶部、大腿内侧及肛门周围。可伴有面色苍白、恶心、呕吐、畏寒、大便频数等，严重时可发生虚脱。一般历时数小时至 2～3 天。

（4）经前期紧张综合征（menses prophase tensity syndrome）：经期有部分妇女出现生理上、精神上以及行为上的改变，称为经前期紧张综合征。女性在此时表现为情绪消极、乏力、烦躁、嗜睡、不愿做家务，甚至哭泣、大怒，个别有自杀行为。有的合并有失眠、头痛、乳房胀痛、腹胀、恶心、呕吐、全身水肿等。

2. 经期常见的心理问题　青春期由于缺少性生理知识，月经初潮时会出现恐慌、焦虑。继而对每次月经带来的不便与不适产生讨厌或憎恨，情绪易波动，易激惹，因此加重经前期紧张综合征。围绝经期妇女通常在绝经前会出现月经失调，有些妇女会因此产生恐慌、悲观心理，严重时会给围绝经期妇女身心健康造成危害。

3. 经期的保健要点　月经虽属正常的生理现象，但由于子宫内膜剥脱及出血，抵抗力降低，如不注意经期保健和卫生，便会引起月经失调或其他妇科疾病。

(1) 清洁卫生：经期要保持外阴清洁，避免盆浴、坐浴和性生活。勤换卫生垫及内裤，不做妇科检查，以防感染。

(2) 调节情志：祖国医学认为情志异常是重要的致病因素之一。精神情绪对月经的影响尤为明显；故经期一定要保持情绪稳定、心情舒畅、避免不良刺激，以防月经不调。

(3) 劳逸结合：经期一般不影响正常的学习和工作，但应避免重体力劳动和剧烈运动，以免因过劳致盆腔过度充血，引起月经失调。保证充足睡眠，以保持充沛精力。

(4) 寒暖适宜：注意气候变化和饮食调节。注意保暖，少吃生冷食物；防止高温日晒、风寒雨淋，不用冷水洗头洗脚，不要久坐冷地。

(5) 做好记录：要仔细记录月经来潮的日期，推算下月来潮的时间，便于早期发现月经不调、妊娠等。

(二) 孕期保健

孕期保健（pregnant health care）的目的主要是通过产前检查、产前访视，针对不同孕期的妇女，提供相应的健康指导，积极消除影响胎儿生长发育的各种有害因素，防治孕期的各种并发症，使其顺利度过妊娠期。

1. 妊娠的概念　妊娠是胚胎和胎儿在母体内发育成长的过程，卵子受精是妊娠的开始，胎儿及其附属物自母体排出是妊娠的终止，全过程平均 40 周。为掌握不同孕期的特点，临床将妊娠分为三个阶段：妊娠 12 周末以前称早期妊娠；第 13～27 周末称中期妊娠；第 28 周及以后称晚期妊娠。

2. 产前检查　产前检查的主要目的是为了及时发现和防治妊娠期的病理现象。

(1) 检查时间：产前检查应从确诊早孕开始，孕 28 周以前每 4 周一次，28 周以后每 2 周一次，36 周以后每周一次。高危孕妇应适当增加检查次数。

(2) 检查内容：首次检查应详细询问病史，如年龄、职业、孕产史、家族史、配偶健康史、用药史和手术史等。了解孕妇生命体征，并做全身检查。推算预产期。产科检查包括腹部检查、骨盆测量、阴道检查等。必要时行 B 超检查了解胎儿的发育情况。复诊检查内容包括了解前次检查后有无不适症状。测量体重、生命体征。复查胎位、胎心、腹围等。

3. 孕期卫生指导

(1) 休息与活动：健康的孕妇可从事一般的日常工作和家务劳动，适当运动可促进血液循环，改善食欲和睡眠，强化肌肉为分娩做准备。散步是孕妇最适宜的运动，但应少去公共场所，避免感染。孕 28 周后可适当减轻工作量，避免长时间站立或重体力劳动。睡眠时最好采取左侧卧位，以增加胎盘血供。夜间睡眠至少 8 小时，中午休息 1～2 小时。休息时可抬高下肢，减轻下肢水肿。居室内保持安静和空气流通。

(2) 个人卫生与衣着：孕妇的新陈代谢旺盛，汗腺及皮脂腺分泌旺盛，经常洗澡能促进血液循环。阴道分泌物增多，应每日清洗外阴并更换内裤。孕妇衣着应宽松、舒适、透气性好。腰带不宜过紧，以免影响血液循环。宜穿轻便舒适的鞋子，避免穿高跟鞋，防止腰背痛及身体失衡。

（3）乳房护理：保持乳房清洁。于妊娠7个月开始，每日用温水毛巾轻擦乳头，用手轻轻揉捏乳头数分钟，增加皮肤韧性，防止哺乳期乳头皲裂。如乳头扁平或凹陷，用拇指和示指压紧乳晕两侧，另一手轻捏住乳头根部向外牵拉，每日1～2次，帮助乳头凸出，以适宜哺乳。

（4）心理卫生指导：在孕早期就应对孕妇进行妊娠生理教育，使她们了解妊娠、分娩的全过程，做好心理疏导，帮助她们做好必要的心理准备，克服紧张情绪，消除不必要的顾虑和恐惧，减轻精神紧张与压力，使她们在妊娠期能够始终保持愉快而稳定的健康情绪。

4. 孕期营养指导

（1）妊娠期间孕妇营养摄入必须满足自身及胎儿生长发育的双重需要：摄入过多，易致巨大儿而难产；摄入过少，会导致胎儿宫内发育迟缓、畸形，如叶酸摄入不足可引起胎儿神经管畸形。

（2）孕期膳食要营养均衡：原则是以动物蛋白为主，同时增加丰富的植物蛋白；预防贫血及缺钙，多食动物肝脏、血、瘦肉、蛋黄、豆类、牛奶、海产品；补充维生素，多食瓜果、蔬菜；适当限制含脂肪、糖类较多的食物。采用正确的烹饪方法，避免破坏营养素，选择易消化、无刺激性的食物，避免烟、酒、浓茶、浓咖啡及辛辣食品。水肿者适当限制盐的摄入。做到不偏食、不挑食、不忌口。

5. 孕期用药和性生活指导

（1）多数药物可通过胎盘输送给胎儿，早期妊娠阶段是胚胎器官分化发育阶段，很容易因某些药物的作用导致胚胎停止发育或胎儿畸形。因此妊娠期用药要慎重，尤其是孕早期，必要时要在医生指导下选用适当药物。切不可随意滥用抗生素类、抗肿瘤药、激素类和解热镇痛药等。特别是使用药物的剂量过大、时间过长将加大对胚胎或胎儿的损伤。

（2）妊娠12周前及28周以后，应避免性生活，以防流产、早产及感染；妊娠中期应节制性生活。

6. 孕期自我监护与胎教的指导

（1）胎动计数：孕妇于孕18周左右自觉胎动。妊娠晚期胎动计数是孕妇自我监护胎儿最简单可靠的方法。嘱孕妇每日早中晚各数1小时胎动次数，3小时胎动次数乘以4得出12小时胎动次数。如12小时胎动次数在30次以上，反映胎儿良好；少于10次，可能有胎儿缺氧，应到医院就诊。

（2）测量体重：妊娠中晚期，孕妇体重每周增加不应大于0.5kg，整个孕期体重约增加12.5kg，增重过快，应警惕妊娠合并症或并发症。

（3）测量宫底高度：教会其家属每周为孕妇测量宫底高度，若宫底高度2～3周没变化或增长过快，提示胎儿发育异常或羊水过多等。

（4）听胎心：每日定时听胎心并记录，正常胎心率为120～160次/分，过快或过慢均属异常，应及时到医院就诊。

（5）胎教：胎教能促进母子身心健康、胎儿的智力发育和和睦的家庭气氛，提倡夫妇共同参与。自孕20周开始，可用语言、音乐、抚摸等有益的信息刺激胎儿。

1）音乐胎教：宜选择柔和、舒畅的曲目。每日2次，每次约30分钟。

2）言语胎教：与胎儿说话、讲故事等。每日2次，每次约10分钟。

3）抚摸胎教：纵向或横向轻柔地抚摸胎儿。每日2次，每次约5分钟。

7. 孕期常见症状及指导

（1）早孕反应：常发生于妊娠6～12周，表现为食欲不振、偏食、恶心、呕吐、乏力等。注意避免空腹，少食多餐，每天进餐5～6次，食用清淡易消化食物；保持愉悦的心情。反应重者应考虑妊娠剧吐，必要时住院治疗。

（2）尿频：因妊娠子宫压迫所致，易发生在妊娠初3个月及末3个月，有尿意时及时排空，无特殊处理。

（3）水肿：妊娠晚期水肿休息后消退，属正常；如休息后不消退，应警惕妊娠期高血压疾病。睡眠时左侧卧位，下肢垫高，避免长时间站或坐，长时间站立者，可双下肢轮流休息，以利血液回流。

（4）下肢、外阴静脉曲张：增大子宫影响下肢、外阴静脉回流所致。避免长时间站立，指导孕妇穿弹力裤或袜，休息时抬高下肢。

（5）便秘：定时排便，多吃蔬菜、水果，适当活动，勿随便用缓泻剂。

（6）腰背痛：因关节韧带松弛及重心改变所致，应穿低跟鞋，尽量保持上身直立，避免长时间弯腰，严重时卧床休息，局部热敷。勿随便用镇痛药。

（7）下肢痉挛：及时补钙，避免腿部疲劳和受凉。

（8）白带增多：属孕期生理变化，但应排除病原体感染。每日清洗外阴，严禁阴道冲洗。穿棉质内裤，经常更换。

（9）仰卧位低血压综合征：妊娠晚期孕妇长时间仰卧位，可引起回心血量减少、心搏量降低、血压下降，左侧卧位后血压恢复正常。故妊娠晚期的孕妇不宜长时间仰卧，休息时左侧卧位为宜。

8. 分娩准备指导

（1）分娩前孕妇常感到恐惧不安或焦虑：通过产前宣教，让孕妇正确认识分娩过程。告诉孕妇分娩疼痛由子宫收缩引起，呈阵发性，属自然的生理过程，减轻其恐惧和焦虑，以愉悦的心情迎接分娩。

（2）指导孕妇学会减轻宫缩阵痛的方法：如宫缩时的呼吸运动训练，宫缩时腹部保持放松、按摩腹部和腰骶部、分散注意力等技巧；学会正确应用腹压的方法；教会孕妇分娩过程中充分利用宫缩间歇期休息，使体力得到恢复。

（3）分娩物品准备：母亲用物有消毒卫生巾、内衣、合适的胸罩、吸奶器等；新生儿用品有棉质衣物、尿布、无刺激性的肥皂和清洁剂、包被、毛巾、爽身粉等。

（4）先兆临产的判断

1）假临产：预产期前1～2周，孕妇出现不规律腹痛伴腹壁紧张，常在夜间出现，白天消失。

2）轻松感：临近预产期，孕妇感上腹部较前舒适，进食量增加，呼吸轻松，系胎先露下降入盆所致。

3）见红：分娩前24～48小时，阴道排出少量血性分泌物，是分娩即将开始的较可靠征象。孕妇发现见红，应入院待产。

（三）产褥期保健

产褥期（puerperium）是指从胎儿、胎盘娩出到全身各系统器官（除乳腺）恢复或接近正常未孕状态的一段时期，一般需 6 周。这一时期是产妇身体的各器官恢复的时期，同时还要抚育婴儿，加之产后角色的改变，产妇心理压力增大。社区护士应通过产后家庭访视等方式对产妇提供良好的产褥期保健，以保证母婴健康，顺利地度过产褥期。

1. 产褥期的主要身体状况

（1）生命体征：产后 24 小时内体温略有升高，一般不超过 38℃。脉搏略缓慢，60～70 次/分；呼吸深慢，14～16 次/分；血压平稳。

（2）子宫复旧情况：产褥期第一天子宫底为平脐，以后每天下降 1～2cm，产后 10～14 天降入骨盆内，耻骨联合上方不能扪及，注意有无压痛。如不能按期复旧，提示有异常情况发生。

（3）产后排尿功能：产后 2～4 小时应鼓励产妇小便，要特别注意滞产或手术产的产妇排尿是否通畅。产后尿潴留时，充盈的膀胱可影响产后子宫收缩而引起产后出血。

（4）恶露（lochia）：产后子宫蜕膜脱落，含有血液、坏死蜕膜组织的血性液体经阴道排出称为恶露，分为血性恶露、浆液恶露、白色恶露，可持续 4～6 周。正常恶露有血腥味，但无臭味。若子宫复旧不全或合并感染时，血性恶露持续时间延长、量多并有臭味。

2. 产褥期保健 产后访视是指社区保健人员可在产妇出院后 3 天、14 天、28 天做 3 次产后家庭访视，了解产妇和新生儿健康状况。包括产妇饮食、排便、睡眠；检查乳房，了解授乳情况；观察会阴切口、剖宫产腹部伤口及子宫复旧和恶露等，发现问题及时指导、处理。

（1）环境：产妇休养的环境应安静舒适，经常通风换气，使室内空气新鲜。保持适宜的温度和湿度，避免产妇受凉或中暑。

（2）饮食营养：产妇的饮食应清淡、易消化，营养丰富，保证足够热量，多食汤汁类食物可促进乳汁分泌。

（3）活动指导：健康产妇产后 24 小时内以卧床休息为主，产后 2 天可在室内走动，并可按时做产后健身操。行会阴侧切或剖宫产的产妇可推迟到第 3 日起床和活动，待伤口愈合后做产后健身操。

（4）个人卫生：产妇每天用温热水漱口、刷牙，坚持洗脚、擦澡，勤换衣服及床单；保持外阴清洁，每日应清洗外阴，用消毒会阴垫，预防感染。

（5）心理保健指导：解除产妇不良的社会、心理因素，减轻心理负担和躯体症状。对于有不良个性的产妇，给予相应的心理指导，减少或避免精神刺激，减轻生活中的应激压力。社区护士应倾听产妇诉说心理问题，做好产妇心理疏通工作。促进和帮助产妇适应母亲角色，指导产妇与婴儿进行交流、接触，为婴儿提供照顾，培养产妇的自信心。

（6）乳房的护理及母乳喂养指导：社区护士应向产妇及家人宣传有关母乳喂养的知识，阐明母乳喂养的优点及影响乳汁分泌的因素，并指导使其能顺利进行母乳喂养；注意吸吮的含接及喂养姿势是否正确，并给予指导；母乳喂养的次数可不固定，按需哺乳。产后半小时即开始哺乳，夜间坚持喂奶，因为夜间喂奶可刺激乳汁分泌；指导产妇保持情绪稳定、心情愉快，食用有助于乳汁分泌的食物。若乳房发生凹陷、损伤、肿胀、硬块等情况，应及时进行哺乳指导，一旦发生乳腺炎应动员其到医院就医。

·知识链接·

母乳喂养的优点

母乳喂养的优点有：①母乳含有各种营养物质，易消化吸收，能满足婴儿出生后4～6个月内生长发育需要的全部营养物质，是婴儿最理想的食物。②母乳具有特殊的免疫功能，能保护婴儿少患疾病。③母乳温度适宜，不污染，方便、经济。④婴儿吸吮可促进泌乳和子宫收缩，有利于产后母体康复；母乳喂养可使月经复潮时间延迟，减少受孕机会；乳腺癌及卵巢癌的发生几率降低。⑤促进母子感情，有利于智力发育。

(7) 避孕指导：产褥期不宜进行性生活，哺乳期要坚持避孕。哺乳者最好采用工具避孕。

(8) 复查：产妇在产后42天应去医院做产后健康检查，包括全身检查和妇科检查。最好同时带婴儿到医院做一次全面检查。

(四) 围绝经期保健

围绝经期（menopause）是指妇女围绕绝经前后的一段时期。一般从绝经前出现与绝经有关的内分泌、生物学和临床特征，至最后一次月经后1年。一般发生在45～55岁之间，平均持续4年。

围绝经期综合征以往称更年期综合征，是由于卵巢功能衰退、雌激素水平下降而引起的以自主神经功能紊乱为主、伴有神经心理症状的综合征。由于社会、经济和地区的不同，个人身体、婚孕状况的差异，围绝经期到来的时间也有差异。我国近年来妇女围绝经期到来有延长的倾向，大约50岁左右。

1. 生理改变

(1) 月经紊乱：大多数妇女在绝经期前出现月经紊乱。通常表现为月经周期不规则，月经频发或月经稀发，经量多少不定，如流血量过多、过频，可出现头晕、乏力、心悸等贫血症状。

(2) 泌尿、生殖道的改变：尿道缩短，黏膜变薄，括约肌松弛，常有尿失禁；膀胱因黏膜变薄，易出现反复发作的膀胱炎。外阴皮肤干皱，皮下脂肪变薄；阴道皱襞变平、弹性减退、干燥，导致性交痛及老年性阴道炎反复发作。

(3) 血管舒缩失调症状：主要表现为潮热。面部和颈胸部皮肤阵阵发红，伴有轰热，继之出汗。持续时间短则数秒，长则数分钟，发生频率存在很大个体差异。

(4) 心血管系统的变化：绝经后冠心病发生率增高。因血胆固醇水平升高，各种脂蛋白增加，而高密度脂蛋白/低密度脂蛋白的比率降低，易诱发动脉粥样硬化。

(5) 骨质疏松：绝经后由于雌激素水平下降，骨质吸收速度快于骨质生成速度，促使骨质逐渐疏松。骨质疏松可引起骨骼压缩、身材变矮，严重者可致骨折。

2. 心理改变

(1) 情绪变化：主要表现为紧张、焦虑或情绪低落、激动易怒、情感脆弱。记忆力减退及注意力不集中也较常见。

(2) 精神障碍：少数妇女可有嫉妒妄想、迫害妄想和疑病妄想或者表现为情绪忧郁、焦虑和紧张不安、坐卧不宁、终日惶惶不安似有大祸临头的感觉，常悲观厌世。

3. 围绝经期妇女的保健要点

(1) 健康教育：对围绝经期妇女提供有关围绝经期知识的健康教育，使她们认识到围绝经期是一个正常的生理过程。指导其做好自身心理调节，解除顾虑，适应面临的各种生理、心理变化。对家属提供健康教育，让患者家属也具备有关围绝经期的知识，使其了解女性围绝经期内分泌改变给患者带来的不适，谅解患者出现的急躁、发怒、焦虑、忧郁等消极情绪，提供精神心理支持，协助患者度过这一时期。

(2) 科学安排日常活动：围绝经期妇女要科学安排日常活动，养成良好的生活习惯，避免过度紧张、劳累；坚持进行体育锻炼，多参加各类活动，使生活充实而有规律。

(3) 合理的膳食结构：要注意平衡膳食，多摄入富含钙、维生素和蛋白质的食物，保证营养。少吃甜食，适当控制食盐、脂肪和胆固醇的摄入。以免发生骨折、肥胖、水肿、高血压等。

(4) 指导正确用药：围绝经期妇女易出现骨质疏松，应鼓励其坚持户外活动，多晒太阳，并可每天补充钙 1g，同时加服维生素 D。补充雌激素是针对病因的预防性措施，能明显改善围绝经期症状。但必须在医生的指导下合理、规律的使用，掌握好适应证和禁忌证，让患者了解用药的目的、用药剂量、方法及可能出现的副作用，切忌滥用药物。

(5) 定期进行健康检查与疾病普查：若条件允许，每年应至少进行一次健康检查和常见病的普查，以便早期发现影响妇女健康的常见病和多发病，及早治疗，控制病情发展。坚持自查乳房，以每月检查一次为宜。

三、计划生育技术

计划生育是指采用科学的方法，有计划的生育子女，控制人口数量，提高人口素质，使人口增长与社会经济发展相适应。实行计划生育是我国的一项基本国策。其内容包括：①晚婚：按国家法定年龄推迟 3 年以上结婚；②晚育：按国家法定年龄推迟 3 年以上生育；③节育：提倡一对夫妇生育一个子女，并采取节育措施；④提高人口素质：即优生优育。计划生育措施包括避孕、绝育及避孕失败的补救措施。本节重点介绍避孕措施。

(一) 药物避孕

目前常用的多为女用避孕药，由雌激素和孕激素配伍而成，具有安全、有效、经济、简便的特点。其主要避孕原理是抑制排卵；改变宫颈黏液性状，不利于精子通过；改变子宫内膜形态与功能，阻碍受精卵着床。有复方短效口服避孕药、长效口服避孕药和缓释系统避孕药等。

1. 适应证 健康的育龄女性均可服用。

2. 禁忌证 包括：①严重的全身性疾病，如心血管疾病、肝炎、肾炎、血栓性疾病等；②恶性肿瘤、癌前病变、子宫或乳房肿块；③精神疾病生活不能自理者；④月经稀少或年龄大于 45 岁者；⑤哺乳期。

3. 不良反应 类早孕反应、月经改变、体重增加、色素沉着等。

(二) 工具避孕

是利用器具阻止精子和卵子结合或通过改变宫腔内环境达到避孕目的。目前常用的有阴茎套和宫内节育器。

1. 避孕套 男用避孕工具。为筒状优质薄型乳胶制品，顶端呈小囊状，排精时精液储存在小囊内，使精子不能进入宫腔而达到避孕目的。

2. 宫内节育器 是一种相对安全、有效、简便、经济、可逆的节育器具，是目前我国育龄妇女采取的主要避孕措施。其主要避孕原理是改变宫腔内环境，干扰受精卵着床和影响受精卵发育。

（1）适应证：凡育龄妇女要求放置而无禁忌证者。

（2）禁忌证：月经过多、过频或不规则出血；生殖器官肿瘤；子宫畸形；子宫颈口过松或子宫脱垂；生殖道急性炎症；严重全身性疾患。

（3）不良反应及并发症：①出血：表现为经量过多或不规则阴道出血；②腰酸腹胀：由于节育器型号与宫腔大小或形态不相符合，导致子宫过度收缩而致；③感染：放置宫内节育器时无菌操作不严，或节育器尾丝导致上行性感染；④节育器嵌顿、异位、脱落、带器妊娠等。

（4）节育器放置时间：一般选择月经干净后3～7天放置；人工流产术后宫腔深度＜10cm；产后42天子宫恢复正常后；中期妊娠引产后3个月；剖宫产术后半年。

（5）节育器放置后的保健指导：术后休息3天，1周内避免重体力劳动，2周内禁止性生活及盆浴，保持外阴清洁，3个月内在月经来潮或大便时要注意节育器是否脱落。放置宫内节育器后如出血多、腹痛、发热，应立即就诊，以便确定原因；放置节育器后要定期复查；注意节育器放置的期限。

（6）节育器取出：①适应证：放置期限已满需更换者；计划再生育者；绝经后半年到1年；改用其他避孕措施；出现副作用及并发症，经治疗无效时；带器妊娠者。②时间：以月经干净后3～7天为宜，出血多者随时可取。

（三）其他避孕方法

1. 紧急避孕　是指在无避孕措施下进行性生活或避孕失败后的一定时间内采取的阻止妊娠的补救避孕方法。通过放置宫内节育器、药物避孕阻止或延迟排卵，干扰受精或阻碍着床来达到避孕的目的。

2. 安全期避孕法　多数妇女的排卵时间在月经来潮前14天，排出的卵子可存活1～2天，精子在阴道内可存活2～3天。因此，排卵前后4～5天内为易受孕期，其他时间不易受孕，称为安全期。在安全期内进行性生活而达到不受孕的目的称为安全期避孕法，但失败率较高。

第四节　社区中年人保健

一、概　　述

世界卫生组织认为，发达国家45～64岁，发展中国家45～59岁为中年人。大多数学者认为：35～59岁为中年期，其中35～44岁为中年早期，45～49岁为中年中期，50～59岁为中年晚期或老年早期。

中年是人一生中的黄金时代，是社会的中坚力量，现代社会的激烈竞争和快节奏生活方式，使得中年一代身心压力过大。同时，中年人又是家庭的砥柱，担负着社会和家庭的双重责任。另外，进入中年期后，衰老现象逐渐明显，因此，关心和爱护中年人的健康，做好中年人的预防保健是当前非常紧迫的社会问题。中年人应了解这个时期的生理、心理和社会特点，懂得如何保健、预防疾病、学会应对压力的技巧。

二、中年人的身心特征

（一）中年人的生理特点

1. 大脑与神经系统　脑组织发育比较早，随着年龄的增长，主要的改变是脑的萎缩性及动脉硬化性改变；神经传导和突触传递减慢。表现为人到中年开始出现记忆力下降，反应速度慢，睡眠时间逐渐缩短且易醒等现象。

2. 心血管系统　从30岁起，每10年心排出量下降6%～8%，同期血压却上升5%～6%。血管壁弹性因动脉逐渐硬化而降低，血压调节能力减弱，外周阻力增加，血压升高，心脏负荷增大，心肌收缩力、心搏量和心排出量逐渐减少，组织供氧受影响。血液胆固醇浓度也随年龄增长而增高，心脏冠状动脉和脑动脉可因而发生粥样硬化。病变严重时，造成心肌梗死、脑血栓、脑出血，甚至猝死。

3. 呼吸系统　中年以后肺泡和小支气管的直径随年龄增长而扩大，肺组织弹性逐渐减小，肺的扩张与收缩能力随之下降，肺活量因而变小。由于肺泡间质纤维增生，肺血管数目减少，毛细血管壁增厚，肺的气体交换功能也逐年降低。因此呼吸功能逐年下降，对感染的抵抗能力也下降，慢性支气管炎、支气管扩张及肺气肿等呼吸道慢性疾病的发病率随年龄增长而增高。

4. 消化和代谢　中年后消化功能下降，最明显的是胃液分泌量逐渐减少。胃液酸度和胃蛋白酶原含量降低，其他消化腺的功能也减退。同时，随着年龄的增长，热量的需要和基础代谢率日渐降低，身体代谢能力也有所减弱。随着年龄的增加，胰岛的功能减退，胰岛素分泌减少，血糖容易升高，糖尿病发病率明显升高。

5. 免疫系统　中年后期，细胞免疫和体液免疫都开始出现功能减退现象。抗体生成减少是一个突出表现，各种抗体的滴度随年龄增长而下降；细胞免疫功能也减弱，巨噬细胞的吞噬功能和自然杀伤细胞的杀灭能力都有所减退；免疫监视系统对发生癌性突变的细胞的监视功能减弱。这种变化在50岁左右和50岁以后十分明显。这就是50岁前后的中年人常常心力交瘁，易患多种疾病的重要原因。特别是癌症的发病率在50岁前后是高峰期。

6. 泌尿生殖系统　中年后肾脏开始缩小，重量减轻，肾小球发生透明性变，基底膜增厚、毛细血管塌陷，肾脏结构变化，肾血流量减少，肾小球滤过率减少，肾功能下降，表现为夜尿增多，易患肾盂肾炎。中年人生育功能下降，性腺功能降低，使性欲减退。到中年后期，还会因内分泌功能紊乱而出现更年期综合征。

7. 运动系统　进入中年，运动功能下降，特别是骨骼，骨质会逐渐发生退行性改变及骨质疏松，脆性增加，骨质增生。骨关节逐渐僵硬，易发生关节扭伤、劳损或增生性关节炎。

8. 感官系统　中年人感官系统均开始退化。40岁以后，视力逐渐减弱；听力、嗅觉在50岁以后开始下降；皮肤触觉在55岁以后灵敏性降低。

（二）中年人的心理特点

人到中年，承担着社会和家庭的双重负担，心理压力大。整个中年期的心理状况在早期、中期和后期都会表现出不同的特点。

1. 中年早期　一般指35岁左右年龄人群，这一时期心理活动比较活跃，好胜、不服输及竞争性强，但社会经历还不够丰富，遇事容易急躁、冲动，在挫折面前，情绪波动幅度较大，比较容易动摇。

2. 中年中期　45岁以后，进入中年中期，这时社会实践能力增强，事业心责任感强。以往的急躁冲动开始缓和，变得比较老练持重，肯竞争又注意策略。但勇敢果断的魄力逐渐减弱，产生了谨慎小心的心理。

3. 中年后期　50岁以后进入中年后期，生理功能开始由盛趋衰，在心理上虽然仍有渴求上进的欲望，但常感力不从心，变得有些主观、固执。容易出现多疑、懊丧或不满的心理，人际关系常会遇到挫折，从而增加心理负担。

中年人的心理特点，表现出明显的差异性，有的明显，有的平淡，有的通过自我心理调节达到心理平衡，有的因心理因素而导致身心疾病。因此，研究人的心理活动，注意心理卫生，减少不良心理反应，是中年期预防保健的重要内容。

三、中年人保健内容

1. 合理膳食　中年人社会压力大，生活节奏快，容易忽视自我保健，不注意饮食结构和营养素的平衡。不良的生活方式及长期的超负荷紧张工作，很容易出现早衰和疾病。中年人常见疾病的发生如高血压、高血脂、冠心病和脑血管病等，都与膳食结构的不合理、营养摄入的不平衡有着密切关系。因此，中年人的健康与营养平衡关系很大。应注意以下几点：①合理营养，平衡膳食：适当的热量摄入，限制高热量、高脂肪食物的摄入，以免导致发胖，引发许多与肥胖有关的疾病；②讲究饮食的合理搭配并注意酸碱平衡：人到中年，在保持热能平衡的同时应保持酸碱平衡。每日的膳食能做到荤素搭配，粗细搭配、品种多样化，多吃奶类、豆类或其制品；多吃蔬菜、水果和薯类等碱性食物，保持体内酸碱平衡；③保持健康饮食习惯，合理安排三餐，定时定量，切忌暴饮暴食。尽量使用植物油，低盐饮食；④注意各种微量元素的摄入，如钙、磷、镁、铁、锌等是中年人身体健康不可缺少的；⑤合理烹调加工，减少营养素的损失。

2. 心理保健　人的心理因素对健康有明显影响，人到中年由于学习、工作、家庭等现实生活中的许多矛盾得不到适当解决，致使中年人常处于紧张、焦虑、忧郁或压抑状态。因此，中年人心理保健应注意以下几点：①正视现实，适应环境，不要做经过努力也实现不了的事，制订与客观现实相符合的奋斗目标；②保持进取、乐观的人生态度，建立良好的人际关系；③培养广泛的兴趣、加强自身修养、陶冶情操；④善于调节、控制情绪，对事物要有客观认识，保持良好的心态；⑤学会合理用脑和善于用脑。加强学习，掌握事物发展的客观规律，用正确的思维方法来指导社会工作和处理好各种矛盾。

3. 纠正不良行为习惯　不健康的生活习惯及行为方式是导致中年人死亡的常见原因。因此应注意：①戒烟：烟草中含有多种有害物质，长期吸烟可促成多种疾病的发生，如肺癌、慢性支气管炎、冠心病等，吸烟者的发病率明显高于不吸烟者。吸烟时间越长，吸烟量越大，患病率越高。②限酒：少量饮酒对人体健康有益，长期大量饮酒，容易造成对肝脏的损害及胃部的损伤，酗酒会引起脑组织提前衰老。

4. 注意劳逸结合　由于中年人的工作生活极度紧张，近年来中年人过劳死（karoshi）的比例急剧增大。因此，中年人应注意劳逸结合，有规律的生活。合理安排作息时间，建立休息、工作与运动的平衡，保证充分的睡眠与休息，保持情绪稳定，心情舒畅，避免机体长期处于疲劳状态。

知识链接

过 劳 死

过劳死是长期慢性疲劳后诱发的猝死，由于劳动者的正常工作规律和生活规律遭到破坏，即工作时间过长、劳动强度加重、心理压力过大，导致筋疲力尽，甚至引起身体潜藏的疾病急速恶化，继而出现致命的症状。

5. 合理运动 运动减少，组织器官会加速退行性变化，甚至出现早衰。要延缓身体功能的衰退，就应当进行科学的、合理的运动。根据中年人体力结构及工作、生活的特点，一般要求选中等强度、高效率的有氧运动。有氧运动是指长时间、大量补氧的运动，中等量的锻炼能够保证有氧代谢。运动量过大，心率过快，呼吸急促会产生无氧代谢。90%的有氧运动在运动10分钟之后，所以运动时间要坚持20分钟以上才起作用。适合中年人体育锻炼的项目包括走路、跑步、骑自行车、划船、游泳、健身操、太极拳、有氧负重运动等。

6. 学会应对压力 由于面对的问题复杂而繁多，中年人承受着许多压力。长期持续的压力可使人的血压升高，胆固醇升高，机体免疫力低下。社区保健人员应指导中年人正确应对压力的方法，提高心理健康意识，做好自我心理保健及护理。尽量减少各种客观环境对心理的不良刺激，当出现心理压力时，要学会适当的放松及选择适当的方式发泄自己的心理压力，从而达到预防疾病和增进健康的目的。

7. 坚持定期健康体检 定期健康体检能早期诊断常见病、多发病、职业病、传染病、地方病、遗传病，并从前后健康检查资料的对比分析中了解掌握健康状态的动态变化，进行追踪观察，为早期治疗、早期预防提供科学依据，促进有效的自我健康管理。社区保健人员应向中年人宣传定期健康检查的重要性，鼓励中年人坚持每年或每两年到医院进行一次健康体检，充分了解自身的健康状况，针对性地了解相关信息，做到早发现、早预防、早治疗。

（杨淑臻）

第五节 社区老年人保健

伴随着我国社会经济的飞速发展，人民物质生活水平及医疗水平的不断提高，社会保障体系的逐步完善，人类的平均寿命日益延长，我国已逐步进入老龄化社会。人口老龄化带来严重社会问题，已受到人们的普遍关注，人口老龄化是我国21世纪面临的主要社会问题之一。预计到2020年我国60岁以上人口将超过2.4亿，到2050年将达到峰值4.4亿，约占全国总人口的1/4。由于老年人大都生活在社区家庭中，因此，如何开展社区老年保健护理，提高老年人自我保健的能力将是全科医生、社区护士面临的新课题。

知识链接

全 科 医 生

全科医生又称家庭医生，是毕业后接受了全科医学教育或全科医学住院医生培训合格后，在基层开展全科医疗服务的新型临床医生。

一、概　　述

（一）老年人的定义

与国际上将65岁以上的人确定为老年人的通常做法不同，我国界定60岁以上的公民为老年人。我国老年人权益保障法第二条规定：本法所称老年人是指60周岁以上的公民。我国人口学上将老年人不同年龄阶段分为：45～59岁为老年前期（中老年人）；60～79岁为老年期（老年人）；80岁以上为高龄期（高龄老人）；90岁以上为长寿期（长寿老人）；100岁以上为百岁老人。

（二）社会老龄化

根据联合国划分人口老龄化程度的标准，总人口数中60岁以上人口所占的比例超过10%或者65岁以上的人口所占的比例超过7%，即可定为老年型社会或社会老龄化（society aged）。

（三）我国人口老龄化现状与特点

2000年11月底第5次人口普查，65岁以上老年人口已达8811万人，占总人口6.96%，60岁以上人口达1.3亿人，占总人口10.2%，以上比例按国际标准衡量，均已进入了老年型社会。近十年老龄化速度加快，每年递增3.4%，快于全国人口递增1.1%的2倍多，如按3.4%的速度推算，2002年65岁以上老年人口已达9420万人，占总人口7.3%。如按2003年中国统计年鉴中的2002年1%人口抽样调查，65岁及以上老年人口已占调查人口总数的8.16%，按此比例推算，全国65岁及以上老龄人口已达10 482万人，比人口普查数增加1671万人，年均递增9.0%。老龄人口的增长量和增长速度是很惊人的，80岁以上高龄人口将以平均每年百万人的速度增长。

我国人口老龄化呈现以下特点：①中国人口老龄化速度快，据联合国预测，1990～2020年世界老龄人口平均年增速度为2.5%，同期我国老龄人口的递增速度为3.3%，世界老龄人口占总人口的比重从1995年的6.6%上升至2020年9.3%，同期我国由6.1%上升至11.5%，增长速度和比重都超过了世界老龄化的速度和比重，到2020年我国65岁以上老龄人口将达1.67亿人，约占全世界老龄人口6.98亿人的24%，全世界四个人中就有一个是中国老年人。发达国家老龄化进程长达几十年至100多年，如法国用了115年，瑞士用了85年，英国用了80年，美国用了60年，而我国只用了18年（1981～1999年）就进入了老龄化社会，而且老龄化的速度还在加快。②呈现“未富先老”的特征，由于老龄化的加速，老年抚养比由1964年的6.4%上升到2002年的11.6%。发达国家在进入老龄化时，人均GNP已达1～3万美元，而我国在2002年只有980多美元，就提前进入了老龄化。说明我国经济发展水平尚处于世界中下水平时，老龄化程度却已进入了发达国家的行列，呈现了“未富先老”的特征。③高龄化趋势明显，近年来我国80岁以上高龄老人以年均约4.7%的速度增长，明显快于60岁以上老年人口的增长速度。目前80岁以上老年人口达1300万，约占老年总人口的9.7%。④地区老龄化程度差异较大，上海的人口年龄结构早在1979年就进入了老年型，而青海、宁夏等西部省、自治区预计要到2010年左右才进入，相差约30年。

（四）人口老龄化带来的社会问题

人口老龄化是社会文明进步的重要标志，同时也会给经济增长、产业演变、文化进步、社会发展等带来一系列的影响：①老龄人口的增长会改变人口的抚养比，被抚养人口的增加必将加重现有劳动人口的负担。据预测表明，1990 年中国每 100 个劳动年龄人口抚养 13.74 个老年人，2000 年抚养 15.60 人，2025 年抚养 29.46 人，2050 年抚养 48.49 人。总抚养比也相应上升，从 2025 年的 59.5%上升到 2050 年的 76.8%。②伴随人口老龄化而产生的劳动力年龄结构的老龄化，必将对经济发展和劳动生产率的提高产生一定的消极影响。③人口老龄化使用于老年社会保障的费用大幅增加，给政府带来比较沉重的财政负担。④人口老龄化客观上要求调整现有的产业结构，以满足老年人口对物质和精神文化的特殊需要。

由于我国经济欠发达，社会福利及社会保障体系尚不完善，远远不能满足老龄化社会中老年人口日益增长的要求。由于社会养老比例越来越大，负担越来越重，因此，需要不断完善社会服务体系，提供养老保险、医疗保险、文化教育等。在社区中建立一定的医疗保健体系及老年人的生活照顾机构，以满足老年人对医疗卫生保健的需求，这成为老年人保健的重要任务。

二、老年人的生理及心理特点

（一）老年人的生理特点

人体在衰老过程中，组织细胞分化、修复功能呈现退行性变的趋势。机体的代谢功能和生理功能明显下降。由于胸腺骨髓的退化，免疫细胞的生成减少，免疫细胞活性下降，机体的免疫功能明显下降，老年人易感染各种疾病。随年龄的增长，老年人的循环、呼吸、消化、内分泌、神经、泌尿生殖等系统都出现不可逆转的退行性变。

1. 循环系统的改变 心脏生理性老化主要表现在心肌萎缩，发生纤维样变化，使心肌硬化及心内膜硬化，导致心脏泵效率下降，使每分钟有效循环血量减少。心脏冠状动脉的生理性和病理性硬化，使心肌本身血流减少，耗氧量下降，对心功能产生进一步影响，甚至出现心绞痛等心肌供血不足的临床症状。血管也会随着年龄增长发生一系列变化，血管弹性减退，内膜增厚。结果使老年人血管对血压的调节作用下降，血管外周阻力增大，使老年人血压常常升高；脏器组织中毛细血管的有效数量减少及阻力增大，使组织血流量减少，易发生组织器官的营养障碍；血管脆性增加，血流速度减慢，使老年人发生心血管意外的机会明显增加，如脑出血、脑血栓等的发病率明显高于年轻人。

2. 呼吸系统的改变 老年人由于气管、支气管黏膜萎缩，纤毛运动及保护性咳嗽反射减弱，易发生呼吸道感染。肺泡弹性下降，气管及支气管弹性下降，常易发生肺泡经常性扩大而出现肺气肿，使有效气体交换面积减少，静脉血在肺部氧气更新和二氧化碳排出效率下降。血流速度减慢，毛细血管数量减少，组织细胞功能减退及膜通透性的改变，使细胞呼吸作用下降，对氧的利用率下降。

3. 消化系统的改变 口腔腺体萎缩使唾液分泌减少，唾液稀薄、淀粉酶含量降低，胃液量和胃酸度下降，胃蛋白酶不足，不仅影响食物消化，也是老年人缺铁性贫血的原因之一，胰蛋白酶、脂肪酶、淀粉酶分泌减少、活性下降，对食物的消化能力明显减退。胰岛素分泌减少，对葡萄糖的耐量减退。肝细胞数目减少、纤维组织增多，故解毒能力和合成蛋白的能力下降，致使血浆白蛋白减少，而球蛋白相对增加，进而影响血浆胶体渗透压，导致组织液的生成及回流障碍，易出现水肿。

4. 神经系统的改变 神经细胞数量逐渐减少，脑重减轻。脑神经生理功能减弱，神经传导功能发生障碍，致认知功能、记忆功能减退。脑血管硬化，脑血流阻力加大，氧及营养素的利用率下降，致使脑功能逐渐衰退并出现某些神经系统症状，如记忆力减退、健忘、失眠，甚至产生情绪变化及某些精神症状。

5. 泌尿系统的改变　肾脏萎缩变小，肾血流量减少，肾小球滤过率及肾小管重吸收能力下降，导致肾功能减退。加上膀胱逼尿肌萎缩，括约肌松弛，常有尿失禁现象。老年男性因前列腺增生可致排尿发生困难或尿潴留。女性子宫、卵巢萎缩，卵巢分泌雌孕激素减少，出现骨质疏松等症状。

6. 老年人内分系统功能的改变　内分泌功能下降，机体代谢活动减弱，生物转化过程减慢，解毒能力下降。

（二）老年人的心理特点

老年人随着年龄的增长引起生理性的衰老，社会、生活环境的改变和躯体疾病的影响，心理上也产生相应变化，表现出特有的心理特征。

1. 认知、感知能力退化　由于视力、听力、味觉不同程度的下降，使他们对外界事物反应迟钝，交流障碍，易使他们情绪沮丧，产生孤独、抑郁、自卑的心理。

2. 记忆能力减退　人的记忆能力随年龄的增长有减退的趋势，这是自然老化的结果。

3. 智力减退　与生理结构、神经系统有关的液态智力减退较明显，而后天获得的，与知识、文化、经验有关的晶态智力不仅没有减退，有的还有所加强。

4. 情感容易波动　老年人因为身体各项功能减退，经常感到力不从心，容易出现消极情绪，表现出悲观和焦虑。

（三）老年人的患病特点

1. 起病隐袭，症状表现不典型　老年人对各种致病因素的抵抗力及对环境的适应能力均减弱，而容易发病。同时由于老年人感知功能普遍下降，末梢循环较差，疼痛阈值增高，反应力减慢，对疾病反应慢且程度减低。

2. 变化迅速，易出现危象　老年人各种器官功能减退，机体适应能力低下，故一旦发病，病情常迅速恶化。如老年心肌梗死起病时仅感疲倦无力、出汗、胸闷，但很快出现心力衰竭、休克、严重心律失常，甚至猝死。

3. 病情复杂，涉及多系统　老年患者一人多病的现象极为常见。一种是多系统同时患有疾病，另一种是同一脏器、同一系统发生多种疾病，增加诊断和治疗上的困难。

4. 并发症多　由于老年人的免疫功能降低，抵抗力差，对外界微生物及其他刺激的抗御能力也弱，故老年人患病时比青年人更易发生并发症。

5. 对药物的反应较大　老年人患病时，如用药过多或剂量不当，加上老年人本身对药物的反应很容易发生药物毒性反应，甚至因药物反应而加重病情或使健康受到威胁。

三、老年人保健内容

（一）心理健康保健

人到老年，生理功能开始衰退，出现视力、听力下降，记忆力减退，行动迟缓等变化。这些生理变化往往导致老年人悲观失望、焦虑不安、精神不振、生活兴趣低下等，使老年人生活质量大大下降。尤其是离退休、丧偶、体弱多病等生活事件，是常给老年人造成心理应激的生活遭遇，会引起种种心理障碍，如情绪和适应问题，也会诱发或加重躯体疾病，并加速生理衰老。要克服这些心理障碍，老年人应该注意心理保健。

1. 积极参与社会活动　通过各种途径让老年人参与到社会经济、文化生活中去，参与当中可以重新建立社会关系、人际交往，可以重新找回自身价值，也可以开阔眼界，舒缓身心，促进身体健康，工作可以满足老年人的心理需求，达到心理保健的目的。

2. 调整好心态　老年人应面对老化这一现实，调整好心态，克服消极情绪，积极面对生活，利用自身优势努力创造自身价值。

3. 和谐的家庭关系　家庭的结构、和家庭成员的关系、在家庭中的地位都可以影响到老年人的心理状态。老年人应做好自我情绪的调节，家庭成员也应该给予老年人适当的心理支持。和谐的家庭环境有利于老年人的心理健康。

（二）平衡膳食

随着年龄的增长，老年人对食物消化、营养的吸收功能减退，从食物中摄取的营养可能相应减少。所以，要保持老年人身体健康，必须合理调配饮食，以维护老年人的健康。

1. 食物多样，谷类为主　不同食物含有不同的营养成分，而每种营养成分都是人体所必需的，所以要各种食物合理搭配，达到营养全面均衡。谷类中所含营养素比较全面，富含碳水化合物，是机体热量的主要来源。大米、小米、黄米、黑米、玉米、小麦、大麦等都属于谷类。除了要注意各种谷类的均衡摄取外，还要注意谷物的加工和烹调方式，尽量不破坏谷物的营养成分。建议每日摄入谷物300～500g。

2. 多吃蔬菜、水果和薯类　蔬菜、水果中不仅富含维生素、矿物质和膳食纤维，还能够促进鱼、肉、蛋等食物中蛋白质的消化和吸收，且二者不可相互替代。薯类除了提供丰富的碳水化合物、矿物质和维生素外，还有大量的膳食纤维，它在肠道中吸附和稀释致癌物质，促进肠道蠕动，减少致癌物质对肠黏膜的作用，起到预防消化道肿瘤的作用。膳食纤维还能够减少胆固醇的吸收，降低血液中胆固醇的水平，经常摄入可预防心脑血管病。膳食纤维还可以降低血糖水平，预防糖尿病，并可辅助糖尿病患者有效地控制血糖水平。建议每天膳食中含有400～500g蔬菜及薯类，100～200g水果。

3. 常吃奶类、豆类或其制品　奶类、豆类及其制品富含优质蛋白质、不饱和脂肪酸、B族维生素，另外它们是钙的主要食物来源。奶和奶制品中钙含量丰富，每100g鲜奶中含钙100～120mg，奶酪中含590mg。每100g大豆中钙含量为200～370mg，豆腐为180～240mg。建议每日进食奶类或奶制品100g，豆类或豆制品50g。

4. 经常吃适量鱼、禽、蛋、瘦肉，少吃肥肉和荤油　蛋白质是人体生命活动的基础物质，是人体重要的组成部分，如在新陈代谢中起到催化作用的酶、抵抗疾病的抗体、促进生理活动的激素都是蛋白质的衍生物。鱼、禽、蛋、瘦肉这些动物性食物含有优质的蛋白质，也是脂溶性维生素、矿物质的主要食物来源。鱼类蛋白质的含量为15％～20％，还含有较多的不饱和脂肪酸，尤其是海鱼，可以降低血脂，预防心脑血管疾病。禽和牛羊肉中含有优质动物蛋白，脂肪含量很少，适合老年人食用。猪肉，尤其是肥猪肉，脂肪的含量达到40％～60％，老年人尽量少吃为宜。在蛋黄中含有磷、维生素A、维生素B等，其中维生素D含量高，是仅次于鱼肝油的天然来源，为避免胆固醇过量，老年人以两天吃一次为宜。老年人每日摄入禽、畜肉类50～100g，鱼虾类50g，蛋类25～50g为宜。

5. 食量与体力活动要平衡，保持适宜体重　老年人饮食结构的不科学，造成食物能量摄入过多而体力活动相对较少，能量消耗较少，而出现肥胖。老年人体力活动要适量，并保持适宜体重。

6. 吃清淡少盐的膳食　我国居民每人每天食盐摄入量平均为13.5g，人的血压与食盐摄入量呈正相关。世界卫生组织建议食盐的摄入量控制在每天6g为宜。

7. 饮酒应限量　过量饮酒会引起高血压，并与出血性脑卒中密切相关。我国高血压防治指南建议男性每日饮酒不超过30g，女性不超过20g。

8. 吃清洁卫生不变质的食物　养成良好的饮食卫生习惯，生吃的食物要洗净，餐具要保持清洁，就餐环境要符合卫生标准。烹调食品要达到有效安全的温度。

（三）运动与保健

科学有效和规律持久的健身运动可以有效调节身体各脏器的功能，增强机体免疫机制，促进新陈代谢，预防各种疾病的发生，有助于某些疾病的康复，是老年保健的重要手段。老年健身形式多种多样，要遵循个体化原则。适合老年人的运动分为三大类：①有氧运动：如散步、慢跑、体操、太极拳、太极剑、游泳、健身舞、扭秧歌、钓鱼、门球和乒乓球等，其中世界卫生组织提出步行是最好的运动方式；②静力运动：运动方式可以是哑铃、举重，也可以做简单的器械练习；③柔韧运动：运动方式有太极拳、气功、瑜伽、舞剑等。

运动时要动静结合，劳逸结合，掌握强度，循序渐进，持之以恒，要讲究锻炼时间和环境。适度的运动后老年人心情舒畅，精神愉快，运动量过度，老年人会出现头晕、恶心、胸部不适、疲劳、食欲下降、睡眠变差。确定运动量最简单的方法是测量运动时每分钟的心率。具体方法如下：①极量心率（最大耐受心率）＝220－年龄（次/分）；②运动靶心率（运动时最佳心率）＝极量心率×(60％～73％)（次/分）。

（四）合理安全用药

1. 遵医嘱服药　不自行滥用药物，不随意更改药物剂量和服药时间。需终身服药者应在家中备少量药物，以防中断治疗。

2. 用药种类不宜过多　老年人身患多种疾病，需常年服用多种药物，药物间相互作用的问题增多，药物不良反应发生率随之明显加大，用药安全性变小，用药种类应尽可能少。

3. 剂量不宜过大　老年的肝脏、肾脏随年龄增长而出现功能减退，肝脏解毒功能和药物的清除率下降，易产生毒性反应。

4. 注意观察药物的不良反应　要了解常见药物的不良反应，避免意外发生。

（五）吸烟与健康

世界上每年约有250万人死于与吸烟有关的疾病，据世界卫生组织报道，90％的肺癌、75％的慢性阻塞性肺疾病和25％的冠心病都与吸烟有关。戒烟5～15年后，卒中的危险性降到从不吸烟者水平。戒烟10年，患肺癌的危险性比继续吸烟者降低一半，患口腔癌、喉癌、食管癌、膀胱癌、肾癌、胰腺癌的危险性降低，患胃溃疡的危险降低。戒烟15年，患冠心病的危险与从不吸烟者相似。老年人要认识吸烟的危害，积极参与戒烟运动。

（六）临终关怀

临终关怀是通过缓解性的照料、疼痛控制和症状处理来给予濒临死亡者生理上、情感上、精神上全面的照护和抚慰，使他们平稳、舒适、安详、有尊严地走完生命最后的旅程。临终关怀的对象通常是医疗技术无法治愈，病情不可逆转，生命只有几个月甚至更短的患者。临终关怀的内容是要满足患者的要求，不仅要帮助患者舒适、安宁地走到终点，还要关注处在特殊情绪中的家属。1988年天津医学院临终关怀中心成立，自此临终关怀成为我国医学领域一个新兴的分支学科。

（徐幼坤）

第六节 家庭保健

家庭（family）是介于个人和社会之间的一种社会组织，既是社会最基本的构成单位，也是满足人们个人生活需求的最佳场所。家庭环境对个人的价值观、生活习惯、卫生习惯和性格的形成以及解决问题的方式等有很大的影响，与个人的健康密切相关。每个家庭的生活又直接影响到社区整体的健康状态。所以给予社区家庭支持和关注是社区护理中十分重要的工作之一。

一、家庭与健康

（一）家庭的概述

1. 家庭的定义 家庭就是指由婚姻、血缘或收养关系所组成的社会生活的基本单位。这是人类生活中最基本、最重要的一种制度，是由具有婚姻、血缘或收养关系的人们组成的长期共同生活的群体。一般认为，婚姻、血缘及经济供养是构成家庭的三个基本要素，也是家庭的三大支柱。

2. 家庭结构 家庭结构（family structure）是指构成家庭单位的成员及家庭成员互动的特征，分为家庭外部结构和家庭内部结构。家庭外部结构主要指家庭人口结构，即家庭的类型。家庭内部结构指家庭成员间的互动行为，其表现是家庭关系，即家庭角色、家庭权利、沟通方式和价值系统。

（1）家庭的类型：家庭的结构是否完整，家庭成员之间关系的好坏，家庭功能运转是否正常，对家庭成员的健康可产生不同的影响。为了更好地服务于社区中的各个家庭，应对家庭的不同类型加以了解，掌握不同家庭类型的特征和不同家庭类型对家庭成员健康的影响，才能为家庭制订出有针对性的护理计划，提高社区护理服务工作的质量。

家庭的类型主要有：核心家庭、主干家庭、联合家庭、其他家庭。

1）核心家庭：又称小家庭。是由一对夫妇及其未婚子女组成的家庭。这是家庭类型中最稳定的一种方式，是现代社会的基本家庭单位。

2）主干家庭：又称直系家庭，是由一对夫妇及其父母、未婚子女或未婚兄弟姐妹构成的家庭。主干家庭在我国占家庭总数的第二位，也是一种主要的家庭形式。

3）联合家庭：又称大家庭或复式家庭，是指家庭中至少由两对或两对以上同代夫妇及其未婚子女组成。这类家庭目前已逐渐减少。

4）其他家庭：包括单身家庭、单亲家庭、同居家庭及断代家庭等。单亲家庭即夫妻双方有一方因离婚、丧偶而同未婚子女生活在一起的家庭；单身家庭即终身不娶或不嫁而又独身居住的男人或女人；断代家庭即由一代未婚青少年与祖父母（或外祖父母）组成的家庭。这些家庭虽然不具备传统的家庭形式，但也表现出家庭的主要特征，执行着类似的功能，而且家庭的问题也更多，应予以更大关注。

（2）家庭内部结构：家庭内部结构包括家庭角色、家庭权利、沟通方式和价值观。

1）家庭角色：是指家庭成员在家庭中的特定身份、相对位置和相互关系。一般家庭成员依照社会规范和家庭工作性质、责任，自行对家庭角色进行分配，各成员按其角色行为。

2）家庭权利：是指家庭成员对家庭的影响力、控制权和支配权。家庭权利分为：①传统权威型，即由传统习俗继承而来的权威，如男性的长者是一家之主，是家庭的权威人物，大家都认可，而不考虑他的社会地位、职业、能力和收入等。②工具权威型，即收入高或掌握家庭经济大权者作决策。③分享权威型，即家庭成员根据各自的能力与兴趣，彼此协商，互相分享家庭的决策权。④情感权威型，即由家庭感情生活中起主导作用者决策，如中国的“妻管严”、“小太阳”即为此种现象，这在城市小家庭中尤为常见。

3）沟通方式：是指家庭成员之间对感情、愿望、需求、价值观、意见和信息进行交换的过程。

4）家庭的价值观：家庭价值观是指家庭成员共有的判断是非的标准以及对某些事情的看法与态度。它规范了各个家庭成员的行为方式，也深深影响着家庭成员对外界干预的感受和反应性行为。它受家庭所处的文化背景、宗教信仰和社会价值观的影响。

3. 家庭的发展　人有其生命周期，家庭和个体一样具有家庭生活周期。家庭由诞生到成熟乃至最终衰老、死亡和新的家庭诞生的周期循环，称之为家庭生活周期。大多数家庭都将经历一定的生活周期，完成特定的发展课题，并面对一些共同的、可以预测的家庭问题。社区护士可以根据有关的知识和经验，确定某个家庭所处的生活周期，并在家庭生活周期的转变前后，预测家庭可能面对的问题或可能出现的危机。同时，为个人及其家庭提供必要的咨询、教育或预防性的保健服务。

（1）家庭生活周期：家庭生活周期一般从夫妻组成家庭开始，经历孩子出生、成长、成年离家、独立组成家庭、空巢、退休、死亡等阶段。家庭遵循社会与自然的规律所经历的产生、发展与消亡的过程，即为家庭生活周期。有学者根据家庭在各个发展时期的结构和功能特征，将家庭生活周期分成几个特征性的阶段，即新婚期、成员增加期、成员扩展期、独立期、退休与死亡期五个阶段，见表 7-1。实际上，家庭的生活周期与个体的发育时期是交织在一起的。但在一些特殊的情况下，家庭并不经历生活周期的所有阶段，可在任何一个阶段开始或结束，如离婚和再婚，这种家庭往往存在更多的问题。家庭的生活周期一般可以根据家庭结构和每个家庭成员的客观资料来确定。

（2）家庭发展任务：家庭发展任务是指家庭在各个发展阶段所面临的、普遍出现的、正常变化所致的家庭有关的问题。家庭的每个发展阶段都有其特定的不同角色和责任，健康的家庭会妥善处理各阶段的发展任务，使家庭逐渐成熟。问题家庭就会在各发展阶段出现矛盾，在家庭成员中产生相应的健康问题。社区护士的主要工作之一是帮助家庭和家庭成员克服和预防各发展阶段的健康问题，促进家庭完成发展任务，引导家庭向成熟健康的方向发展，参见表 7-1。

表 7-1　家庭生活周期及面临的发展任务与护理重点

阶段	平均时长	定义	面临的发展任务	家庭护理要点
新婚期	2 年左右	男女结合，适应新的生活方式，学习共同生活	1. 性生活协调 2. 计划生育 3. 沟通问题 4. 适应新的亲戚关系	1. 婚前健康检查 2. 计划生育 3. 性生活指导

续表

阶段	平均时长	定义	面临的发展任务	家庭护理要点
成员增加期	7年	孩子出生、家庭人口增多，孩子尚在年幼	1. 父母角色的适应 2. 经济问题 3. 生活节奏 4. 照顾幼儿的压力 5. 母亲产后恢复	1. 新生儿筛检 2. 计划免疫 3. 婴幼儿营养与发育 4. 基本习惯的养成
成员扩张期	18年	孩子介于6～24岁，小孩入学，家庭要适应孩子渐渐独立的过程	1. 儿童的身心发展 2. 上学问题 3. 性教育问题 4. 青春期卫生 5. 注意与子女的沟通问题	1. 安全防护（防范意外事故） 2. 健康生活方法指导 3. 青春期教育
空巢期	15年	孩子成家立业，家长学会独处	1. 给孩子以精神和实际的支持 2. 使“家”仍是孩子的后盾 3. 重新适应婚姻关系 4. 照顾高龄祖父母	1. 防止药物成瘾 2. 婚前性行为指导 3. 意外事故防范 4. 定期体检 5. 不健康生活方式的改变
退休与死亡期	10～15年	家长退休，因丧偶而人员减少，又称收缩期	1. 适应退休的角色和生活 2. 健康状况衰退 3. 收入减少，可能有经济问题 4. 适应丧偶的悲伤	1. 慢性病防治 2. 孤独心理照顾 3. 丧偶期照顾 4. 临终关怀

（资料来源：顾杏元．社会医学．天津：天津科学技术出版社，1995.）

4. 家庭功能　家庭功能是指家庭本身所固有的性能和功用。家庭的功能有两个方面：对社会的作用和对家庭成员的作用，这两个方面是有机地联系在一起的。家庭具有满足个人和社会最基本需要的功能，个人为维持生存而必需的最基本的需要都可以在家庭中得到满足。家庭的功能较多，现代家庭的功能主要体现在以下几个方面：

（1）情感功能：家庭成员以血缘和姻缘为纽带相结合，感情交流最为直接、频繁，也最为深厚。情感功能是形成和维持家庭的重要基础，它可以使家庭成员获得归属感和安全感。

（2）生殖功能：家庭的功能之一是生儿育女，包括生殖和抚育两个方面。家庭生育子女、传宗接代的功能使人类种族和社会延绵不断，它体现了人类作为生物世代延续种群的本能与延续种群的需要。

（3）经济功能：家庭必须为其成员提供充足的物质资源，如金钱、生活用品、居住空间等。只有具备充足的经济资源，才能满足家庭成员的生理需要和医疗保健、健康促进的需要。

（4）社会化功能：家庭具有把其成员培养成合格的社会成员的社会化功能，家庭可提供社会教育，帮助子女完成社会化过程，并依据国家制定的法规和民族习俗，约束家庭成员的行为表现，给予家庭成员以文化素质教育，使其具有正确的人生观、价值观和信念。

（5）健康照顾的功能：通过家庭成员间的相互照顾，可以抚养子女，赡养老人，维护家庭成员的健康，并且在家庭成员生病时能提供多方面的照顾。家庭健康照顾的主要内容是提供适当的饮食、居住条件和衣物，维持适合于健康的居家环境，有足够的维持个人卫生的资源，进行患者的照顾和康复锻炼以及家庭成员的健康保健，配合社区整体健康工作。

（二）家庭与健康的关系

家庭对人的影响是多方面的，其中对健康的影响尤为重要。良好的家庭影响可以促进个人的精神和躯体的健康成长，即疾病的防治、康复、保健几乎都要从家庭开始。世界卫生组织（WHO）于1990年将健康概括为四个方面，即躯体健康、心理健康、社会适应良好及道德健康。家庭对健康的影响正是从不同角度影响着每一个体的生理、心理、社会和认知的生长和发展。

1. 家庭对个体健康的影响

（1）家庭对遗传、生长发育的影响：从胎儿时期到青春期是个人成长、发育的重要阶段。家庭是儿童生理、心理和社会性成熟的必要条件。一些疾病与家族的遗传因素和母亲孕期所受到的各种因素的影响、家庭的生长环境密切相关，而其中很多因素是可以预防和控制的。如遗传病专家对易感家庭的咨询、孕妇的健康指导以及帮助问题家庭积极应对等，都可以帮助家庭为家庭成员的健康成长提供良好的环境。

（2）家庭对心理、情绪、性格的影响：家庭影响儿童发育和社会化进程，每个人心理、情绪、性格的形成和变化既受家族遗传基因的影响，也受家庭环境的影响。大量的研究和证据表明，儿童的身体、行为方面的疾病和家庭病态有着密切的联系。如长期缺乏父母照顾的孩子，在自杀、抑郁和社会病态人格方面有更大的危险性。

（3）家庭对疾病发生和传播、死亡的影响：家庭的生活习惯与疾病的患病率有密切的联系：如吸烟、饮酒、不良膳食结构等不良生活方式，往往造成癌症、高血压、心脏病等疾病发病增多。

对疾病传播的影响，疾病在家庭中的传播多见于感染和神经症。研究表明，链球菌感染与急慢性家庭压力有关。病毒感染在家庭中有很强的传播倾向，如流行性感冒、病毒性结膜炎等。有神经症家族史的孩子患同样疾病的危险性也很大。

家庭的完整性也影响健康，丧偶者、离婚者和独居者的死亡率均比婚姻关系正常者高。有严重家庭问题的男性产生心绞痛的概率比那些家庭问题较少的人高。

（4）家庭对康复的影响：家庭的支持对各种疾病（尤其是慢性病和残疾）的治疗和康复有很大的影响，能得到家庭成员的关心与照顾的患者，往往表现出乐观的态度与战胜疾病的信心，因而疾病的恢复也比较顺利。Anderson（1981）等人发现，糖尿病控制不良与低家庭凝集度和高冲突度有关，家庭的漠不关心可导致最严重的糖尿病失控。

2. 健康家庭

（1）健康家庭的概念：健康家庭是指家庭中每一个成员都能感受到家庭的凝聚力，能够提供满足身心健康需要的内部和外部资源的家庭。内部资源有家庭成员间的关爱与支持、信息交流、社会化教育和保健活动等。外部资源有社会、经济、教育与文化、医疗、环境、宗教等。

（2）健康家庭的特点：家庭是由家庭成员组成的，但是家庭的健康并不是每个家庭成员健康的总和，它强调的是家庭整体功能的发挥。健康家庭的特征很多，归纳下来主要有以下几种：

1）能够满足家庭成员成长的基本需要，维系家庭成员共同面对各种挑战。

2）支持和关心的温馨气氛。包括信任关系应长期（早期）建立、经常赞美与支持他人、鼓励个人思考能力及选择、相互尊重、不侵犯个人的隐私等。

3）坦诚的沟通方式：体现为家庭成员间有平衡的互动关系、倾听及回馈、理解非语言的信息、合理限制阻碍家庭沟通的活动和学会表达亲密感受等。

4）正确的家庭角色定位并能适应各种角色的变化。

5）共同的伦理道德及生命观：即对人生要事有一致的价值观、父母教育子女从小学习分辨是非、父母保持教育子女的权威性及一致性、留意周围他人的需要并提供具体的协助等。

二、家 庭 护 理

家庭护理（family nursing）是以家庭为单位，以家庭理论为指导思想，以护理程序为工作方法，护士与家庭共同参与，确保家庭健康的一系列护理活动。主要通过帮助家庭成员预防和应对各发展阶段的健康问题。家庭护理通过家庭访视和居家护理得以实现。

（一）家庭护理的目的和内容

1. 家庭护理的目的 家庭护理的目的是维持和提高家庭的健康水平及自我保健功能。家庭护理的核心是家庭健康。健康的家庭应具备维持和发展家庭成员健康功能的能力和责任。

2. 家庭护理的内容

（1）家庭各成员的健康：包括个人的健康观、对疾病的理解和认识程度、疾病带来的情绪变化等。

（2）家庭成员间的相互作用关系：即生病后维持家庭功能的情况。如沟通、适应改变后的角色、交流感情、家庭内工作分工的改变等。

（3）家庭整体的健康与社会之间的关系：即家庭与社会的沟通，家庭利用社会资源和社会援助系统的情况等。

（二）家庭护理程序

家庭护理程序（family nursing procedure）是运用护理程序对出现健康问题的家庭进行护理的一种方法。

有健康问题的家庭包括成员生病或发生意外而出现健康问题的家庭、未完成发展任务的家庭等。当家庭健康出现问题时，社区护士可通过家庭健康评估，提出家庭护理诊断和护士需要援助的项目，并根据其诊断制订相应的家庭护理计划，实施和评价，通过评价判断家庭健康问题是否得到解决，由此决定是修改计划还是终止计划。

1. 家庭护理评估 家庭护理评估是为确定家庭存在的健康问题而收集主观和客观资料的过程，其目的是为进行有针对性援助提供有效依据。

（1）家庭护理评估内容：家庭护理评估的目的是收集与家庭健康相关的资料，明确健康问题给家庭带来的影响和家庭自身应对问题的能力以及家庭应对问题采取的方式和方法。

以下介绍的评估是以弗里德曼（Friedman）家庭评估模式为基础的评估项目，见表7-2。

表 7-2 家庭护理评估的内容

评估项目	评估具体内容
家庭一般资料	1. 家庭结构和家庭地址 2. 家庭成员职业 3. 家庭成员健康状况 4. 家庭健康管理状况 5. 家庭成员社会习惯（饮食、睡眠、家务、育婴、休假） 6. 家庭经济（主要的收入来源、医疗保险等） 7. 住宅环境（住房面积、交通便利程度等） 8. 社区环境（与邻居和友人的交往、社会保健设施有无） 9. 家庭文化背景、宗教信仰、社会阶层
家庭中患病成员的状况	1. 疾病的种类和日常社会受影响的程度 2. 预后状况的推测 3. 日常社会能力 4. 家庭角色履行情况 5. 疾病带来的经济负担
家庭发展阶段 家庭发展任务	家庭目前的发展阶段、目前的发展任务以及家庭履行发展任务的情况
家庭结构	1. 家庭成员间的关系（患者与家庭成员间、家庭成员间） 2. 沟通与交流（思想交流、情感交流、语言交流） 3. 原有角色和变化后角色（家庭主要角色、次要角色、起决定作用者、有无代替者） 4. 家庭权力分配（传统权威型、情况权威型、分享权威型） 5. 家庭与社会的交流（收集和利用社会资源的能力） 6. 价值与信仰
家庭功能	1. 家庭成员间的情感 2. 培养子女社会化的情况 3. 家庭的自我保健行为
家庭与社会的关系	家庭与亲属、社区和社会的关系，家庭利用社会资源的能力
家庭应对和处理问题及危机的能力与方法；家庭的适应能力和解决问题的能力	1. 家庭成员对健康问题的认识（疾病的认识和理解等） 2. 家庭成员间情绪上的变化（不安、动摇、压力反应） 3. 家庭战胜疾病的决心（家庭成员参与护理等情况） 4. 应对健康问题的方式（接受、回避、逃避、交换意见与达成共识、角色转变与调整、收集资料、有效利用社会资源） 5. 生活调整（饮食、睡眠、作息时间） 6. 对家庭成员健康状况的影响（疲劳、失眠、精神压力性疾病） 7. 经济影响

（2）社会关系标志与家庭结构图：在家庭健康评估中，家庭结构一般用社会关系标志和家庭结构图表示。

1）家庭社会关系标志：指表示家庭成员、各成员间的关系和关系程度、健康状况、社会问题的标志，如图 7-1。

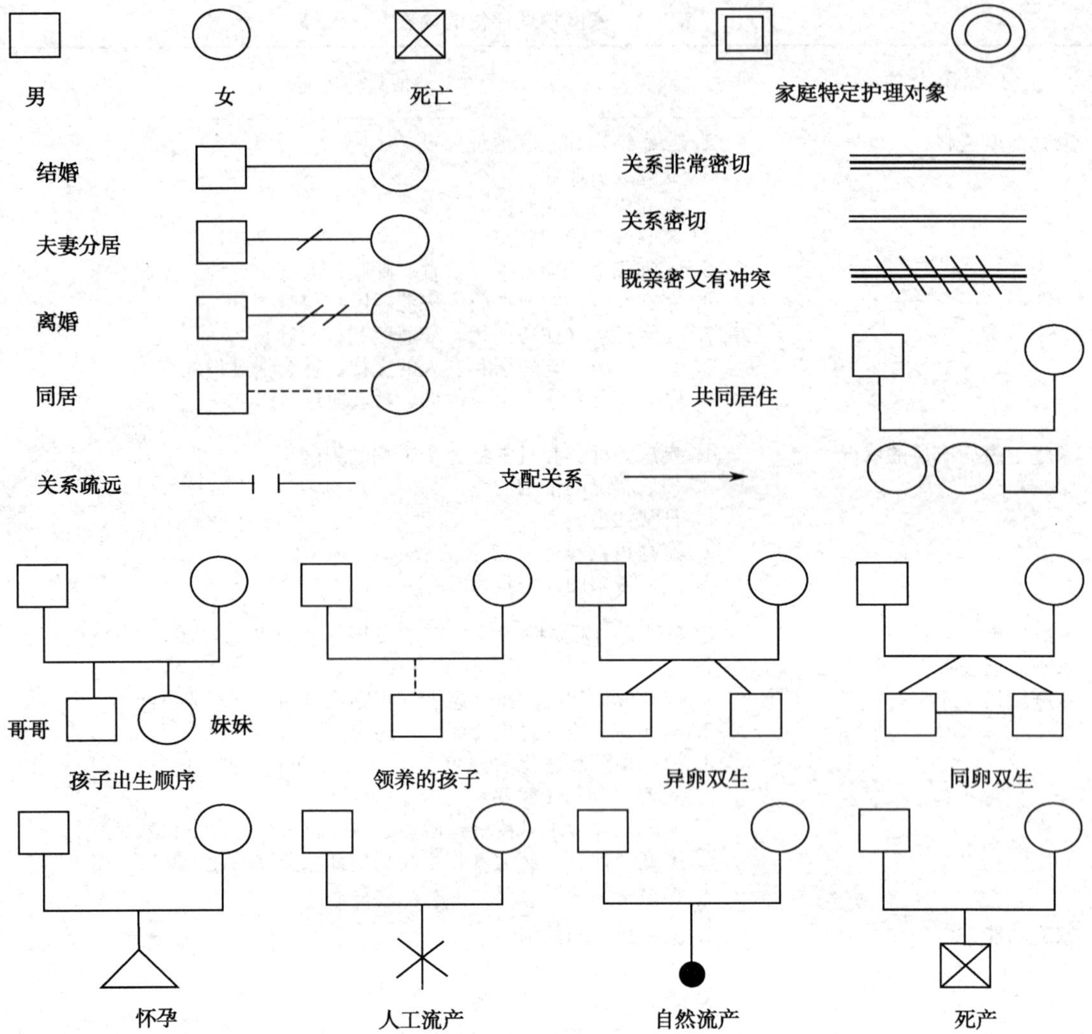

图 7-1　家庭社会关系常用符号

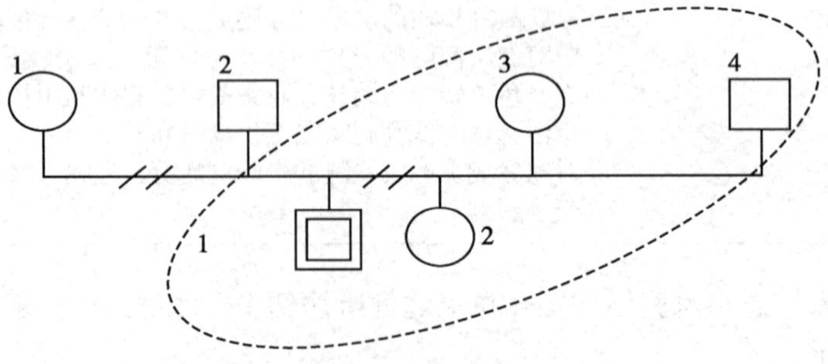

图 7-2　家庭结构图举例 1

说明：男 2 与女 1 离婚后，与女 3 结婚并生育儿子 1 和女儿 2，之后与女 3 离婚，女 3 携儿子 1、女儿 2 与男 4 结婚，新组合的家庭为护理家庭对象，儿子 1 为护理对象，家庭护理特定护理对象在虚线框内

2）家庭结构图：是指提供整个家庭的构成及结构、健康问题、家庭人口学信息、家庭生活事件、社会问题和信息的图示。通过家庭结构图可以一目了然地了解家庭的疾病史

及家庭成员间的相互关系，社区护士可以根据家庭结构图迅速了解家庭的状况，对家庭进行评估，识别及判断家庭中的危机因素和高危人员，对患者进行管理，指导其改变生活方式，如图 7-2～图 7-4。

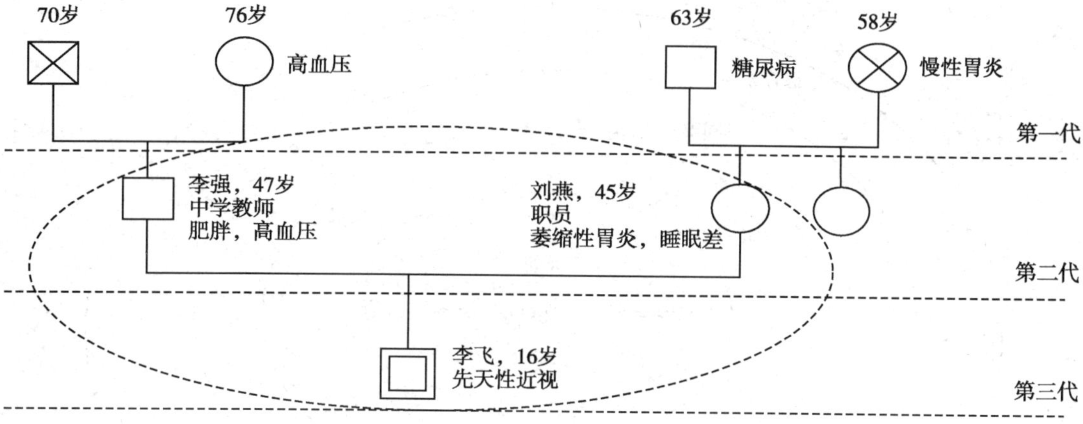

图 7-3　家庭结构图举例 2

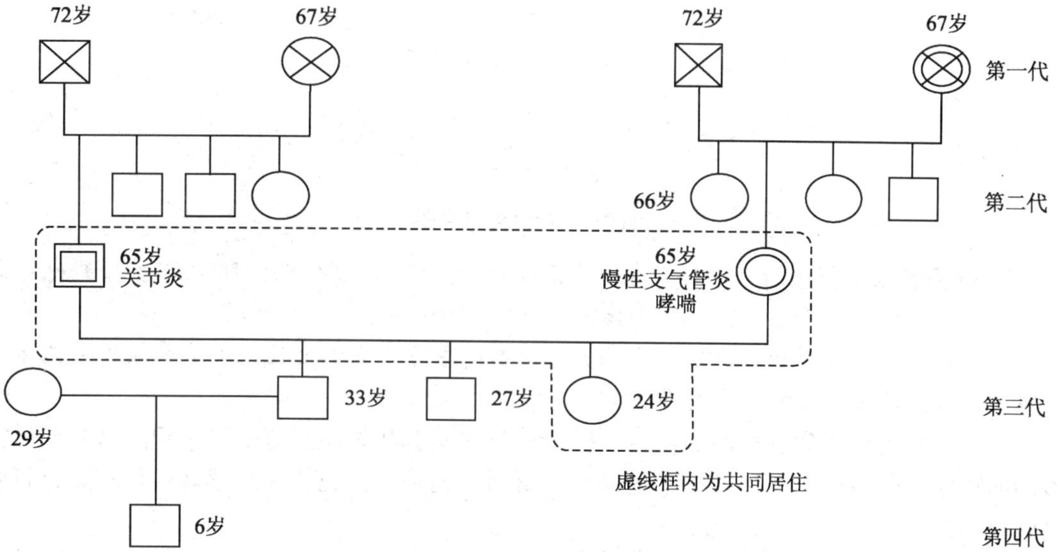

图 7-4　家庭结构图举例 3

3）社会支持度：社会支持度体现以护理对象为中心的家庭内、外的相互作用。

社区护士通过有无社会支持和支持的程度可以了解和判断家庭目前的社会关系以及可利用的资源，如图 7-5 所示。

（3）家庭护理评估的注意事项：具体有：

1）从家庭成员中获得有价值的资料：护士应在和家属建立信赖关系的基础上挖掘和发现家庭深层存在的健康问题。

2）正确分析资料，作出判断：护士在收集资料时应注意：①认识家庭的多样化：由于不同的家庭有其各自的特点，很难对所有的家庭用同一标准要求和护理，只要护理的方法能使家庭维持正常的健康功能，其方法就是正确的。②避免主观判断：护士应用专业知识，站在对方的立场明确家庭存在的问题，而不是凭自己的家庭经历与所护理的家庭作比较和判断。③随时收集资料和修改计划：由于家庭成员的状况随时在变化，护士要不断收集新资料，及时修改计划。④充分利用其他医务工作者收集的资料：如医院的病历记录或社区居民的健康档案等。

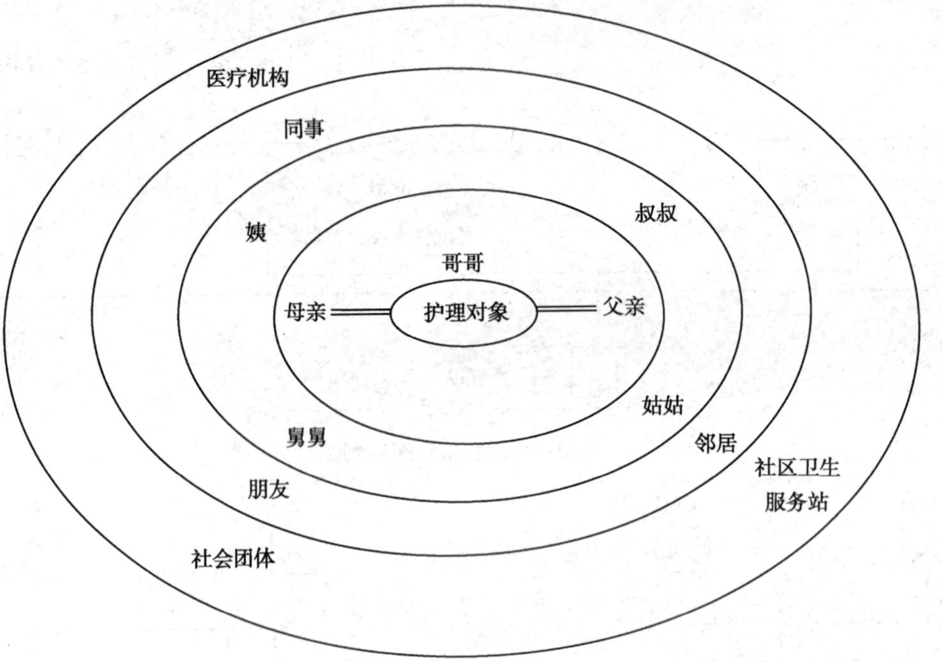

图 7-5 社会支持度图

2. 家庭健康护理诊断 根据评估收集的资料，对家庭存在的健康问题进行判断，确定需要援助项目的过程称为家庭护理诊断。诊断方法可采用 PSE 方式。

（1）确定家庭健康问题：从患病的家庭成员给家庭带来的变化或家庭在发展阶段未完成发展任务的情况来判断家庭存在的问题。

（2）判断需要护理及援助的项目：护士从家庭应对和处理健康问题的角度来判断所需援助的程度，确定是需要社区护士提供紧急援助，还是维持现状、继续观察待家庭自行解决健康问题。

（3）分析健康问题之间的关系、构建家庭健康护理计划：从家庭整体上分析各种健康问题之间存在的联系和相互影响，在此基础上掌握家庭整体的护理需求，进行家庭整体护理援助。

3. 家庭护理计划 在经过护理诊断明确了家庭的健康问题和需要援助的程度后，应及时制订详细的家庭护理计划，以便及时对家庭提供援助。计划内容有：由何人，提供何种援助，达到什么目标。具体步骤如下：

（1）建立假设：根据家庭护理诊断及家庭护理援助需求的程度和需求项目建立相应的假设。

（2）确定援助目标：援助目标可分为长期目标和短期目标。长期目标是指护士和家庭希望达到的最终目标。短期目标是指为实现长期目标在几天、几周或几个月内达到的许多分目标。

1）目标排序：护士应把紧急的、易于解决的问题放在首位。

2）选择目标：选择具体可行性的符合该家庭情况的目标。

3）家庭成员的意愿优先：在制订家庭健康援助计划时，不仅要有家庭成员的参与，更重要的是要考虑和尊重家庭成员的意见。在此应注意的是，当家庭出现健康问题而处于危机状态时，家庭成员往往会思维混乱，不清楚到底自己希望什么援助，自己应当做什么。此时，社区护士应首先帮助家庭成员把自己的想法和愿望说出来，并以此作为短期援助的目标。

4）要及时修改计划：护理计划不是一成不变的，而要根据护理过程中出现的新问题进行合适的修改，以适应家庭的变化。

（3）制订具体家庭护理计划：在制订家庭护理计划时应遵循以下原则：

1）互动性：即家庭参与到护理工作中来。

2）特殊性：即相同健康问题，也会因家庭的不同而采用不同的护理援助方法。

3）实际性：即应考虑时间和资源限制及家庭结构的不同，设立切合实际的目标。

4）意愿性：即要考虑家庭成员的想法、价值观和健康观念。

5）合作性：即与其他医务人员合作，并充分有效地利用资源。

要从优先度高的短期目标开始制订具体的援助计划。计划的内容包括：何时、对谁、做什么、如何做、结果怎样。

4. 家庭护理的实施 家庭护理实施是将家庭护理计划付诸行动的过程。家庭护理的主要实施者和责任者是家庭成员，这与医院护理不同。

（1）实施家庭护理中护士的主要任务：

1）援助家庭成员：包括：①增进家庭成员应对健康问题的基本能力，促进其掌握与疾病相关的基础知识。②通过教育改变家庭成员的认识，指导家庭成员促进健康、预防疾病的具体方法，促进家庭成员正确判断和认识家庭的发展任务和家庭功能，帮助患者及其家属理解相关疾病和护理方面的知识，支持他们自己学习，指导家庭成员掌握克服困难的技巧、日常生活技巧、简单的护理技术。③给予患者和家庭成员心理支持，使他们安心、放心和有信心在家庭中生活，增强患者战胜疾病的信心。

2）促进家庭成员之间的互动：包括：①促进他们相互理解；②调整家庭成员间的情绪和关系；③促进家庭成员之间的交流；④协助他们自身调节和改变角色。

3）促进家庭和社会的关系：包括促进他们的决策力，调整社会资源，使家庭成员重视调整环境。

（2）护士提供的具体帮助：

1）介绍和强化有效的家庭交流方式、应对技巧和行为。

2）为家庭营造或指导家庭营造一个安全的具有教育性质的交流环境和场所。

3）指导家庭成员的行为，使之与计划的目标、需求、活动相一致。

4）为家庭成员提供感情支持，分担忧愁，给予安慰和鼓励。

5）为缺乏自我护理能力的家庭提供直接的照顾和护理。

6）对家庭进行健康教育，并与家人交流信息。

7）排除影响落实计划的障碍，促进家庭功能完善。

8）帮助家庭对其生活重新安排。

9）与家庭建立长期的合作关系。

5. 家庭护理的评价 家庭护理评价建立在家庭护理的全过程中。它包括过程评价和结果评价。过程评价是指对家庭护理的评估、诊断、计划、实施等不同阶段分别进行评价，根据评价结果随时修改各阶段的计划和内容，以达到高质量家庭护理，促使家庭发挥正常的健康功能。结果评价是指依据制订的目标对结果进行客观公正的评价，以此决定是终止家庭援助，还是修改计划或补充计划，并给予继续援助。

(1) 评价的目的：家庭护理评价的目的有两点：一是客观地判断计划所制订的目标以及援助方法是否恰当和切实可行，为修改计划提供依据；二是在结束护理时评价是否达到预期护理目标，为推广有效的援助方法提供依据。

(2) 评价的内容：

1) 对家庭成员援助的评价：包括：①患者和家属日常生活质量提高的程度；②患者和家属对家庭健康问题的理解（基本知识与自我保健意识）程度；③患者和家属情绪稳定的程度。

2) 促进家庭成员相互作用方面的评价：包括：①家庭成员的相互理解；②家庭成员的相互交流；③家庭成员的亲密度和爱心；④家庭成员判断和决策问题的能力；⑤家庭成员的角色分工，是否自觉履行和承担了改变后的角色和责任。

3) 促进家庭与社会关系方面的评价：包括：①社会资源的有效利用，并与家庭的需求相一致；②环境条件：是否把家庭环境向利于健康的方向改善、是否能够得到近邻的帮助和鼓励。

(3) 快速检验家庭功能的问卷：常用的快速检验家庭功能的问卷有 APGAR 问卷，该问卷与新生儿 APGAR 主体的含义不同，它是 Smilkstein 于 1978 年设计的，涉及问题少、易于回答和评分简单，适合社区护士初次家访时使用。APGAR 问卷的内容包括：

A：适应度　表示家庭面临危机或压力时，内在与外在资源的使用情况，以及使用后解决问题的力度。

P：合作度　表示家庭成员对问题的决定权和共同作出决定的程度。

G：成熟度　表示家庭成员通过相互支持而达到生理、心理和社会适应方面的成熟与自我实现的程度。

A：情感度　表示家庭成员相互关爱的情况和程度。

R：亲密度　表示家庭成员是否彼此享受共同的时间、空间和经济资源的程度。

APGAR 问卷使用说明：该问卷共有两部分，第一部分（表 7-3）测量个人对家庭功能整体的满意度，共测 5 个方面，3 个备选答案分别赋值为 2 分、1 分、0 分，将 5 个问题分数相加为总分，得分 7～10 分表示家庭功能良好，4～6 分表示家庭功能中度障碍，0～3 分表示家庭功能严重障碍；第二部分（表 7-4）用于了解患者和家庭其他成员的关系，分为关系良好、一般和不好。

表 7-3　家庭功能 APGAR 问卷（第一部分）

填写下列问题，您就能对您的家庭有更好的了解，如果您对某一项有补充，请在“补充说明”处说明，如果您是一个人居住，请将目前与您最亲密的人当作是您的家人。

项目	评估问题	经常这样	有时这样	几乎很少
适应度	1. 当我遇到问题时，可以从家人得到满意的帮助 补充说明：	□	□	□

续表

填写下列问题，您就能对您的家庭有更好的了解，如果您对某一项有补充，请在“补充说明”处说明，如果您是一个人居住，请将目前与您最亲密的人当作是您的家人。				
项目	评 估 问 题	经常这样	有时这样	几乎很少
合作度	2. 我很满意家人与我讨论各种事情以及分担问题的方式 补充说明：	□	□	□
成熟度	3. 当我希望从事新的活动或发展时，家人都能接受且给予支持 补充说明：	□	□	□
情感度	4. 我很满意家人对我的情绪（喜、怒、哀、乐）表示关心和爱护的方式 补充说明：	□	□	□
亲密度	5. 我很满意家人与我共度时光的方式 补充说明：	□	□	□

表 7-4　家庭功能 APGAR 问卷（第二部分）

按密切程度将与您住在一起的人（配偶、子女、重要的人、朋友）排序			跟这些人相处的关系（配偶、子女、重要的人、朋友）		
关系	年龄	性别	好	一般	不好
如果您和家人不住在一起，您经常求助的人（家庭成员、朋友、同事或邻居）			跟这些人相处的关系（家庭成员、朋友、同事或邻居）		
关系	年龄	性别	好	一般	不好

（4）影响评价的因素

1）资料的可靠性：如果按步骤仔细而严格地收集资料，并能顺利获得相关资料，则评价结果的准确性会增高。

2）可利用的资源：在资源丰富的社区，较多家庭的健康需求能够得到满足。如社区保健站服务项目多、质量好，社区的健康福利待遇较高，或社区环境好、空气新鲜等。

3）家庭期望值的高低：如果某家庭能够对预期达到的目标和预期结果有正确的认识，则该家庭对护士援助的最终结果可能会感到满意，否则相反。

4）家庭成员与护士的交往：在具有良好信赖关系的基础上，家庭成员才能相信护理效果。在此重要的是如何通过家庭访视与家庭成员建立信赖关系。

（5）评价结果：评价结果有以下三种情况：

1）修改计划：当新问题出现或实施方法不符合实际情况时，护士应和家属一起修改计划，并付诸实施。

2）继续执行计划：目标定得过高或时间定得太短，到了计划设定时间还尚未实施或未达到目标时，可以将计划继续实行一段时间。

3）终止计划：问题得到解决并达到预期目标时，护士可解除对该家庭的援助。

（三）社区护士在家庭护理中的作用

社区护士在家庭护理中，重要的是与家庭成员建立良好的依赖关系，注意并尊重对方的意愿与隐私，富有同情心，与家庭成员达成援助的共识，其作用有：

1. 向家庭中的患者提供医疗及护理服务　社区护士向患者及其家属提供护理知识和技术以及相应的保健指导。与此同时，应注意指导患者和家属，使他们学会相应的护理操作和护理时的注意事项，以及遇到问题时的解决方法。

2. 协助家庭成员心理适应和社会适应　社区护士应熟悉家庭所处的发展阶段及各阶段的发展任务，及时发现各发展阶段现存或潜在的健康问题，及时帮助他们克服这些问题，解决社会心理需求，使家庭中每位成员都具有健康的心理和良好的社会适应能力，以获得最佳健康状态。

3. 协助家庭成员改善和建立有利于健康的环境和生活　社区护士应了解家庭成员的健康观念与健康行为，与家庭成员交换意见，提供所需的健康保健指导，按照家庭现有的设备与经济能力改善社会环境与生活方式，使各年龄阶段的家庭成员都能获得安全与舒适的成长与生活环境。

4. 协助家庭利用健康资源　为了解决家庭的健康问题，必须有效利用社区和家庭的各种资源，包括家庭自身有利条件（如家庭成员和亲属的支持与帮助）、社会支持性团体（如邻里、志愿者组织和家政部门）、社会福利机构（如医疗保险机构、居委会、街道办、老人院、社区卫生服务站等）。社区护士有义务向家庭成员提供相应的社会福利信息，并协助家庭成员充分认识现有资源的功能，发挥家庭成员的潜能，以解决家庭的健康问题。

三、家庭访视

（一）家庭访视的定义及目的

家庭访视（home visit）是指为了促进和维持个人、家庭和社区的健康，在服务对象家庭环境里提供的护理服务活动。它是家庭护理的重要方法和主要服务形式。

虽然长期的家庭访视对家庭帮助很大，有潜在的经济效益，但是，家庭访视所需要的时间和费用较多，因此，社区护士应合理安排家访，首选最需要援助的家庭给予访视。访视的主要目的是：

1. 早期发现家庭健康问题　通过家庭访视，了解家庭及家庭成员的健康状况，收集家庭生活环境中个人、家庭和社区健康相关的资料，正确评估家庭结构、家庭环境及家庭行为，提高资料的可信度，作出明确的护理诊断。

2. 确定阻碍家庭健康的相关因素　了解家庭支持系统的状况，提供切实可行的家庭援助计划。

3. 寻求在家庭内解决问题的方法　根据家庭的特点，进行有针对性的护理援助。

4. 为在家居住的患者或残疾人提供适当、有效的护理服务。

5. 促进家庭功能　调动护理对象及其家庭成员积极参与，提高家庭及成员的自我保健管理能力，促进家庭及其成员正常成长和发展，提供健康教育，协助家庭充分发挥家庭功能，促进家庭成员间关系和谐融洽。

6. 为判断社区健康问题（社区诊断）提供线索。

7. 促进建立足够有效的援助支持系统，鼓励家庭充分利用现有的可促进健康的资源。

8. 社区护士与访视对象建立良好的信赖关系　社区护士通过与访视对象进行充分交谈，能消除其紧张情绪，从而获得真实资料。

（二）家庭访视的种类型和内容

1. 家庭访视种类

（1）评估性家庭访视：评估个体、家庭的需求和状况，为制订护理计划提供依据。如年老体弱患者的家庭和有健康问题的家庭。

（2）预防、保健性家庭访视：主要进行疾病预防、保健方面的工作。如新生儿访视。

（3）急诊性家庭访视：解决临时性的、紧急的情况或问题。如外伤、家庭暴力等。

（4）连续照顾性家庭访视：主要是需要在家直接接受护理的患者、某些急性病患者、行动不便的患者、慢性病患者、临终关怀患者及其亲属。在我国亦称为家庭病床或居家护理。

2. 家庭访视内容

（1）判断家庭存在的健康问题，制订援助计划，进行家庭成员的健康管理。

（2）提供直接护理，如为居家患者的伤口更换敷料，或指导糖尿病患者及家属有关饮食和用药知识。

（3）健康教育，为家庭提供知识信息，帮助家庭成员有效地应用保健知识，进行自我保健。

（4）提供利用各种社会健康福利资源的咨询指导。

（5）进行协调、合作服务，社区护士应具备与相关部门进行协调和联络的能力。

（三）家庭访视的程序

1. 访视前准备

（1）选择访视对象：首先要选择有严重健康问题的家庭进行访视。排列优先顺序应遵循以群体为先，以传染性疾病为先，以急性病为先，以生活贫困、教育程度低者为先，以有时间限制为先的原则。

（2）确定访视的目的和目标：在初次访视之前，要对该家庭有一定了解，熟悉访视家庭情况，明确访视目的，并制订初步访视计划；对需要连续性访视的家庭，每次访视前应制订明确的访视目标，并依据目标评价结果，对计划进行调整。

（3）准备访视用品：包括基本的物品和根据访视目的增设的访视物品。

（4）联络被访家庭：一般通过电话预约确定家庭访视的具体时间。

（5）确认访视路线：社区护士应确认访视家庭的地址、访视路线，并准备简单的地图。并在工作单位留下家访的住户姓名、联络方式、访问目的、出访时间及预计回归时间，以便有特殊情况时及时联系。

2. 访视中的工作

（1）确定关系：与服务对象及家庭建立信任、友好、合作的关系。

（2）评估、计划和实施护理干预：评估包括个人评估、家庭评估、环境评估，对资源设备、知识水平、社区资源的评估，掌握现存的健康问题或自上次访问后的变化。制订或调整护理计划，然后进行健康教育或护理操作。

(3) 简要记录访视情况。

(4) 结束访视：核查访视内容，并与患者及家属共同决定是否需要下次访视。

3. 访视后的工作 每一次家访结束后都应该整理一份家访记录，待围绕一个问题的几次家访全部完成后，就应该综合几次家访的结果，写一份完整的家庭访视报告。在报告中，不仅要展示比较完整的资料，而且要进行评价和分析，分析家庭护理的效果、家庭健康问题及其相互作用，提出解决类似家庭健康问题的策略和方法，或总结家庭护理的成败与经验。

(四) 家庭访视的注意事项

在家庭访视中，为了更好地了解护理对象，提高家庭护理的质量，社区护士应注意以下事项：

1. 家访的目的性 家访必须在很有必要时才进行，要有明确的目的，能产生一定的效果和效益，而不是随便串门。

2. 家访的计划性 家访要有周全的计划，这样可以节省很多时间，有利于社区护士在最短的时间内达到自己的目的。

3. 家访的时间选择与控制 家访要选择合适的时间。早上不能太早，晚上不能太迟，不要在吃饭的时间去家访，尽量避免在晚饭后看新闻的时间进行家访。另外，要了解家庭的活动习惯。例如，什么时候大家比较轻松、空闲，什么时候所有的家庭成员能相聚在一起。家访时严格控制时间长度，一般在1小时以内，否则会影响家庭的正常活动，令人厌倦，不能苛求在一次家访中解决所有的问题，每次家访只安排能在规定时间内完成的内容，应分次完成总的目标。

4. 家访的技巧 包括：①要着装整齐、职业、便于工作。②关爱患者，大方且稳重。③掌握与人沟通的技巧。④灵活机动，因地制宜，家访时要注意观察每个家庭成员的反应，以便了解一些潜在的信息，有利于发现一些微妙的问题，更有利于及时调整护理计划。⑤进入家庭时要开门见山，说明来意、目的和家访需要多长时间，请求家庭给予配合。应避免先闲聊而一时难以言归正传，或者分散家庭成员的注意力。

5. 家访的适度性 家访时要尊重被访视对象，不要让家庭有被检查的感觉，要保守被访问家庭的秘密。并保持一定的界线，不能表现出对某一家庭成员特别亲热，以免被认为结成了不适当的同盟，而影响家庭关系。尤其是对与自己年龄相近的异性家庭成员，更不能表现得过分亲热，以免引起误会或纠纷。在家访时，不能与某个家庭成员单独待很长时间，如果需要单独交谈，可预约到诊所来。家访时尽量不要接受家庭馈赠的物品，更不要与家庭结成超乎寻常的关系，如认干爹、干妈、称兄道弟或认阿哥阿妹等。

6. 明确收费项目与免费项目，注意个人人身安全。

7. 总结与预约 家访结束前，要做一个简短的总结，告诉家庭本次家访的结果，有必要时预约下一次家访的时间。家访结束后，要尽快借口离开，避免闲谈或被某个成员缠住而长时间逗留。

四、家庭病床

家庭病床是以家庭作为治疗护理场所，选择适宜在家庭环境下进行医疗或康复的病种，让患者在熟悉的环境中接受医疗和护理。家庭病床的建立促进了医疗资源的有效利用和重新分配，可以加快医院病床的周转率，降低患者的住院费用、减轻经济负担、保持治疗的连续性，避免住院造成的交叉感染。

（一）家庭病床的概念

卫生部1984年颁布的《家庭病床暂行工作条例》中指出：家庭病床是医疗单位对适合在家庭条件下进行检查、治疗和护理的某些患者，而在其家庭就地建立的病床。

家庭病床的建立使医务人员走出医院大门，最大限度地满足社会医疗护理要求；服务的内容也日益扩大，包括疾病普查、健康教育与咨询，预防和控制疾病发生发展；从治疗扩大到预防，从生理扩大到心理，从技术活动扩大到社会活动，从医院内扩大到医院外，形成了一个综合的医疗护理体系。

（二）家庭病床的特点

家庭病床的开设，有利于疾病的治疗和康复，因为这些人大部分是老年患者，他们希望在自己熟悉舒适的家中接受治疗，心理压力轻，而且免除了去医院来往路途的劳累，不受就医排队之苦，避免了不良刺激和干扰，治疗时以家庭为医疗场所，得到了安静的休息和充足的睡眠，在亲人的陪伴下充分地享受天伦之乐。并且能在一定程度上履行自己的家庭职责和社会责任，使患者处于最佳心理状态，利于疾病的恢复。家庭病床有三大特点：①护理内容全面；②护患关系密切；③易于开展心理护理。

（三）家庭病床的组织管理

1. 家庭病床的主要任务

（1）做好对建床患者的医疗服务。

（2）扩大预防，开展健康体检、疾病普查、防治疾病。

（3）开展家庭条件下的康复医疗。

（4）宣传、普及防治疾病、家庭医学保健知识。

（5）选择适当病种进行疗效观察，研究治疗、预防和康复措施，不断加以总结。

2. 家庭病床的服务范围 患者如需住院治疗，而住院又有困难的，可到所属医院相关科室办理家庭病床住院手续，医院便可为患者提供送医送药上门服务，以方便患者及家属。

（1）收治疾病范围：包括：①老弱病残到医院连续就诊有困难的患者；②老年病、常见病、多发病及病情适合在家中治疗的患者（如脑血管意外及后遗症患者）；③出院后恢复期仍需治疗的患者；④重症晚期在家中的患者，如晚期肿瘤需要支持治疗和减轻痛苦的患者；⑤一切适合在家治疗的妇科、产科、传染病、职业病、精神病等慢性疾病患者。

（2）社区护士为家庭病床提供的服务内容：包括：①提供治疗及护理服务；②指导与协助患者正确进行功能锻炼；③健康教育；④心理护理；⑤及时解决患者存在或潜在的护理问题，做好效果评价记录；⑥根据患者情况，联系医院检查或治疗等。

3. 家庭病床的道德规范

（1）维护患者利益，准确护理。

（2）自律慎独，优质服务。

（3）密切协作，目标一致。

（杨淑臻）

思考题

1. 解释概念：产褥期、家庭、社区保健。
2. 儿童期保健的基本任务是什么？
3. 描述儿童各期卫生保健的要点。
4. 如何进行孕期及产褥期保健指导 ？
5. 计划生育的主要内容是什么？
6. 节育器放置术后的保健要点是什么？
7. 简述中年人保健的主要内容。
8. 家庭的概念是什么？
9. 家庭结构有哪几种类型？家庭的功能有哪些？
10. 简述家庭护理程序。
11. 家庭访视的基本程序有哪些？
12. 家庭病床的特点是什么？
13. 老年保健的特点是什么？

第八章　社区健康档案

学习目标

1. 了解建立社区档案的意义。
2. 熟悉社区健康档案建立、保管、利用的要求。
3. 掌握个体健康档案包括的内容。

社区健康档案（community health record）是卫生保健服务中必需的医疗信息收集工具，是记录居民健康状况的系统性资料。完整的健康档案包括以问题为导向的记录（如病史记录、健康检查记录、保健卡）以及个体、家庭和社区与健康有关的各种记录。科学、完整、系统的居民健康档案是社区保健医生和社区护士掌握社区居民健康状况的基本工具，是为居民提供连续性、综合性、协调性社区卫生服务的重要依据。建立健全健康档案并进行科学的管理是社区卫生服务的一项重要的日常工作。

第一节　建立社区健康档案的目的和作用

建立社区健康档案（establishing community health record），其目的是可以突出体现社区卫生服务的全面性、主动性、连续性及有效性的特点。社区健康档案的作用主要是为社区卫生服务活动提供全面、翔实、科学的文字资料，使社区卫生服务工作建立在科学求实的基础之上，从而提高社区卫生服务的质量。以问题为导向的健康档案记载着与个体及其家庭健康问题有关的所有资料，包括生物、心理、社会因素对健康的影响以及预防、治疗、保健和康复一体化的社区卫生服务全过程。其具体目的和作用包括以下几方面。

1. 掌握居民的基本情况和健康现状　以问题为中心的健康档案特别重视社区居民的基本资料，注重记录健康问题的形成、发展和转归过程中健康危险因素及其干预效果，是社区医护人员全面了解和掌握居民的基本情况和健康现状，正确制订社区预防与保健计划的重要依据。

2. 开展社区医疗预防保健服务　健康档案是社区医护人员开展社区医疗保健服务的必备工具。因为它详细记录了个体、家庭和社区的健康问题及相关危险因素，可以作为为社区医护人员提供一体化服务的工具；连续而全面的健康档案详细记录了个体和家庭的基础资料，便于健康检查结果的前后对比，有利于及时主动发现患者现存和潜在的生理、心理及家庭问题；建立完善的社区健康档案为制订社区预防与保健规划、合理利用卫生资源提供了依据；系统、客观、准确的健康档案，还为转诊、会诊服务提供了参考资料。

3. 为解决社区居民主要健康问题提供依据　建立社区健康档案是社区医护人员主动挖掘并掌握社区卫生问题和有效配置资源的最佳途径。只有对社区居民的疾病谱、死因谱等资料进行统计分析，才能全面了解社区居民的主要健康问题，制订切实可行的卫生服务规划；只有利用社区内外一切可利用的资源（包括卫生机构、卫生人力、福利慈善机构、家属及其他可动用的社会资源）才能更好地提供系统性、协调性和连续性的卫生服务，把解决社区居民主要健康问题落到实处。

4. 为评价社区卫生服务提供依据　健康档案的完整性和科学性在一定程度上反映了社区医护人员的工作质量和技术水平，是评价社区卫生服务质量和医疗技术水平的工具之一。完整、规范的健康档案具有全面性、客观性和公正性，也是为解决医疗纠纷或某些司法服务的重要医疗法律文件。

第二节　社区健康档案的种类和主要内容

社区健康档案按其层次进行划分，可以分为三种类型，即个体健康档案、家庭健康档案和社区健康档案。每一类型的健康档案都有其自身特定的内容，个体健康档案和家庭健康档案采用以问题为导向的记录方式；社区健康档案则需要通过社区调查，统计分析社区卫生服务状况、卫生资源以及居民健康状况后才得以建立。

一、个体健康档案

个体健康档案（personal health record）是记录与居民健康有关的资料，主要包括个体基本资料、个体健康问题资料、不良生活方式和行为习惯记录、周期性健康检查记录、小儿预防接种记录、会诊和转诊记录等。遵照全科医学的基本原则，全科医疗个体健康档案在设计上一般包括以问题为中心的个人健康问题记录（problem or patient-oriented medical record，POMR）和以预防为导向的健康记录（prevention-oriented health record，POHR）两部分。

知识链接

全科医学

全科医学是一个面向社区与家庭，整合临床医学、预防医学、康复医学以及人文社会学科相关内容于一体的新型临床二级专业学科；其范围涵盖了各种年龄、性别、各个器官系统以及各类健康问题。

（一）以问题为中心的个人健康问题记录

POMR也称为以患者为导向或中心的记录方式，其基本内容包括：患者的基本资料、问题目录、问题描述、病程流程表等。其中健康问题目录、问题描述和以“SOAP”形式描述健康问题及其管理是体现以问题为导向记录模式最主要的内容。以下就基本内容做进一步描述。

1. 患者的基本资料　见表8-1。

（1）人口学资料：如姓名、年龄、性别、民族、教育程度、职业、婚姻状况、社会经济状况、宗教信仰、医疗付费种类、联系电话等。

（2）健康行为资料：如饮食习惯、吸烟、酗酒、运动、就医行为等。

表 8-1　基础资料记录范例

档案号：　　　　　　　　　　　　身份证号：

建档日期：			建档医生：
姓名：	性别：	出生日期：	年　月　日
出生地：			
民族：	职业：	教育程度：	婚姻状况：
付费类型：			
家庭现住址：		家庭电话：	
可提供照顾者姓名：		联系电话：	
主管资料（S）			
主诉：			
现病史：			
既往史：			
药物过敏史：			
月经史：			
生育史：			
家庭史：			

关系	糖尿病	高血压	脑卒中	冠心病	肝炎	精神病	先天畸形
父亲							
母亲							
姐妹							
配偶							
子女							

生活习惯：							
	吸烟：		饮酒：		锻炼：		饮食：
血型：	A 型	B 型	O 型	AB 型			
客观资料（O）							
身高	cm	体重	kg	胸围	cm	头围	cm
体温	℃	血压	/	mmHg	脉搏	次/分	

续表

一般情况：		
皮肤：		
头：		
囟门		
眼：结膜		巩膜
瞳孔		
眼底		
耳		
鼻		
口腔：舌		
	牙齿	
	扁桃体	
颈部：气管		血管
	甲状腺	
	淋巴	
胸部		
	胸廓	
	乳房	
	肺部	
	心脏	
腹部：		
脊柱：		

续表

四肢：
神经系统：
生殖系统：
直肠：
实验室检查及结果：
辅助检查及结果：
其他检查及结果：
评估（A）
处理计划（P）
诊断计划
患者教育计划

（3）临床基本资料：一般包括：①生物学基础资料：如血压、心率、身高、体重、腰围、体重指数和血型等；②个人史、既往史：如住院史、手术史、药物过敏史、主要生活事件（如丧偶）以及心理评估资料等；③家族史：家族性或遗传性疾病史、家庭生活中重要事件等。可以用家系图的方式记录。

2. 健康问题目录　健康问题目录（health problem list）常制作成表格的形式，记录的是个体健康的问题。问题可以是明确的或不明确的诊断、无法解释的症状、体征或实验室检查结果，也可以是社会、经济、心理、行为问题（如失业、丧偶、偏离行为等）。健康问题分主要问题、暂时性问题和长期用药清单。主要问题记录的是过去影响了、现在正在影响或将来还会影响健康的异常问题，填写在主要问题目录表中（表8-2）；暂时性问题记录急性、一次性或自限性的问题，填写在暂时性问题目录表中（表8-3）；长期用药清单记录患者长期使用的药物，并用表格的形式记录（表8-4）。三表均按问题发生的顺序编号登记。社区医生快速浏览问题目录即可了解该个体在一段时间内的主要健康问题。

表8-2 主要问题目录表

问题编号	问题名称	发生日期	记录日期	处理情况及日期	问题转归
1	高血压	1999/08/10	1999/08/10	口服降压药	
2	2型糖尿病	2000/06/16	2000/06/16	饮食治疗	
3	……				

表8-3 暂时性问题目录表

问题编号	问题名称	发生日期	记录日期	处理情况及日期	问题转归
1	急性胃肠炎	2004/07/16	2004/07/16	口服黄连素	24小时症状消失
2	上呼吸道感染	2005/02/08	2005/02/08	对症处理	4天后痊愈
3	……				

表8-4 长期用药明细表

序号	药物名称	剂量	开始用药日期	停止/变更日期	备注
1	硝苯地平	10mg，tid	2001/02/05		
2	……				

3. 问题描述（problem statements） 又称接诊记录，是患者就诊问题的详细记录。先将个体主要健康问题写成问题目录，再将问题目录表中的每一问题依序号顺序逐一以“SOAP”的形式进行描述，见表8-5。SOAP内容如下：

S：主观资料（subjective），是由患者提供的主诉、症状、患病史、家族史、社会生活史等，尽量按患者的陈述来记录。

O：客观资料（objective），医务人员用各种办法获得的真实资料，包括体征、实验室检查、X线诊断以及患者的心理、行为测定结果等。

A：对健康问题的评价（assessment），是问题描述的关键部分，完整的评估应包括诊断、鉴别诊断、与其他问题的关系、问题的轻重程度及预后等。

P：健康问题的处理计划（plan），是针对每一个问题提出的诊断、治疗、护理、预防、保健、康复和健康教育计划。

4. 病情流程表 流程表（flow sheet）是对某一健康问题的进展情况进行跟踪的动态记录，它概括地反映了与该问题有关的一些重要指标的动态变化过程，如主诉、症状、生理生化指标和一些特殊检查结果、用药、转归、转会诊结果等，见表8-6。对此类表格进行定期的总结，可以看出所随访的问题清晰的轮廓，及时掌握病况，修订治疗、护理与患者教育计划等。病情流程表主要应用于慢性病和某些特殊疾病或患有需重点随访病种的患者的观察和处理记录，不是全部健康问题所必备的，对不同病种的流程表，记录的项目也因病种而异。

表 8-5 POMR 健康问题记录方式的 SOAP 书写范例

问题 1	高 血 压	记录日期	年 月 日
S	阵发性头痛、头晕 1 个月余，加重 2 天。患者于 1 个月前因劳累、紧张出现间断性头晕、头痛症状，当时在单位医务室测量血压达 170/100mmHg，但因上述症状时轻时重，故患者未加重视和就诊，仅间断服用“复方降压片”控制血压，使血压波动于 150～160/90～100mmHg，期间患者血压最高曾达 176/102mmHg。饮酒史 23 年，近 10 年来每日饮白酒约 3 两（150g），喜爱高脂饮食，菜肴味咸，吸烟 20 年，每日 20 支，经常工作到凌晨 1 点左右。父亲 68 岁死于脑卒中		
O	面红体胖，性格开朗。BP 170/100mmHg，P 85 次/分，R 17 次/分，T 36.5℃，体重 71kg。实验室检查结果：血钾 3.60mmol/L，血钠 138.2mmol/L，血氯 101.2mmol/L，葡萄糖 98.4mg/dl，尿素氮 16.3mg/dl，肌酐 1.04mg/d，甘油三酯 306mg/dl，总胆固醇 195mg/dl，高密度脂蛋白 51mg/dl，低密度脂蛋白 90mg/dl。心电图（一）。眼底动脉节段性变细缩窄，反光增强		
A	根据患者主诉资料和体格检查结果，初步印象：原发性高血压Ⅱ期。结合其家族史和可能出现的并发症，应采取措施控制血压，并随访观察		
P	诊断计划 1. 3 个月复查血脂 2. 血糖、肾功能检查 治疗计划： 1. 口服降压药物 2. 低盐饮食，逐步控制食盐量不超过 6g/d 3. 低脂饮食，减少富含胆固醇食物，增加膳食纤维 4. 控制饮酒，控制体重，增加运动量 健康教育计划： 1. Ⅱ期高血压的病因及其危险因素 2. 高血压的饮食要求及控制体重的方法 3. 戒烟、戒酒的意义及方法 4. 改变熬夜习惯，促进睡眠 5. 自我监测血压的方法 6. 个体用降压药的剂量、作用及常见的副作用，长期用药的重要性		
问题 2	2 型糖尿病	记录日期	年 月 日
S O A P			

表 8-6 2型糖尿病的症状和体征随访监测流程表

时间 项目							
症状	多饮、多食、多尿						
	头晕						
	心悸						
	其他						
体征	呼吸（次/分）						
	血压（mmHg）						
	脉搏（次/分）						
	意识						
	体重（kg）						
	体重指数						
	水肿						
	肢体皮肤颜色						
	肢体皮肤痛觉						
	肢体皮肤						
	异常感觉						
	足背动脉搏动						
	眼底						
	其他						
转诊	内分泌专家						
	营养师						
	其他						

5. 实验室检查及辅助检查 要求医生把实验室报告结果记录在病历中，并将原始检查单保存到规定的时限。

6. 转会诊记录 根据患者的具体情况并征得患者的同意，患者可以转诊到专科医生、康复医生、心理医生等处。对转诊后患者，医生仍然有追踪其就医情况的责任。在全科医疗中的转诊记录是双向的，患者在社区外就医及接受照顾的情况应记录在健康档案中。

知识链接

全科医疗

全科医疗又称家庭医疗，是一个对个人和家庭提供持续性和综合性卫生保健的医学专业，它是一个整合了生物医学、临床医学和行为科学的宽广专业。家庭医疗的范围涵盖了所有年龄、性别、每一个器官系统以及各类疾病实体。

（二）以预防为导向的健康记录

医务人员所提供的个体化预防医学服务，主要是在其与患者及患者家庭每一次接触的过程中进行的。每次与患者或家庭接触，医务人员都要评价患者个体及其家庭的健康状况，包括生理、心理和社会三个方面，然后制订预防医学服务计划。通过预防服务的实施，达到早期发现病患及危险因素和干预的目的。以预防为导向的健康记录最常见的是免疫接种和周期性健康检查记录。记录范例见表 8-7 和表 8-8。

表 8-7　免疫接种记录范例

疫苗名称	应接种时间	接种时间
乙肝疫苗	2000.12.6	2000.12.6
乙肝疫苗	2001.1.6	2001.1.6
卡介苗		
脊髓灰质炎活疫苗		
百白破疫苗		
麻疹疫苗		
甲肝疫苗		
风疹疫苗		
流感疫苗		
破伤风-白喉类毒素		

表 8-8　40～55 岁成人周期性健康检查记录范例

项目间期	检查日期（　年　月　日） 检查结果：正常○，临界值 Δ，异常×（转追踪管理）					
血压（每年 1 次）						
心电图（每年 1 次）						
肝脾 B 超（每年 1 次）						
甲状腺（每年 1 次）						
血常规（每年 1 次）						
尿常规（每年 1 次）						
胆固醇（每年 1 次）						
乳房（女）（每年 1 次）						
宫颈涂片（每年 1 次）						
视力（每年 1 次）						
肺部 X 线片（每年 1 次）						

二、家庭健康档案

家庭健康档案（family health record）是健康档案的主要组成成分之一，家庭健康档案主要包括家庭基本情况资料、家系图、家庭功能评估、家庭主要问题目录及问题描述、家庭各成员健康资料等。

（一）家庭基本资料

家庭基本资料通常放在家庭健康档案的前面，内容见表 8-9。

表 8-9　患者家庭基本资料

户主姓名：	居住住址：
邮政编码：	联系电话：
首次接触本诊所日期：	填写此表日期：
责任医生：	

家庭成员基本资料

姓名	性别	出生日期	与患者关系	婚姻状况	教育程度	职业	工作单位	联系电话

（二）家系图

是全科医生把握家庭成员健康状况和家庭生活周期的最好工具。

（三）家庭评估资料

家庭评估资料是对家庭结构和家庭功能等评估资料的记录。一般包括对家庭结构、家庭生活周期、家庭功能、家庭资源的评估。这些评估常以量表的形式完成，如家系图、家庭图、家庭关怀度指数测评表（APGAR 量表）、家庭适应度和凝聚度评估表（FACES）等。

（四）家庭主要问题目录

家庭主要问题目录主要记录家庭发生的较为重大的生理、心理健康问题和与健康密切相关的社会问题、家庭功能评估结果等。目录里记载家庭生活压力事件及危机的发生日期、问题描述及结果等，家庭主要问题目录中所列的问题可按 SOAP 方式描述，见表 8-10。

表 8-10　家庭主要问题目录

序号	主要问题	发生时间	问题描述（SOAP）	记录时间	结果	备注

（五）家庭成员健康资料

家庭成员健康资料同个体健康档案。

三、社区健康档案

社区健康档案（community health record）是社区医护人员提供的以社区为范围的、协调性的医疗保健服务的基础，是了解社区卫生状况、确定社区中主要健康问题及制订卫生保健计划的重要文件资料。完整的社区健康档案包括社区基本资料、社区卫生服务资源、社区卫生服务状况、社区人群健康状况等内容。

（一）社区基本资料

1. 社区的自然环境状况　包括社区所处的地理位置、范围、自然气候及环境状况、卫生设施和卫生条件、水源、交通情况、宗教及传统习俗等。社区健康档案中，这部分资料可以用社区地图的形式表示。

2. 社区的经济和组织状况　包括社区居民的人均收入、消费水平，社区的各种组织机构，尤其是与社区卫生服务相关的机构，如街道办事处、居委会、健康促进会、志愿者协会等。

3. 社区动员潜力　指社区内可以动员起来参与和支持社区预防与保健服务的人力、物力和财力资源。

（二）社区卫生服务资源

社区卫生服务资源包括社区卫生服务机构和卫生人力资源情况。

1. 卫生服务机构　包括医院、社区卫生服务中心（站）、门诊部、疾病控制中心、妇幼保健院（站）、健康教育机构以及福利机构等。每个机构的服务范围、服务项目、具体地点等均应记录在社区健康档案中。社区医生可以根据掌握的情况进行转诊、会诊、咨询等，充分利用社区卫生资源，为居民提供协调性保健服务。

2. 卫生人力资源　是指在社区内的各类医务人员及卫生相关人员的数量、年龄结构、职称结构和专业结构等。

（三）社区卫生服务状况

社区卫生服务状况包括年门诊量、住院率、病床周转率、门诊和住院常见病种。门诊和住院收费情况、平均每人住院天数、转诊数量（转诊率）、转诊病种、转诊单位等。家庭病床、家庭访视、家庭问题分类和处理情况等。

（四）社区人群健康状况

社区人群健康状况包括社区人口学资料、社区患病资料、社区死亡资料等。

1. 社区人口学资料　包括社区的总人口数、年龄和性别构成、社区 0～14 岁及 65 岁以上人口比例，职业、教育程度、婚姻状况、家庭构成（可按人员结构分为核心家庭、主干家庭、联合家庭及其他四种类型）以及出生率、死亡率、人口自然增长率、平均寿命、种族特征等。该类资料的收集可用表格的形式反映。

2. 社区患病资料　包括：①发病率；②患病率；③社区疾病谱，将社区居民所患疾病进行统计分析，然后将各类疾病构成排出顺位，以利于掌握威胁本社区居民的主要疾病，做好疾病的预防控制；④疾病分布，包括疾病的时间、地区和人群分布，即三间分布。

3. 社区死亡资料 包括：①死亡水平：不同年龄、性别、职业等人群的死亡水平；②社区死因谱：将社区居民死亡原因逐年进行统计分析，根据各种死因构成情况排出顺序，得出社区死因谱，以掌握威胁本社区居民生命的主要疾病及其变动趋势。

4. 危险因素调查与评估 如列出本社区吸烟人数、缺乏体育锻炼的人数、冠心病及乳腺癌的危险因素评估结果等，可用表格形式表示。

第三节 社区健康档案的建立、保管和利用

社区健康档案是开展社区卫生服务、进行服务评价的主要依据，也是进行教学和科研的重要资料。由于社区健康档案在内容和形式上与其他专科的住院病历或门诊病历有一定区别，在其建立、使用和管理上也有相应的要求。

一、社区健康档案的建立

社区健康档案的建立，主要包括健康档案资料的收集和整理，即按照一定的归档制度和手续，对在社区医疗卫生服务中形成的具有保存价值的资料，有目的、有计划地进行收集、整理，也就是按一定的原则和方法把在社区医疗卫生服务中形成的具有保存价值的资料系统化，并通过编目，将其共同内容和成分揭示出来。社区健康档案在建立过程中应遵循以下原则：

1. 逐步完善 居民健康档案中的内容有些通过短期观察和了解就可作出定论，如家庭环境、家庭成员的基本情况；有些问题则需要通过长期观察、分析、综合，才能作出全面、正确的判断，如社会适应状态、家庭关系印象、人格特征和某些涉及个人隐私的问题等。因此，社区医生应积极主动地发现居民及其家庭的有关健康问题，不断丰富和完善健康档案的内容。

2. 收集资料的前瞻性和动态性 社区健康档案所列出的项目不可能包含影响到个体和家庭健康的全部资料。在具体应用时，应结合实际情况的变化，遵循前瞻性和动态性原则，注意收集与健康问题密切相关的资料，适时对建档的项目予以及时更新和补充保存，以免丢失重要的资料。

3. 客观性和准确性 社区医生应通过临床接触、家访和社区调查等多种形式严肃、认真、客观、规范地收集健康资料。

4. 保密性 建立居民健康档案，应使个人的隐私权得到保障，不得以任何形式向无关人员泄露居民的健康信息。

二、社区健康档案的保管和利用

健康档案应妥善保管并充分利用。条件允许时，应建立计算机化的电子健康档案，以利于社区医护人员方便、高效地使用健康档案。

（一）健康档案的保管

1. 健康档案的归档 健康档案的归档保管一般以家庭为单位，每个家庭拥有一个档案袋，装入家庭档案和所有家庭成员的个体健康档案，并在显著位置标明家庭档案的编号。各社区卫生服务中心（站）应备有专门的档案柜，健康档案应分类按编号存放在柜架

进行保管，健康档案在柜架上的排列顺序均应由上而下，从左至右，按归档时间的先后进行排列。社区健康档案一般每年更新或增补一次，对卫生服务站点的服务范围的布局结构及重要指标，整理分析的结果应公布，并绘制成图，贴于墙上，便于相关指标的动态比较。

2. 健康档案保管的注意事项　健康档案在保管时应注意以下几点：①温度应保持在14～18℃之间，湿度应保持在50%～60%之间为宜；②档案柜架应密封，在柜架上安有玻璃，应以毛玻璃为宜，以防光线对档案资料的破坏；③档案入柜架前应除尘，柜架内应保持清洁，日常扫除应采用湿扫湿抹法，以减少灰尘对档案资料的侵蚀；④注意防火、防水；⑤在柜架内放置一定的杀虫剂以杀虫驱鼠，防止其对资料的破坏。

（二）健康档案的利用

1. 健康档案的查找　在建立个体和家庭健康档案的同时，发给居民一张社区医疗就诊卡，上面注明家庭健康档案和个体健康档案的编号。居民就诊时须携带医疗卡，医生按卡上的编号找出所需的档案袋，阅读个体及其家庭健康档案，获取相关健康问题信息。每次使用结束后及时归档存放于原处。

2. 健康档案的信息利用　健康档案记载着完整、丰富的健康问题，应是教学科研中医护人员和学生很好的学习与参考资料，也是流行病学研究和临床医学研究、卫生服务研究以及有关其他问题研究的基础资料。

3. 健康档案利用的主要程序　健康档案的利用应具有一定的程序，这样既有利于档案资料的管理利用，也有利于档案资料的有效保存。健康档案的利用一般应包括以下几步：

（1）审批：健康档案具有一定的保密性，因此，查阅健康档案必须经过档案管理专职人员及相关人员的具体审批，查阅档案者只有得到批准，方可查阅健康档案。

（2）查找：在得到批准以后，查阅者可向档案管理专职人员索取健康档案目录，查找自己所需的健康档案的序号、名称、内容等。

（3）借阅：在办理相应的借阅手续之后，方可借阅所需档案。

（4）归档：查阅后应将健康档案及时交还。档案管理人员应对归还的资料逐一清查，若归还资料完整无缺，由档案管理人员注销借阅者的借阅手续，并将档案资料及时复位。

4. 健康档案利用的注意事项　为了保持健康档案的长期使用，借阅者在使用健康档案时应注意以下几点：

（1）爱护资料：借阅者在使用健康档案时，应将其妥善保管，不得在档案上作记号、涂改、沾污以至拆散，在健康档案查阅和归还时，必须保持原状。

（2）保密：健康档案一般不予外借。对于个体健康档案，为保证患者的隐私，一般规定不准其照顾者以外的人员阅览或借取。对于健康档案的摘抄和复制，必须经过档案管理人员的批准。转诊时一般书写转诊单，必要时应把原始健康档案上的资料转给接受转诊的医生。

（徐幼坤　周亚林）

思考题

1. 建立社区健康档案的意义是什么?
2. 以问题为导向的个体健康档案包含哪些内容?
3. 社区健康档案如何借阅和利用?

实践指导

实践一　食物中毒案例讨论

一、实践目的

通过对食物中毒案例的学习和讨论分析，熟悉食物中毒的特点、类型及临床表现，进一步学习如何预防食物中毒和怎样进行食物中毒调查处理，以便今后进行食物中毒管理。

二、实践内容

【案例】 2007年夏季某日下午3时左右，某厂陆续发生以腹痛、呕吐、腹泻及发热为主要症状的患者，至夜间11时左右达到高峰，直至次日清晨7时才没有新的病例出现，发病人数达104人。

患者中大部分最先出现腹部绞痛，随后发生恶心，多为1～3次，个别患者在5次以上，继之发生频繁的腹泻，多在1～8次，个别患者一昼夜达32次，大便为水样，伴有黏液；半数患者发热，体温在37～39℃之间。

【问题讨论1】

1. 你若是一位厂卫生所的医护人员，此时应做什么？

2. 此时你能判断是食物中毒还是职业中毒吗？若要准确判断，还要做哪些工作？

由于厂卫生所医护人员怀疑与食物中毒有关，故当时把情况向辖区内的疾控中心报告，并要求疾控中心相关人员到厂内协助处理患者和进行现场调查。初步调查结果如下：

全部患者当日早、中、晚均在厂内用餐，但在厂内用中餐或晚餐者则无一人发病。因此调查者对当天早餐食物与发病关系进行较详细了解。全部患者当日早餐均吃了咸黄瓜和（或）炖黄鱼，吃其中之一者也发病。但仅吃稀饭与馒头者未发病。对烹调过程调查发现：该食堂在1个月前购买鲜黄瓜200余斤，自来水冲洗后用15斤盐于缸内腌制，厨师于前一日晚取出黄瓜冲洗，就用当天切过黄鱼的刀板将黄瓜切成小块，放于盆内，盖上纱罩，置于室温27～28℃的厨房内过夜，次日早餐出售。

炖黄鱼为前一日晚餐所剩，于27℃的室内过夜，次日早晨厨师将鱼放入锅内加热不足10分钟，即取出售卖。

【问题讨论 2】

3. 此事件是否为食物中毒？若是，属于何种性质的食物中毒？

4. 是哪一餐引起的中毒？导致中毒的食物可能是什么？

调查者对可疑食物，患者呕吐物、腹泻物及血液进行了取样化验，并将阳性细菌进行了血凝集试验和动物试验，其结果如下：

（1）在可疑食物咸黄瓜、缸内腌黄瓜、炖黄鱼汤中及患者粪便中均未分离出沙门菌、葡萄球菌及条件致病菌，但在食盐培养基中分离出大量副溶血弧菌。

（2）将分离的菌体与 6 名患者中毒后第 2 日的血清做定量凝聚反应，其滴定度最低为 40 倍，最高为 160 倍。健康人血清取得滴定度仅为 10～20 倍，盐水对照完全不凝集。

（3）将此培养菌株制成 1×10^8 个/ml 的生理盐水，取 0.5ml 进行小白鼠腹腔内注射，24 小时内动物全部死亡。

【问题讨论 3】

5. 引起此次食物中毒的主要原因有哪些？

6. 对此类细菌性食物中毒患者，临床上应如何处理？

7. 对该厂食堂应采取哪些措施预防食物中毒的再次发生？

（蔡　丽）

实践二　数值变量资料的统计描述

一、实践目的

通过实例计算，掌握平均数与标准差的应用条件、意义及计算方法；熟练应用平均数与标准差描述数值变量资料的集中趋势和离散程度；熟悉正态分布曲线下的面积分布规律及医学参考值范围的计算。

二、实践内容

1. 某地调查 100 名健康成年男子血液中红细胞数（$\times10^{12}$/L），其结果如下：
4.35，4.86，4.37，4.36，4.28，4.35，4.37，4.86，5.03，5.02，4.65，5.00，5.14，5.09，5.11，5.08，5.15，4.76，4.83，4.32，4.31，4.23，4.24，4.20，4.85，4.87，4.96，4.90，4.32，4.78，4.69，5.00，4.96，4.83，4.66，4.76，4.69，4.82，4.80，4.70，4.77，4.70，4.60，4.62，4.50，4.29，4.30，4.28，4.79，7.89，4.96，4.99，5.08，5.09，4.62，4.69，4.90，5.00，4.79，4.60，4.69，4.32，4.29，4.32，4.80，4.90，4.89，4.79，4.28，4.25，4.23，4.48，4.82，4.89，4.80，4.87，4.90，4.89，4.80，4.81，4.75，4.57，4.55，4.66，4.62，4.64，4.66，4.52，4.58，4.55，4.59，4.52，4.67，4.76，4.32，5.02，4.69，4.83，4.72，4.96。

（1）编制频数分布表并绘制直方图，简述其分布特征。

（2）计算均数 $\overline{X}$，标准差 S 与变异系数 CV。

（3）计算中位数 M 并与均数 $\overline{X}$ 比较。

（4）计算 $P_{2.5}$ 及 $P_{97.5}$ 并与 $\overline{X}\pm1.96s$ 的范围比较。

(5) 分别考查 $\overline{X}\pm s$，$\overline{X}\pm 1.96s$，$\overline{X}\pm 2.58s$ 范围内的实际频数与理论分布是否基本一致？

(6) 现测得 1 名健康成年男子红细胞数为 $4.56\times10^{12}/L$，若按 95%NR 估计，其红细胞数是否正常？估计该地健康成年男子中还有百分之几的人红细胞数比他高？

2. 某疾病预防控制中心对 30 名麻疹易感儿童经气溶胶免疫 1 个月后，测得其血凝抑制抗体滴度资料，如表实习 2-1。

表实习 2-1　30 名麻疹易感儿童血凝抑制抗体滴度

抗体滴度	1∶8	1∶16	1∶32	1∶64	1∶128	1∶256	1∶512	合计
例数	2	6	5	10	4	2	1	30

(1) 试计算其平均滴度。

(2) 有人发现，本例用抗体滴度的稀释倍数和直接用倒数算得对数值的标准差相同，为什么？

3. 50 例链球菌咽峡炎患者的潜伏期，如表实习 2-2。

表实习 2-2　50 例链球菌咽峡炎患者的潜伏期

潜伏期（小时）	12～	24～	36～	48～	60～	72～	84～	96～	108～120	合计
病例	1	7	11	11	7	5	4	2	2	50

说明用均数、中位数或几何均数，何者的代表性较好？并计算。

4. 测得 200 名正常成人血铅量，见表实习 2-3，试计算：

(1) 平均血铅含量。

(2) 血铅 95%的参考值范围。

(3) 现有 1 名成人的血铅含量为 2.0μmol/L，问此人血铅值是否正常？

表实习 2-3　200 名正常成人血铅含量分布（μmol/L）

组　段	频　数
0.14～	47
0.43～	50
0.72～	44
1.01～	27
1.30～	18
1.59～	5
1.88～	5
2.17～	2
2.46～	1
2.75～2.89	1
合计	200

5. 现测得某班 10 名学生身高（cm）、体重（kg）如下：身高分别为：160，162，164，162，167，163，160，169，165，169；体重分别为；58，60，62，61，64，62，

59，65，63，66。

试比较身高与体重的变异程度。

（姜瑞涛）

实践三　分类变量资料的统计描述

一、实践目的

1. 掌握常用相对数的意义、计算方法。
2. 正确运用率和构成比分析资料。

二、实践内容

1. 某地某年肿瘤死亡资料见表实习 3-1，请计算各年龄组的死亡率和构成比，并分析。

表实习 3-1　某地某年不同年龄组肿瘤死亡资料

年龄（岁）	人口数	某病死亡数	死亡率（%）	死亡百分比（%）
0～	829 200	138		
20～	466 390	63		
40～	281 610	172		
60～	93 700	342		
合计				

2. 某化工厂不同工龄工人的慢性支气管炎患者患病情况如表实习 3-2，某医生根据此表得出“工龄为 10～年组的患病情况最严重，以后反而有所下降”的结论。你认为此结论对吗？应该怎样判断各工龄组患病的严重程度？

表实习 3-2　不同工龄工人慢性支气管炎患病情况

工龄（年）	检查人数	患病人数	患者工龄百分比（%）
1～	340	17	11.5
5～	254	30	20.4
10～	432	73	49.7
15～	136	27	18.4
合计	1162	147	100.0

3. 某医院拟分析畸形儿与母亲分娩年龄的关系，检查了新生儿 4470 例，其中畸形儿 116 例，计算结果列于表实习 3-3，据此得出结论：“母亲年龄在 24～29 岁时畸形儿最多，占总数的 92.25%，符合一般规律。”

试讨论以下两个问题：

（1）以上结论是否合理？为什么？

（2）若要达到作者的目的，需计算什么相对数指标？如何计算？

表实习 3-3 畸形儿与母亲分娩年龄的关系

母亲分娩年龄（岁）	畸形儿数	构成比（%）
22	1	0.86
23	2	1.72
24	14	12.07
25	19	16.38
26	24	20.69
27	18	15.52
28	19	16.38
29	13	11.21
30	4	3.45
31	1	0.86
32	1	0.86
合计	116	100.00

4. 表实习 3-4 资料宜计算哪些相对数指标？试对围生儿在围生期死亡的主要因素进行初步分析。

表实习 3-4 不同体重、孕周、产次的围生儿死亡情况

因　素	分　组	出　生　数	死　亡　数
体重（g）	1000～	10 291	1234
	2500～	193 261	1129
	4000～	5373	48
孕周（周）	＜38	18 178	2060
	38～	189 937	1771
	42～	14 013	244
产次（次）	1	133 290	1940
	2	51 596	739
	3	7256	259
	4	1786	82
	5	954	69

（姜瑞涛）

实践四　统计图表

一、实践目的

1. 掌握统计表的基本结构及列表要求。
2. 掌握常用统计图的种类、特点、制作要求及其适用资料。

二、实践内容

1.1998年国家第二次卫生服务调查资料显示，城市妇女分娩地点分布（%）为医院63.84，妇幼保健机构20.76，卫生院7.63，其他7.77；农村妇女相应为医院20.38，妇幼保健机构4.66，卫生院16.38，其他58.58。试用合适的统计表、图表达上述资料。

2. 某市1995年主要传染病发病情况如表实习4-1，试将该资料绘制成统计图。

表实习4-1 某市1995年主要传染病发病情况

疾病	病例数	构成比（%）
痢疾	2458	35.24
肝炎	1398	20.04
腮腺炎	876	12.56
麻疹	569	8.16
流脑	763	10.94
其他	912	13.06
合计	6976	100.00

3. 我国部分县1957年及1988年三种疾病死亡率（1/10万）如表实习4-2，试将该资料绘制成统计图。

表实习4-2 我国部分县1957年及1988年三种疾病死亡率

疾　　病	1957年	1988年
恶性肿瘤	38	98
急性传染病	57	18
心脑血管疾病	38	108

4.1990～1992年某地55岁以上人群肺癌年龄别死亡率（1/10万），见表实习4-3。试将该资料绘制成统计图。

表实习4-3 1990～1992年某地55岁以上人群肺癌年龄别死亡率

年龄（岁）	男	女
55	103.2	39.3
60	190.8	53.0
65	247.1	76.5
70	327.7	108.8
75	331.7	109.4
80	309.0	96.4

5. 某复方猪胆胶囊对403例不同类型老年性慢性支气管炎病例近期疗效观察列表实习4-4，请作改进。

表实习 4-4　某复方猪胆胶囊对 403 例不同类型老年性慢性支气管炎病例近期疗效观察

分型 分度及疗效		单纯性慢性支气管炎				喘息性慢性支气管炎			
分度	度别	重	中	轻		重	中	轻	
	例数	136	54	31		93	56	33	
疗效	指标	治愈	显效	好转	无效	治愈	显效	好转	无效
	例数	60	98	51	12	23	83	65	11
	小计	95%			5%	94%			6%
	合计	94%							

（曾金艳）

实践五　制订社区健康教育计划

一、实践目的

通过实习，使学生进一步了解和掌握制订社区健康教育计划的内容和基本要求，初步掌握制订社区健康教育计划的步骤和方法。

二、实践内容和方法

1. 教师选取一份拟制订社区健康教育计划的某社区相关背景资料，让学生阅读并分析。

2. 学生分小组讨论，进行健康教育诊断，开展健康需求评估。

3. 学生根据健康教育计划书的内容和要求按照制订健康教育计划的步骤和方法进行设计。

4. 最后教师和学生一起对学生制作的健康教育计划设计书进行讲评或评议。

（周亚林）

实践六　高血压患者的社区干预案例

一、实践目的

了解高血压患者的社区干预工作步骤，初步学会运用高血压干预措施，以社区为基础，以健康教育、健康促进和改变不良行为生活方式为主要手段，开展社区卫生服务，做好高血压的防治工作。

二、实践内容

(一) 社区诊断

1. 社区诊断内容　在开展高血压患者的社区干预之前，先摸清本社区高血压患者的基本情况，找出高血压患者的主要卫生问题，做到心中有数，这是开展高血压患者的社区干预工作的基础和前提。社区诊断的主要内容：

(1) 本社区高血压患者的死亡、现患和发病情况。

(2) 社区的人口学特征（人口数、性别、年龄、职业、文化程度）及发展趋势。

(3) 社区高血压患者的主要危险因素。

(4) 社区高血压患者防治环境支持系统的现状，包括政策、机构、经济条件、卫生资源情况等。

(5) 社区高血压患者的高血压相关知识、态度、行为现状。

2. 社区诊断的方法

(1) 对社区服务中心的高血压患者相关资料进行科学的分析与评价。

(2) 必要时可进行高血压患者的专题检查，如高血压患者的现患、危险因素调查以及对患者进行高血压知识、态度和行为调查。

(3) 对现有的政策、机构、资源及其利用情况进行调查研究。

(二) 社区综合干预

社区综合干预，是以社区为基础，充分发挥社区政府、医疗卫生机构、三级医疗预防保健网和群众组织的作用，针对高血压患者主要危险因素开展健康教育与健康促进活动，通过健康教育，促进政策和环境的改变，并对生活方式和行为进行干预，开展社区多方位服务，以提高患者自我保健意识和社区整体健康水平。

1. 目标

(1) 近期目标：1年（2011～2012年）。

1) 建立和完善以社区为基础的高血压防治组织，有计划地开展控烟、高血压防治等干预活动。

2) 制订并贯彻公共场所不吸烟的规定，建立和推行内科门诊首诊患者测血压的规定。

3) 获得高血压患者基础资料，如现患率、发病率、死亡率、治疗率、控制率、脑卒中死亡率。

4) 获得患者对高血压的相关知识、态度和行为生活方式的资料，如吸烟率、戒烟率、测血压率、接受健康教育率、酗酒率、戒酒率、体育锻炼率、肥胖和超重率等。

(2) 中期目标：2年（2012～2014年）。

1) 社区高血压患者平均吸烟率下降5%。

2) 社区高血压患者定期测血压率提高10%。

3) 社区高血压患者接受健康教育率提高10%。

4) 社区高血压患者食盐摄入量南方人均不超过9g/d，北方人均不超过10g/d。

5) 社区高血压患者膳食脂肪摄入量不超过膳食总能量的30%。

6) 社区高血压患者参加体育锻炼率提高10%。

7) 社区高血压患者戒酒率提高10%。

8) 社区高血压患者肥胖及超重率下降10%。

9）社区高血压患者治疗率提高10%。

10）社区高血压患者控制率提高10%。

（3）远期目标：5年（2014～2019年）。

1）社区高血压患者平均吸烟率下降10%。

2）社区高血压患者定期测血压率提高20%。

3）社区高血压患者接受健康教育率提高20%。

4）社区高血压患者食盐摄入量南方人均不超过6g/d，北方人均不超过7g/d。

5）社区高血压患者膳食脂肪摄入量不超过膳食总能量的25%。

6）社区高血压患者参加体育锻炼率提高20%。

7）社区高血压患者戒酒率提高20%。

8）社区高血压患者肥胖及超重率下降20%。

9）社区高血压患者治疗率提高20%。

10）社区高血压患者控制率提高20%。

11）社区高血压患者脑卒中死亡率下降20%。

2. 干预措施

（1）政策环境支持：将高血压的综合防治作为社区卫生服务的重要内容；与区域卫生规划、医疗保障制度等卫生体制改革相结合；建立补偿机制；加强高血压防治机构建设；促进社区健康教育以及控烟政策、合理膳食政策、全民健身政策等相关政策的出台。

（2）健康教育：开展健康教育活动，促进社区患者建立健康信念，培养自我保健意识，改变不良行为生活方式，改善社区卫生状况，提高整体健康水平。

（3）行为干预：控烟、戒酒、合理膳食、体育运动，以及高血压患者的生活指导等。

（4）社区多方位服务：开展社区多方位服务，为社区居民进行高血压的预防、治疗和行为改变提供支持条件。

（三）高血压综合防治的评价

评价包括过程评价和效果评价，通过高血压监测和专门的抽样检查，或其他专题调查资料进行评价。

1. 过程评价　随时了解工作进程和控制工作质量。

（1）高血压防治机构的建设及组织落实情况。

（2）政策的调研、制定、出台和实施情况。

（3）高血压相关知识健康教育覆盖面。

（4）高血压患者健康教育的接受情况、满意情况。

（5）高血压社区服务开展的项目和服务人次。

2. 效果评价

（1）高血压患者知识、态度、行为的改变。

（2）高血压患者行为危险因素的变化。

（3）高血压患者卫生服务和相关措施的建立和健全。

（4）高血压干预投入、产出效果评价。

（5）高血压患者脑卒中死亡率的变化。

3. 评价指标　健康教育效果评价，采用健康教育覆盖率、健康知识知晓率、健康行为形成率；高血压干预效果可使用高血压患者治疗率、高血压患者控制率、高血压患者脑卒中死亡率作为评价指标；行为危险因素的变化，一般把危险因素下降的百分比作为评价指标。

思考题

1. 如何开展高血压的防治工作？
2. 防治高血压的行为干预措施有哪些？
3. 对行为干预措施的效果如何评价？

（姜新峰）

实践七　新生儿和产后家庭访视

一、实践目的

1. 学会新生儿家庭访视中体重测量及相关健康检查的方法，体验新生儿家庭访视过程，包括新生儿访视用物的准备。学习如何评价婴儿营养状态和生长发育情况，如何观察和发现生长发育过程中的异常和疾病，学会与新生儿及其家长沟通和交流的技巧。

2. 学会观察、指导产妇产后康复，宣传、指导正确母乳喂养，做好产褥期保健。

二、实践内容

（一）模拟新生儿家庭初次访视

按以下步骤进行模拟实习：

1. 用物准备　体重计、婴儿托布兜、托板、托板软垫、清洁白大衣、浴巾。

2. 室温在20～25℃，关好门窗，避免新生儿受凉。

3. 测体重时须避开新生儿睡眠、哭闹时和哺乳后30分钟内。

4. 测量者换上清洁白大衣，洗手并暖手。

5. 将体重秤归零，托板放入婴儿托布兜内，然后把托板软垫放在托板上。

6. 浴巾展开放于床上，将新生儿放在浴巾中央。脱去新生儿衣物、尿布，同时观察衣物的质地、薄厚是否适宜；观察新生儿皮肤颜色、臀部、脐带、肢体活动等是否有异常。

7. 用浴巾包裹新生儿后，将其放于婴儿托布兜内的托板软垫的中心。

8. 测量者双腿分开与肩同宽，保持平稳。一手持稳体重计提起婴儿托布兜，另一手保护婴儿。家长在婴儿托布兜下方双手呈托式，以构成第二层保护，预防新生儿坠落造成的意外伤害。

9. 测量者的眼睛与体重秤的指针在同一水平线上，正视读取数值。

10. 测量后，将婴儿托布兜轻放于床上，抱出新生儿，帮助家长为其穿上衣物。

11. 测浴巾的重量，计算新生儿净体重时将此重量扣除。

12. 评价新生儿体重增减情况，并将检查结果转告其家长。

（二）产妇产后访视

1. 了解产妇饮食、睡眠及大小便情况及心理状态，测量体温、脉搏、血压等生命体征。观察产妇会阴伤口或腹壁刀口愈合情况，会阴有无红肿、感染；观察子宫复旧及恶露，注意恶露量、颜色和气味。

2. 观察乳汁分泌和母乳喂养情况，宣传母乳喂养的好处，指导正确母乳喂养方法。

3. 指导产妇做产后保健操。

三、实践方法

1. 学生分组　3～4 人为一组，每组中 2 人扮演产妇和其家属，另 2 人扮演家庭访视的社区护士。

2. 按以上步骤，模拟进行家庭访视。

3. 学生以小组为单位讨论和分析新生儿家庭访视过程中存在的不足。

4. 全班集合，各小组发表其实习体验。

5. 教师总结。

（杨淑臻）

实践八　建立社区居民健康档案

一、实践目的

通过参观学习社区居民健康档案，熟悉个体健康档案、家庭健康档案、社区健康档案如何建立、保管和使用。

二、实践内容

（一）准备

联系社区服务中心，确定参观学习日期。

（二）方法与过程

1. 请全科医生介绍社区健康档案如何建立、包含哪些内容、如何保管利用。

2. 借阅审批　健康档案具有一定的保密性，查阅时须经档案专职人员审批。

3. 学习健康档案的内容，熟悉个体健康档案、家庭健康档案、社区健康档案的格式。

4. 组织讨论。

（三）点评

教师对学生讨论的内容进行点评，汇总社区健康档案建立的意义、保管和利用。

思考题

1. 建立社区健康档案的意义是什么？

2. 以问题为导向的个体健康档案包含哪些内容？

3. 社区健康档案如何借阅和利用？

（徐幼坤）

附　录

附表 1　t 界值表

自由度 (ν)	概率 (P)									
	单侧	0.25	0.10	0.05	0.025	0.01	0.005	0.0025	0.001	0.0005
	双侧	0.50	0.20	0.10	0.05	0.02	0.01	0.005	0.002	0.001
1		1.000	3.078	6.314	12.706	31.821	63.657	127.321	318.309	636.619
2		0.816	1.886	2.920	4.303	6.965	9.925	14.089	22.327	31.599
3		0.765	1.638	2.353	3.182	4.541	5.841	7.453	10.215	12.924
4		0.741	1.533	2.132	2.776	3.747	4.604	5.598	7.173	8.610
5		0.727	1.476	2.015	2.571	3.365	4.032	4.773	5.893	6.869
6		0.718	1.440	1.943	2.447	3.143	3.707	4.317	5.208	5.959
7		0.711	1.415	1.895	2.365	2.998	3.499	4.029	4.785	5.408
8		0.706	1.397	1.860	2.306	2.896	3.355	3.833	4.501	5.041
9		0.703	1.383	1.833	2.262	2.821	3.250	3.690	4.297	4.781
10		0.700	1.372	1.812	2.228	2.764	3.169	3.581	4.144	4.587
11		0.697	1.363	1.796	2.201	2.718	3.106	3.497	4.025	4.437
12		0.695	1.356	1.782	2.179	2.681	3.055	3.428	3.930	4.318
13		0.694	1.350	1.771	2.160	2.650	3.012	3.372	3.852	4.221
14		0.692	1.345	1.761	2.145	2.624	2.977	3.326	3.787	4.140
15		0.691	1.341	1.753	2.131	2.602	2.947	3.286	3.733	4.073
16		0.690	1.337	1.746	2.120	2.583	2.921	3.252	3.686	4.015
17		0.689	1.333	1.740	2.110	2.567	2.898	3.222	3.646	3.965
18		0.688	1.330	1.734	2.101	2.552	2.878	3.197	3.610	3.922
19		0.688	1.328	1.729	2.093	2.539	2.861	3.174	3.579	3.883
20		0.687	1.325	1.725	2.086	2.528	2.845	3.153	3.552	3.850

续表

自由度(ν)		概　率(P)								
	单侧	0.25	0.10	0.05	0.025	0.01	0.005	0.0025	0.001	0.0005
	双侧	0.50	0.20	0.10	0.05	0.02	0.01	0.005	0.002	0.001
21		0.686	1.323	1.721	2.080	2.518	2.831	3.135	3.527	3.819
22		0.686	1.321	1.717	2.074	2.508	2.819	3.119	3.505	3.792
23		0.685	1.319	1.714	2.069	2.500	2.807	3.104	3.485	3.768
24		0.685	1.318	1.711	2.064	2.492	2.797	3.091	3.467	3.745
25		0.684	1.316	1.708	2.060	2.485	2.787	3.078	3.450	3.725
26		0.684	1.315	1.706	2.056	2.479	2.779	3.067	3.435	3.707
27		0.684	1.314	1.703	2.052	2.473	2.771	3.057	3.421	3.690
28		0.683	1.313	1.701	2.048	2.467	2.763	3.047	3.408	3.674
29		0.683	1.311	1.699	2.045	2.462	2.756	3.038	3.396	3.659
30		0.683	1.310	1.697	2.042	2.457	2.750	3.030	3.385	3.646
31		0.682	1.309	1.696	2.040	2.453	2.744	3.022	3.375	3.633
32		0.682	1.309	1.694	2.037	2.449	2.738	3.015	3.365	3.622
33		0.682	1.308	1.692	2.035	2.445	2.733	3.008	3.356	3.611
34		0.682	1.307	1.691	2.032	2.441	2.728	3.002	3.348	3.601
35		0.682	1.306	1.690	2.030	2.438	2.724	2.996	3.340	3.591
36		0.681	1.306	1.688	2.028	2.434	2.719	2.990	3.333	3.582
37		0.681	1.305	1.687	2.026	2.431	2.715	2.985	3.326	3.574
38		0.681	1.304	1.686	2.024	2.429	2.712	2.980	3.319	3.566
39		0.681	1.304	1.685	2.023	2.426	2.708	2.976	3.313	3.558
40		0.681	1.303	1.684	2.021	2.423	2.704	2.971	3.307	3.551
50		0.679	1.299	1.676	2.009	2.403	2.678	2.937	3.261	3.496
60		0.679	1.296	1.671	2.000	2.390	2.660	2.915	3.232	3.460
70		0.678	1.294	1.667	1.994	2.381	2.648	2.899	3.211	3.435
80		0.678	1.292	1.664	1.990	2.374	2.639	2.887	3.195	3.416
90		0.677	1.291	1.662	1.987	2.368	2.632	2.878	3.183	3.402
100		0.677	1.290	1.660	1.984	2.364	2.626	2.871	3.174	3.390
200		0.676	1.286	1.653	1.972	2.345	2.601	2.839	3.131	3.340
500		0.675	1.283	1.648	1.965	2.334	2.586	2.820	3.107	3.310
1000		0.675	1.282	1.646	1.962	2.330	2.581	2.813	3.098	3.300
∞		0.674	1.281	1.644	1.960	2.326	2.5758	2.807	3.090	3.290

附表 2　χ^2 界值表

v	0.995	0.99	0.975	0.95	0.9	0.75	0.5	0.25	0.1	0.05	0.025	0.01	0.005
1	…	…	…	…	0.02	0.10	0.45	1.32	2.71	3.84	5.02	6.63	7.88
2	0.01	0.02	0.02	0.10	0.21	0.58	1.39	2.77	4.61	5.99	7.38	9.21	10.60
3	0.07	0.11	0.22	0.35	0.58	1.21	2.37	4.11	6.25	7.81	9.35	11.34	12.84
4	0.21	0.30	0.48	0.71	1.06	1.92	3.36	5.39	7.78	9.49	11.14	13.28	14.86
5	0.41	0.55	0.83	1.15	1.61	2.67	4.35	6.63	9.24	11.07	12.83	15.09	16.75
6	0.68	0.87	1.24	1.64	2.20	3.45	5.35	7.84	10.64	12.59	14.45	16.81	18.55
7	0.99	1.24	1.69	2.17	2.83	4.25	6.35	9.04	12.02	14.07	16.01	18.48	20.28
8	1.34	1.65	2.18	2.73	3.40	5.07	7.34	10.22	13.36	15.51	17.53	20.09	21.96
9	1.73	2.09	2.70	3.33	4.17	5.90	8.34	11.39	14.68	16.92	19.02	21.67	23.59
10	2.16	2.56	3.25	3.94	4.87	6.74	9.34	12.55	15.99	18.31	20.48	23.21	25.19
11	2.60	3.05	3.82	4.57	5.58	7.58	10.34	13.70	17.28	19.68	21.92	24.72	26.76
12	3.07	3.57	4.40	5.23	6.30	8.44	11.34	14.85	18.55	21.03	23.34	26.22	28.30
13	3.57	4.11	5.01	5.89	7.04	9.30	12.34	15.98	19.81	22.36	24.74	27.69	29.82
14	4.07	4.66	5.63	6.57	7.79	10.17	13.34	17.12	21.06	23.68	26.12	29.14	31.32
15	4.60	5.23	6.27	7.26	8.55	11.04	14.34	18.25	22.31	25.00	27.49	30.58	32.80
16	5.14	5.81	6.91	7.96	9.31	11.91	15.34	19.37	23.54	26.30	28.85	32.00	34.27
17	5.70	6.41	7.56	8.67	10.09	12.79	16.34	20.49	24.77	27.59	30.19	33.41	35.72
18	6.26	7.01	8.23	9.39	10.86	13.68	17.34	21.60	25.99	28.87	31.53	34.81	37.16
19	6.84	7.63	8.91	10.12	11.65	14.56	18.34	22.72	27.20	30.14	32.85	36.19	38.58
20	7.43	8.26	9.59	10.85	12.44	15.45	19.34	23.83	28.41	31.41	34.17	37.57	40.00
21	8.03	8.90	10.28	11.59	13.24	16.34	20.34	24.93	29.62	32.67	35.48	38.93	41.40
22	8.64	9.54	10.98	12.34	14.04	17.24	21.34	26.04	30.81	33.92	36.78	40.29	42.80
23	9.26	10.20	11.69	13.09	14.85	18.14	22.34	27.14	32.01	35.17	38.08	41.64	44.18
24	9.89	10.86	12.40	13.85	15.66	19.04	23.34	28.24	33.20	36.42	39.36	42.98	45.56
25	10.52	11.52	13.12	14.61	16.47	19.94	24.34	29.34	34.38	37.65	40.65	44.31	46.93
26	11.16	12.20	13.84	15.38	17.29	20.84	25.34	30.43	35.56	38.89	41.92	45.64	48.29
27	11.81	12.88	14.57	16.15	18.11	21.75	26.34	31.53	36.74	40.11	43.19	46.96	49.64
28	12.46	13.56	15.31	16.93	18.94	22.66	27.34	32.62	37.92	41.34	44.46	48.28	50.99
29	13.12	14.26	16.05	17.71	19.77	23.57	28.34	33.71	39.09	42.56	45.72	49.59	52.34
30	13.79	14.95	16.79	18.49	20.60	24.48	29.34	34.80	40.26	43.77	46.98	50.89	53.67
40	20.71	22.16	24.43	26.51	29.05	33.66	39.34	45.62	51.80	55.76	59.34	63.69	66.77
50	27.99	29.71	32.36	34.76	37.69	42.94	49.33	56.33	63.17	67.50	71.42	76.15	79.49
60	35.53	37.48	40.48	43.19	46.46	52.29	59.33	66.98	74.40	79.08	83.30	88.38	91.95
70	43.28	45.44	48.76	51.74	55.33	61.70	69.33	77.58	85.53	90.53	95.02	100.42	104.22
80	51.17	53.54	57.15	60.39	64.28	71.14	79.33	88.13	96.58	101.88	106.63	112.33	116.32
90	59.20	61.75	65.65	69.13	73.29	80.62	89.33	98.64	107.56	113.14	118.14	124.12	128.30
100	67.33	70.06	74.22	77.93	82.36	90.13	99.33	109.14	118.50	124.34	129.56	135.81	140.17

社区护理学教学大纲

（供五年一贯制护理学专业用）

一、课 程 任 务

《社区护理学》是高等卫生职业教育高职高专护理学专业学生必修的一门重要专业课程。本课程的主要内容包括社区护理和社区卫生服务、环境与健康、社区护理工作常用的卫生统计方法和流行病学方法、社区健康教育、社区常见疾病的预防与管理、社区人群保健以及社区健康管理等。其任务是使学生树立整体护理和预防保健的大卫生观点，认识社区护理工作的重要意义，获得社区护理、社区预防保健的基本理论、基本知识及基本技能，学会并运用预防保健的基本方法和技能在社区护理的实践中开展各种预防卫生保健和健康管理工作。为毕业后从事社区护理工作以及专业发展打下良好的基础。

二、课 程 目 标

1. 掌握社区护理的概念、特点和主要工作任务。

2. 熟悉社区卫生服务的内容、社区护士的角色、任务和工作方法。

3. 熟悉社区环境中影响健康的主要因素和疾病的三级预防措施。

4. 熟悉开展临床与社区护理及卫生保健服务，进行简单的社区卫生保健和疾病防治效果的调查，学会资料的处理，并进行分析和评价。

5. 树立预防为主，防治结合的社会预防观念，增强贯彻落实全球卫生战略目标和我国新时期卫生工作方针的自觉性，具有团结协作、组织管理能力和较强的分析处理资料的能力。

6. 具有社区健康评估、开展社区健康教育和社区健康管理的能力。

7. 具有对社区不同人群开展卫生保健及社区常见慢性病和传染病的预防控制和管理能力。

8. 具有群体护理观念和良好的职业素养，实现传统护理的理念和职责向群体转变。

三、教学时间分配

教 学 内 容	学 时 数		
	理论	实践	合计
1. 概论	4	0	4
2. 环境与健康	10	2	12
3. 卫生统计方法	8	6	14

续表

教学内容	学时数		
	理论	实践	合计
4. 流行病学方法	6	0	6
5. 社区健康教育	4	2	6
6. 社区常见疾病的预防与管理	8	2	10
7. 社区人群保健	10	4	14
8. 社区健康档案	2	2	4
机动	2	0	2
合计	54	18	72

四、教学内容和要求

单元	教学内容	教学要求	教学活动参考	参考学时	
				理论	实践
一、概论	（一）社区和社区卫生服务		理论讲授 多媒体演示	4	
	1. 社区概念、构成要素及功能	掌握			
	2. 社区卫生服务概念、内容、特点	熟悉			
	（二）社区护理				
	1. 社区护理的基本概念	掌握			
	2. 社区护理的特点	掌握			
	3. 社区护理的工作范围	熟悉			
	（三）社区护士				
	1. 社区护士的角色	掌握			
	2. 社区护士的职责	熟悉			
	3. 社区护士应具备的能力	熟悉			
	4. 我国社区护士的准入条件	了解			
	（四）社区护理的发展				
	1. 社区护理的历史	了解			
	2. 国外社区护理的现状	了解			
	3. 我国社区护理的现状	了解			
二、环境与健康	（一）人和环境		理论讲授 多媒体演示 情景教学 讨论	10	2
	1. 环境的组成	熟悉			
	2. 生态系统和生态平衡	熟悉			
	3. 人类与环境的关系	掌握			
	（二）自然环境与健康				

续表

单　　元	教学内容	教学要求	教学活动参考	参考学时	
				理论	实践
二、环境与健康	1. 自然环境因素	掌握	理论讲授 多媒体演示 情景教学 讨论	10	2
	2. 环境污染	掌握			
	（三）生活环境与健康				
	1. 大气环境与健康	熟悉			
	2. 水环境与健康	熟悉			
	3. 地质环境与健康	了解			
	（四）生产环境与健康				
	1. 职业有害因素与职业损伤	熟悉			
	2. 生产性毒物与职业中毒	了解			
	3. 常见职业病	了解			
	（五）社会环境与健康				
	1. 社会因素与健康	熟悉			
	2. 社会心理因素与健康	熟悉			
	3. 行为生活方式与健康	熟悉			
	4. 医疗卫生服务因素	熟悉			
	（六）食物与健康				
	1. 食品污染	熟悉			
	2. 食品添加剂	了解			
	3. 食物中毒	掌握			
	实践一　食物中毒案例讨论	学会	讨论		
三、卫生统计方法	（一）概述		理论讲授 多媒体演示 案例讨论	8	6
	1. 卫生统计方法的定义和内容	熟悉			
	2. 统计工作的步骤	掌握			
	3. 统计中的几个基本概念	掌握			
	4. 统计资料的类型	掌握			
	（二）数值变量资料的统计描述				
	1. 数值变量资料的频数分布	掌握			
	2. 集中趋势指标	掌握			
	3. 离散趋势指标	掌握			
	（三）正态分布及其应用				
	1. 正态分布的概念和特征	了解			

续表

单　　元	教 学 内 容	教学要求	教学活动参考	参考学时	
				理论	实践
三、卫生统计方法	2. 正态分布的应用	了解	理论讲授 多媒体演示 案例讨论	8	6
	（四）数值变量资料的统计推断				
	1. 均数的抽样误差和 t 分布	熟悉			
	2. 总体均数的估计	熟悉			
	3. 假设检验	了解			
	4. t 检验与 u 检验	熟悉			
	5. 假设检验的注意事项	了解			
	（五）分类变量资料的统计描述				
	1. 相对数	掌握			
	2. 应用相对数的注意事项	掌握			
	（六）分类变量资料的统计推断				
	1. 总体率的估计与率的 u 检验	熟悉			
	2. 卡方检验	熟悉			
	（七）统计表和统计图				
	1. 统计表	掌握			
	2. 统计图	掌握			
	实践二　数值变量资料的统计描述	熟练掌握	案例分析		
	实践三　分类变量资料的统计描述	熟练掌握			
	实践四　统计图表	熟练掌握			
四、流行病学方法	（一）流行病学方法概述		理论讲授 案例讨论 多媒体演示	6	
	1. 流行病学定义和特点	掌握			
	2. 流行病学研究的基本方法和基本步骤	掌握			
	3. 流行病学方法的主要用途	熟悉			
	（二）疾病分布				
	1. 描述疾病分布的常用指标	掌握			
	2. 疾病的地区分布	熟悉			
	3. 疾病的时间分布	熟悉			
	4. 疾病的人群分布	熟悉			
	5. 疾病的地区、时间、人群分布的综合描述	了解			
	（三）描述性流行病学方法				
	1. 现况研究	掌握			

续表

单元	教学内容	教学要求	教学活动参考	参考学时	
				理论	实践
四、流行病学方法	2. 个案调查	掌握	理论讲授 案例讨论 多媒体演示	6	
	3. 暴发调查	熟悉			
	(四) 分析性流行病学方法				
	1. 病例对照研究	熟悉			
	2. 队列研究	了解			
	(五) 实验性流行病学方法				
	1. 概述	熟悉			
	2. 实验设计	了解			
	3. 实验实施与结果评价	熟悉			
五、社区健康教育	(一) 健康教育概述		理论讲授 讨论 多媒体演示 角色扮演	4	2
	1. 概念	掌握			
	2. 健康教育的意义、目的和任务	了解			
	3. 社区健康教育的对象	熟悉			
	4. 社区健康教育的方法和技巧	熟悉			
	5. 健康教育相关理论	了解			
	(二) 社区健康教育的原则、内容及形式				
	1. 社区健康教育的原则	了解			
	2. 社区健康教育的内容	掌握			
	3. 社区健康教育的主要形式	掌握			
	(三) 社区健康教育的步骤				
	1. 社区健康教育评估	熟悉			
	2. 制订社区健康教育计划	掌握			
	3. 社区健康教育的实施	熟悉			
	4. 社区健康教育的评价	了解			
	实践五　制订社区健康教育计划	熟练掌握	案例分析		
六、社区常见疾病的预防与管理	(一) 疾病预防策略和措施		理论讲授 多媒体演示 情景教学 案例分析	8	2
	1. 疾病预防策略	了解			
	2. 三级预防措施	掌握			
	(二) 传染病防制				
	1. 传染病的流行过程及影响因素	掌握			
	2. 传染病防制策略	了解			

续表

单　　元	教学内容	教学要求	教学活动参考	参考学时	
				理论	实践
六、社区常见疾病的预防与管理	3. 传染病防制措施	熟悉	理论讲授 多媒体演示 情景教学 案例分析	8	2
	（三）心血管疾病防制				
	1. 心血管疾病的危险因素	掌握			
	2. 心血管疾病的预防保健方法	掌握			
	（四）恶性肿瘤防制				
	1. 恶性肿瘤的危险因素	熟悉			
	2. 恶性肿瘤的预防保健方法	熟悉			
	（五）糖尿病防制				
	1. 糖尿病的危险因素	掌握			
	2. 糖尿病的预防保健方法	掌握			
	（六）慢性阻塞性肺疾病防制				
	1. 慢性阻塞性肺疾病的危险因素	熟悉			
	2. 慢性阻塞性肺疾病的预防保健方法	熟悉			
	（七）非故意伤害防制				
	1. 几种常见的非故意伤害	熟悉			
	2. 非故意伤害的预防保健方法	了解			
	实践六　高血压患者的社区干预案例	学会	社区实践		
七、社区人群保健	（一）社区保健		理论讲授 多媒体演示 情景教学	10	4
	1. 社区保健的概念	掌握			
	2. 社区保健的内容	熟悉			
	3. 社区保健的实施和评价	了解			
	（二）社区儿童保健				
	1. 概述	掌握			
	2. 儿童各期保健	掌握			
	（三）社区妇女保健				
	1. 概述	掌握			
	2. 妇女各期保健	掌握			
	3. 计划生育技术	了解			
	（四）社区中年人保健				
	1. 概述	掌握			
	2. 中年人的身心特征	熟悉			

续表

单元	教学内容	教学要求	教学活动参考	参考学时	
				理论	实践
七、社区人群保健	3. 中年人保健内容	熟悉	理论讲授 多媒体演示 情景教学	10	4
	（五）社区老年人保健				
	1. 概述	熟悉			
	2. 老年人的生理及心理特点	了解			
	3. 老年人保健内容	掌握			
	（六）家庭保健				
	1. 家庭与健康	熟悉			
	2. 家庭护理	掌握			
	3. 家庭访视	掌握			
	4. 家庭病床	了解			
	实践七　新生儿和产后家庭访视	学会	社区家访		
八、社区健康档案	（一）建立社区健康档案的目的和作用	熟悉	理论讲授 多媒体演示	2	2
	（二）社区健康档案的种类和主要内容				
	1. 个体健康档案	熟悉			
	2. 家庭健康档案	熟悉			
	3. 社区健康档案	熟悉			
	（三）健康档案的建立、保管和利用				
	1. 健康档案的建立	熟悉			
	2. 健康档案的保管和利用	熟悉			
	实践八　建立社区居民健康档案	学会	社区实践		

五、大纲说明

（一） 本教学大纲主要应用于五年一贯制高职护理专业教学使用，总学时为72学时，其中理论教学52学时，实践教学18学时，机动2学时。

（二）教学要求

1. 本课程对理论部分教学要求分为掌握、熟悉、了解三个层次。掌握：指对基本知识、基本理论有较深刻的认识，并能综合、灵活地运用所学的知识解决实际问题。熟悉：指能够领会概念、原理的基本含义，解释社区健康问题。了解：指对基本知识、基本理论能有一定的认识，能够记忆所学的知识要点。

2. 本课程重点突出以能力为本位的教学理念，实践课的教学要求分为熟练掌握和学会两个层次。熟练掌握：能灵活应用所学知识去发现、分析和解决问题。学会：即在教师的指导下解决问题。

（三）教学建议

1. 课堂教学应注意理论联系实际，积极采用多媒体演示、案例引导、情景教学等教学手段。教学形式应多样，如多组织学生开展讨论。教学中做到以学生为主体，以老师为主导，注意培养学生的服务意识、专业态度和沟通能力，从而提高学生的专业综合素质和良好的职业形象。

2. 实践教学可通过社区实践、小组讨论、角色扮演、案例分析等形式开展。教学时应充分调动学生的主动参与性，同时注意对学生的成就给予充分的肯定和激励，并给学生合理的评价。

3. 学生的知识水平可通过闭卷考试、单元测试、课堂提问等综合评价。实践及能力水平可通过作业、实习报告、小组活动、社区实践表现等综合评价。

中英文名词对照索引

T

W

X

Y

Z

参考文献

1. 周亚林．卫生保健．南京：江苏科学技术出版社，2007.
2. 杨秉辉．全科医疗．北京：人民卫生出版社，2008.
3. 施榕．预防医学．北京：高等教育出版社，2004.
4. 黄吉武．预防医学．北京：人民卫生出版社，2005.
5. 袁聚祥．预防医学．北京：人民卫生出版社，2003.
6. 傅华．预防医学．北京：人民卫生出版社，2008.
7. 季成叶．中国青少年健康相关/危险行为调查综合报告．北京：北京大学出版社，2007.
8. 李鲁．社会医学．北京：人民卫生出版社，2006.
9. 梁万年，郭爱民．全科医学概论．北京：人民卫生出版社，2010.
10. 周亚林．健康教育．北京：科学出版社，2008.
11. 赵秋利．社区护理学．第2版．北京：人民卫生出版社，2006.
12. 刘素珍．社区护理．北京：人民卫生出版社，2006.
13. 李继坪．社区护理．北京：人民卫生出版社，2005.
14. 李春玉．社区护理学．北京：人民卫生出版社，2006.
15. 陈锦治．社区护理．北京：人民卫生出版社，2008.
16. 巩玉秀，郑秀霞，姚岚．社区护理学．北京：人民卫生出版社，2008.
17. 李鲁，施榕．社区预防医学．北京：人民卫生出版社，2008.
18. 王永军．社区护理．北京：科学出版社，2010.
19. 汪鑫．社区预防医学．北京：科学出版社，2010.
20. 吴莉莉．社区护理．北京：高等教育出版社，2010.
21. 黄惟清．社区护理学．北京：人民卫生出版社，2004.
22. 陈锦治，吴莉莉，姜瑞涛，等．预防医学．北京：科学出版社，2007.
23. 徐国辉．社区护理．北京：人民卫生出版社，2008.